관찰적 보행 분석

Observational Gait Analysis: A Visual Guide

관찰적 보행 분석

우영근 외 옮김

Observational Gait Analysis

A Visual Guide

Janet M. Adams, PT, MS, DPT
Professor
Department of Physical Therapy
California State University, Northridge
Northridge, California

Kay Cerny, PT, PhD
Professor Emeritus
Department of Physical Therapy
California State University, Long Beach
Long Beach, California

Illustrator: Daniel Sanchez, PT

영 문 출 판 사

■ **옮긴이** (가나다 순)

문상현 바른움직임연구소 소장
안창식 을지대학교 물리치료학과 교수
엄기매 여주대학교 물리치료과 교수
우영근 전주대학교 물리치료학과 교수
이광재 안산대학교 물리치료과 교수
정형국 안산대학교 물리치료과 교수
채정병 마산대학교 물리치료과 교수
황수진 백석대학교 물리치료학과 교수

Observational Gait Analysis: A Visual Guide

by Janet M. Adams, Kay Cerny

이 출판에서 원리와 실무에서 묘사된 것은 특별상황에서 적용할 수 있는 환경을 위해 직업기준 설정을 가지고 완성되었다. 정보의 정확성을 확정하기 위해 매번 노력하였고 일반적으로 수용될 수 있는 실무에 정확히 연관되도록 표현하였다. 저자, 편집자와 출판자는 여기에 표현된 실수 또는 누락 또는 자료의 결과의 책임을 수용할 수는 없다.
이 책의 명시 또는 묵시담보 또는 그것에 대해 전달된 정보는 없다. 약물선택과 사용에 대한 관리는 최근 수용되고/추천되는 실무와 일치한다. FDA 승인 없이 처방된 약은 토론되어져야 할 것이다. 정부정책에서 계속되는 연구, 변화와 다양한 약물작용과 상호작용 때문에 자주 사용하지 않거나 새로운 아주 특별한 각 약물을 제공하기 위해 모든 자료와 문헌을 신중하게 고찰할 것을 권고한다. 이 책에 집필된 어떤 약물과 도구는 FDA에 엄격하게 승인된 것을 사용하였다. 각 전문가는 어떤 약물이나 도구의 실제 사용 전에 FDA 상태를 확인해야 한다. 특별 회사와 생산품의 검토나 언급은 저자와 출판자에 의한 홍보(보증)으로서 의도된 것은 아니다.

관찰적 보행분석

2021년 8월 10일 초판인쇄
2021년 8월 16일 초판발행

지은이 : Janet M. Adams, Kay Cerny
옮긴이 : 우 영 근 외
발행인 : 박 병 조
발행처 : 도서출판 영문출판사
등 록 : 1987년 12월 21일 제2-419호
주 소 : 서울시 강남구 삼성동 69-1
전 화 : (02) 514-5590, 776-5590
팩 스 : (02) 756-8943
홈페이지 : www.ymsbook.net
E-mail : yeongmunsa@empal.com
정 가 : 28,000원
ISBN 978-89-7224-502-5 93510

※ 파본은 교환해 드립니다.

헌정 (Dedications)

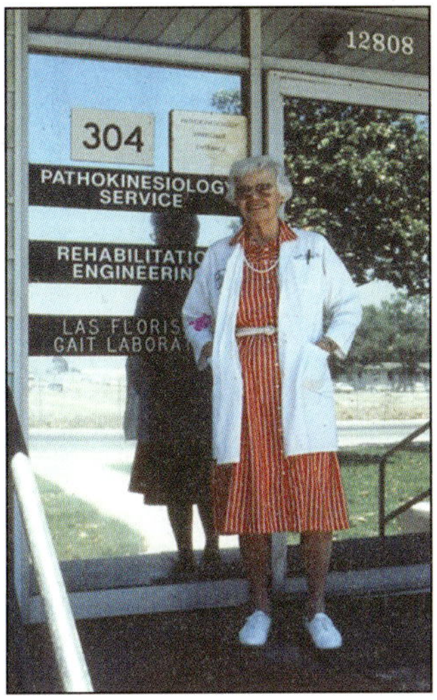

Dr. Jacquelin Perry

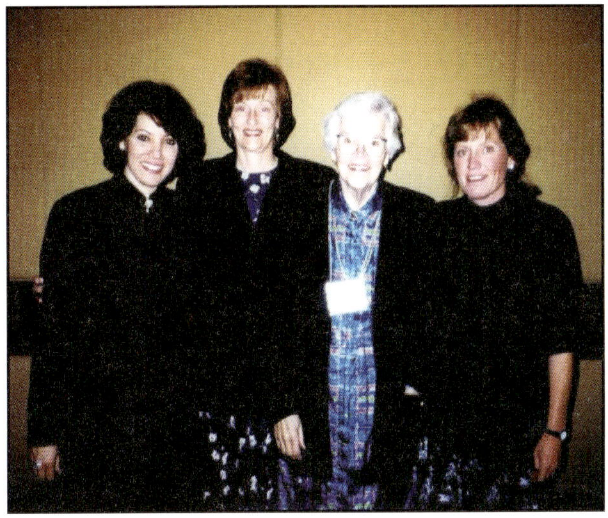

Left to right: Dr. Olfat Mohamed, Dr. Kay Cerny, Dr. Jacquelin Perry, and Dr. Janet M. Adams

JACQUELIN PERRY, MD에게 헌정

(MAY 31, 1918 - MARCH 11, 2013)

수많은 환자, 학생, 임상가 그리고 학자들의 삶을 향상시킨 Jacquelin Perry, MD에게 감사드린다. 그녀는 과학적 조사와 근거중심 의학에 대한 열정을 가진 특별한 멘토이자, 연구자이자, 그리고 임상가였다.

Perry 박사가 94세의 나이로 사망하기 1달 전에, 우리(Adams와 Cerny)는 미국물리치료협회 회의에서 관찰적 보행분석을 가르칠 새로운 교재를 만드는 것에 대해 그녀와 함께 이야기를 나누었다. 그녀는 그 개념에 대해 지지를 표명했고 우리와 함께 본문을 작업하겠다고 제안했다. 우리는 2013년 4월에 만나기로 되어 있었지만, 그녀는 우리의 만남을 몇 주 앞두고 세상을 떠났다. 우리는 Perry 박사가 여전히 이 프로젝트에 대해 우리를 지도하고 있다고 생각하고 싶고, 우리는 그녀가 우리와 함께 이 교재에 대해 기꺼이 작업할 의지와 우리의 경력에 대한 그녀의 멘토링에 대해 진심으로 감사드린다.

Janet M. Adams의 헌정

나의 아버지 Rex McNaught Adams에게 감사드린다. 그 분은 기계공학 엔지니어였고, 나에게 강한 직업윤리와 세밀함에 대한 집중력, 그리고 잘 해낸 일에 대한 자부심을 심어 주셨다. 나의 어머니 Marianna Helena Adams에게도 감사드린다. 그 분은 많은 사람들의 노력을 지지해 온 친절하고 관대한 인도주의자였다. 사랑하는 친구들인 Joyce Griffin과 Lawrence Lovell의 변함없는 지지와 우정에 감사드린다.

이 책을 현실로 만들어 준 헌신과 끈기에 대해 나의 좋은 친구, 동료, 그리고 공동저자인 Kay Cerny와 Olfat Mohamed에게 특별히 감사드린다. 끝으로, 내 경력의 전반에 영향을 주신 높은 수준의 기대와 지도를 해 주신 Perry 박사에게 감사드린다.

Kay Cerny의 헌정

몇 년 동안 계속된 사랑과 지지를 보내 준 나의 가족들에게 감사드린다: 내가 지구와 모든 생명체에 대한 연민을 배우도록 도와주신 아버지께, 내가 존경심을 얻는다는 것을 알게 해주신 어머니께, 그리고 아이와 같은 마음을 가진 Chuck에게 감사드린다. 물리치료 학창시절부터 진정한 우정을 보내준 친구인 Edna Daufen에게 감사드린다. 내가 Rancho Los Amigos에서 높은 수준의 물리치료를 할 수 있도록 도와준 Perry 박사에게 감사드린다. 보행에 중요한 기능적 조치에 대한 철저한 검토를 제공한 Olfat Mohamed에게도 감사드린다. 나를 이 책의 공동 저자로 초청한 Jan Adams에게 감사드린다: 그녀의 확고한 결심을 통해서만 우리는 이 책의 결실을 보게 되었다.

목차 (Contents)

감사의 글 (Acknowledgments)

우리는 이 책을 출판되도록 모든 기술적 전문지식을 제공해 준 두 사람에게 특별한 감사를 표하고 싶다.

Northridge의 California State University의 물리치료학과 졸업생인 Daniel Sanchez에게 감사드린다. 그는 아름다운 그림을 그리는 근면성, 창의성 및 집중력을 가진 학생이었고, 이 책의 비주얼 가이드를 훌륭하게 만들어 주었다. 생체의공학 엔지니어인 Matthew David Sandusky에게 감사드린다. 그는 Long Beach의 California State University에 있는 병태운동 실험실에서 Vicon 기록과 비디오테이프를 촬영했고, 그 실험실을 운영하고 발전시키는 지원과 기술적 전문지식을 제공해 주었다.

우리는 그들의 지지를 보내준 다음과 같은 동료들에게 감사드리고 싶다:

Leslie Torburn, PT, DPT
Physical Therapist
Motion Analysis Center
Shriners Hospital for Children Northern California Sacramento, California

Kristin DeMars, PT, DPT, NCS
Lecturer
Department of Physical Therapy
California State University, Long Beach
Long Beach, California

Sheryl Low, PT, DPT, DSc, PCS,
Department Chair and Professor
Department of Physical Therapy
California State University, Northridge
Northridge, California

Courtney Peterson, SPT
Department of Physical Therapy
California State University, Northridge
Northridge, California

이 책의 표지에 있는 조각물인 "A stride-A side"는 예술가인 Michael Stutz에 의해 2003년 2월 22일에 만들어진 것이고, South Pasadena Mission Street Plaza에 위치하고 있다.

이어 "변화하는 도시 세계에서 움직임과 방향을 강조하며 일상을 축하하는 의미를 담고 있다. Sante Fe Historic Bridge에서 걸어다니는 사람의 조각상을 올려놓음으로써, 이 작품은 말 그대로 과거의 토대 위에 쌓이게 된다."—Michael Stutz

비슷하게, 이 책인 관찰적 보행분석은 특히 임상 보행 분석의 과학적 토대를 이룩해 준 Jacquelin Perry, Verne Inman, 그리고 David Sutherland의 업적 위에 만들어진 것이다.

저자에 대해 (About the Authors)

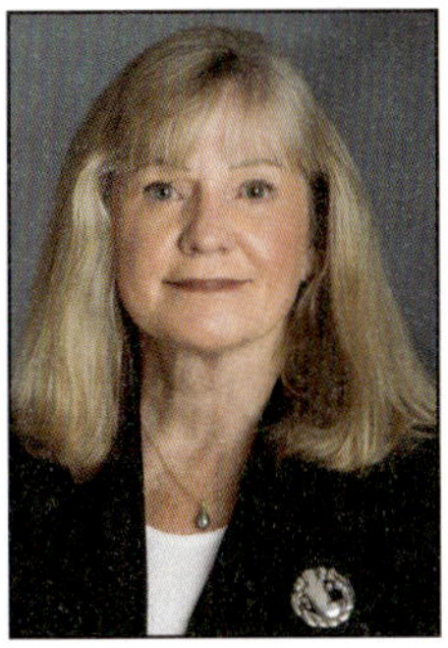

Janet M. Adams, PT, MS, DPT 는 1976년 Chicago의 University of Illinois에서 물리치료학사 학위를 취득했다. 그녀는 1978년까지 Spalding School for Handicapped Children(Chicago, Illinois)에서 소아전문 물리치료사로 시작했고, 그 다음 미국 Arizona Phoenix로 이주하여 Gompers Rehabilitation Center에서 물리치료과장을 역임했다. 1980년 California Los Angeles로 이주한 후, 그녀는 University of Southern California (USC)에서 석사과정을 시작했고, Rancho Los Amigos National Rehabilitation Center (Downey, California)의 병태운동학실에서 Jacquelin Perry 박사와 함께 일을 하기 시작했다. Adams는 USC에서 물리치료학 석사와 박사학위를 모두 취득했다. 1992년, Adams 박사는 25년 넘게 가르치게 되는 California State University, Northridge(CSUN)에서 교수의 경력을 쌓기 시작했다. 현재, Adams 박사는 CSUN 물리치료학과 전임교수와 Long Beach에 있는 California State University(CSULB)에서 Cerny 박사와 함께 박사학위 연구 프로젝트를 주도하고 있다. Adams 박사는 응용 생체역학, 정상 및 병태 보행분석, 보조기 그리고 연구방법론을 가르치고 있다. 그녀는 CSUN과 CSULB에서 박사과정을 지도하고 있다. 많은 저서 이외에, 그녀는 Verne Inman's text Human Walking(2판)에서 Perry와 함께 2장의 저자로 활동했다.

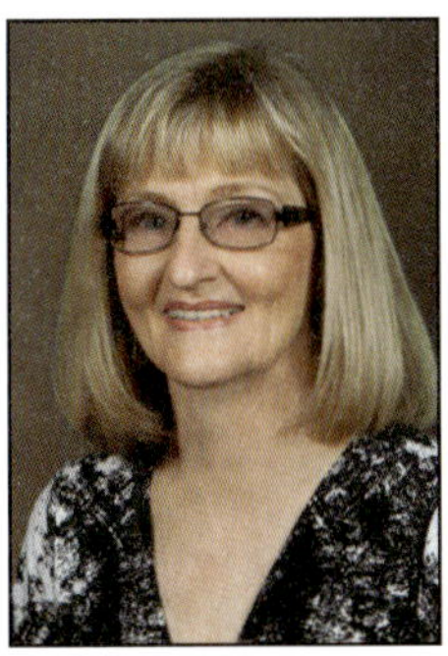

Kay Cerny, PT, PhD 박사는 Miami University(Oxford, Ohio)에서 학사학위를 받았다. 그녀는 1963년 D.T Watson School of Physiatrics(Leetsdale, Pennsylvania)에서 물리치료사 자격을 취득했다. Cerny 박사는 Rancho Los Amigos National Rehabilitation Center에서 임상을 시작했으며, 임상가를 위한 관찰적 보행분석(OGA)을 개발한 Jacquelin Perry과 함께 일한 원년 멤버 물리치료사 중의 한 사람이었고, Rancho OGA 매뉴얼 초판에 도움을 주었다. 그녀는 1970년대 초 미국과 캐나다 전역의 물리치료사들에게 관찰적 보행분석의 새로운 접근법을 강의하는 순회 강사 물리치료사중의 한 사람이기도 했다.

Rancho에서 Cerny 박사는 물리치료 스태프, 인턴 및 에이드를 위한 교재 개발을 계획하고, 작성하고 실행하는 사람이었다. 그녀의 파트타임 강의에는 Cerritos College(Cerritos, California)의 보조기학과 학생을 위한 운동학 강의도 있다.

1969년, 그녀는 University of Texas의 Medical Branch in Galveston에서 물리치료 학생들을 풀타임으로 가르치기 위해 Rancho에서 1년간 휴가를 얻기도 했다. Rancho로 돌아온 후, 그녀는 Perry 박사와 함께 환자들을 평가하기 위해 병태운동학 교실로 이전했다. Cerny는 척수손상으로인한 하지마비 환자의 보행과 휠체어 에너지학의 연구로 University of Southern California (Los Angeles)에서 물리치료학 석사학위를 취득했다.

1978년 Cerny 박사는 Northridge에 있는 California State University에서 물리치료를 가르치는 전임 교수가 되었다. 4년 후, California State University, Long Beach (CSULB)에서 종신 교수를 취득했고, 전임교수로 진급했다. CSULB에서 그녀는 정상 보행과 병적 보행을 포함한 응용 생체역학을 가르쳤고, 이후 동료 리뷰 출판물을 출간하는 학생 연구 프로젝트를 지원했다. 그녀는 2004년부터 2014년까지 물리치료 학과장을 역임했다. 그녀의 학과장 직무 때 물리치료학과는 DPT 프로그램을 진행하게 되었고, 외래 환자 직무를 시작했고, 성공적으로 재인증을 받았다. 그녀는 1987년 University of Southern California에서 보행에 대한 무릎관절 굽힘 구축의 효과에 대한 연구를 통해 박사학위를 취득했다. Cerny 박사는 2015년에 은퇴하여 DPT 학생 연구를 감독하고 이 책의 출간을 돕기 위해 많은 시간을 할애했다.

기여 저자 (Contributing Author)

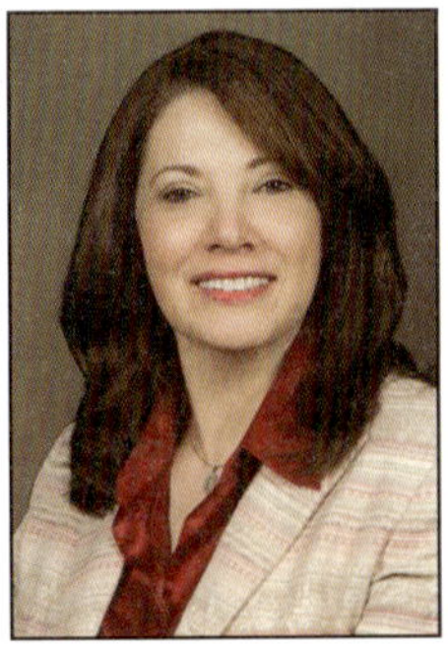

Olfat Mohamed, PT, PhD 는 Long Beach의 California State University의 전임 교수로 재직하고 있다. 그녀는 1974년 Egypt Cairo University에서 물리치료학사 학위를 받았다. 그녀는 뛰어난 학업 성취 때문에 학사 과정 졸업 직후에 대학으로부터 물리치료학부 강사로 임명되었다.

Mohamed 박사는 학문적 능력 외에도, 여러 Cairo's University hospitals에서 물리치료사로 활동했다. 1979년 그녀는 Cairo University에서 물리치료학 석사학위도 받았다. Mohamed 박사는 강의와 임상 업무를 위해 여러 나라를 여행했다.

1983년 그녀는 이집트 정부로부터 박사학위를 받기 위해 전액 장학금을 받았다. Mohamed 박사는 Los Angeles로 이주했고, 1989년에 University of Southern California(USC)에서 박사학위를 취득했다. 그녀는 Rancho Los Amigos National Rehabilitation Center의 병태운동학 교실에서 Jacquelin Perry 박사 밑에서 박사학위 및 박사 후과정의 연구를 수행했다.

Mohamed 박사는 보행과 균형 장애에 대한 국내 연구와 국제 연구를 출간하고 발표하고 있다.

그녀는 Cairo University의 교환 교수이며, 교육과정 컨설턴트로 일하고 있다.

서론 (Introduction)

본 책의 의도는 보행 분석의 모든 측면을 하나의 포괄적인 교육 텍스트로 다루는 것이다. 관찰적 보행 분석(OGA)은 연습과 피드백을 필요로 하는 습득된 기술이기 때문에, 학생과 임상가가 관찰할 수 있도록 병적 보행이 있는 사람과 없는 사람의 영상을 포함시켰다.

본 책은 보행속도와 그 기능적 중요성에 대한 가장 필요하고 간단한 계산으로 시작하고, 그 다음 장애인과 비교하기 위한 기반으로서 정상인의 시간적, 공간적 특성을 다루고 있다. 시상면 움직임뿐만 아니라, 이마면 움직임과 가로면 움직임에 대한 그림과 설명을 통해 학생들에게 운동학을 소개하고 있다. 그 다음, 지면반발력의 벡터를 그림에 그리는 시각화를 통해 근육과 수동 구조물에 배치된 관련 요구와 외적 모멘트를 이해할 수 있는 근거를 마련하고 있다.

오늘날의 건강관리 분야는 "기능적 평가"를 강조하고 있고, 기능적 도구와 심리적 특성을 다루는 장들은 매우 가치가 있는 편이다. 1장에서부터 5장은 신체 기능(손상), 활동제한 및 참여 제약이라는 ICF 영역 사이의 연합을 통합할 수 있는 학생들의 능력을 강조하고 있다.

새롭게 개발된 OGA 양식은 주요 병적 보행과 보행주기에서 발생할 수 있는 문제점들을 다루고 있다. 병적 보행은 설명서에 정의되어 있고, 학생들의 관찰 능력을 향상시키기 위해 비디오 클립을 제공하고 있다. 각 병적 보행의 원인은 1차, 2차 및 보상 원인으로 구분된다. 학생들은 1차 원인과 2차 원인을 검증하고 유용한 보상 전략과 구별할 수 있도록 환자의 임상 평가를 계획하고 수행할 수 있다.

마지막으로, 저자들은 학생이 환자 보고서의 내역과 평가 결과를 읽고, 환자 보행의 여러 동영상을 보고, 병적 보행을 식별하고, 새롭게 개발된 OGA 양식을 완성해야 하는 7가지 사례 연구를 수행할 수 있도록 만들었다. OGA 양식을 완성하기 위해 학생은 계측된 보행분석으로 동시에 촬영한 비디오가 포함된 Vicon Polygon 필름과 메인 비디오에 접근할 수 있다. 비디오는 환자의 전후 관찰과 측방 관찰, 환자의 보행 골격 모델, 실시간과 슬로우 모션(50%)의 운동형상학적 그래프와 운동역학적 그래프 등이 포함되어 있다.

강사들은 SLACK Incorporated efaculty 라운지(교직원만 이용할 수 있는 웹 사이트)에 접속해 학생의 OGA 평가와 전문가 심사관 3명의 결과를 비교할 수 있다. 강사는 efaculty 라운지 웹사이트에 있는 전문 심사원이 작성한 최종 보고서도 검토할 수 있다.

우리의 의도는 학생들의 관찰적 보행분석 학습을 향상시키기 위해 필요한 모든 자료를 중앙에서 찾을 수 있도록 하는 것이다. 우리는 Perry와 Burnfield의 본문이 이 책 자료의 주요 출처였음을 희망한다.

Adams 박사는 40년 이상, Cerny 박사는 50년 병적 보행 분석을 가르쳐 왔기 때문에, 관찰적 보행분석을 배우는데 도움이 될 수 있도록 포괄적인 교수 매뉴얼/지문이 필요함을 깨닫게 되었다. 본 책의 목적은 학생들의 문제해결을 강화하기 위해 그림, 비디오, 사례연구 등과 함께 관찰적 분석을 위한 비주얼 가이드를 제공하는 것이다. 본 책/텍스트는 Perry와 Burnfield가 저술하고 SLACK에서 출간된 "Normal & Pathological Gait"을 소개하고 언급하고자 한다.

역자 서문

보행은 인간이 누릴 수 있는 최고의 기능 중 하나이며, 복합적이고 복잡한 과정으로 이루어진다. 또한, 임상에서 환자를 치료하는 모든 임상가들에게 보행의 평가와 훈련 방식은 언제나 어려움과 고민을 만들어내는 주제가 된다.

이 책은 보행 연구 분야의 선구자인 Jacquelin Perry 박사에게 훈련과 도움을 받은 두 분의 보행 전문가가 임상 현장에서 쉽고 빠르게 보행 분석을 할 수 있도록 자세하게 설명을 제시한 책이다.

일반적으로 보행 분석이라고 한다면, 많은 최신 측정 장비와 공간을 요구하면서, 복잡한 자료 분석과정을 통해 이루어져야 하지만, 실제 임상 현장에서는 이러한 측정 장비 등의 현실적인 거리감이 있다. 따라서 임상 현장에서는 시각적인 관찰이나 동영상 촬영을 통한 분석을 통해 환자 치료에 접근하고 있다.

이 책은 시각적 보행 분석에서 많이 사용되고 있는 JAKC 시각적 보행 분석 폼의 개발자로서, 시각적 보행 분석의 초석이 될 수 있는 내용을 아주 쉽고 임상에서 바로 적용할 수 있도록 제시하였다. 보행 분석의 기본이 될 수 있는 정상 보행의 설명과 시공간적 변수의 설명, 그리고 정상적인 보행의 운동역학과 기능적 측정방법 등의 기본적 내용을 다 다루고 있으며, 임상 현장에서 사용할 수 있는 병적 보행의 시각적 분석 방법을 부위별로 상세하게 설명하고 있다. 또한, 사례 연구를 통하여 도움이 될 수 있는 자료도 제시하였다.

이 책을 번역하면서 역자들은 가능한 원저자의 뜻을 충분히 이해하려고 노력하였으나 미비하게 번역한 곳도 있으리라 생각된다. 그럼에도 불구하고 이 책은 모든 보행 분석을 학습하는 전문가, 특히 보행 분석의 내용을 임상 현장에서 쉽게 적용하고자 하는 학부생과 임상 현장에서 보행 치료에 어려움을 겪고 있는 물리치료사와 같은 보건전문가에게 꼭 필요한 책이라고 강력하게 추천할 수 있다.

끝으로 이 책을 활용하는 독자들의 끊임없는 조언과 충고를 부탁드리며 이 책이 나오기까지 수고를 아끼지 않은 영문출판사 박병조 사장님을 비롯한 직원분들에게 감사의 뜻을 전합니다.

역자 대표 우 영 근

I

정상 보행과 병적 보행

Normal and Pathological Gait

제 1 장

보행속도: 6번째 생체징후

Walking Speed The Sixth Vital Sign

클라이언트의 기능을 평가할 때, 기능의 주요 지표로서 보행속도를 평가해야 한다. 보행속도는 정상 수치와 비교함으로서 심호흡계, 근육뼈대계 및 신경계의 전반적 기능과 개인의 건강 상태를 반영하기 때문에, 6번째의 생체징후[1,2]로도 간주될 수 있다.[3–6] 1~5 생체징후로는 맥박, 호흡률, 혈압, 통증 및 체온 등이 있다.

보행속도는 일률적으로 평가되며, 좋은 신뢰도와 타당도[7]를 가지고 있다. 보행속도를 통해 기능적 참여,[5,6,8] 건강 상태[9], 인지 손상[10] 및 사망률[11]을 예견할 수 있다. International Academy on Nutrition and Aging 에서는 보행속도를 통해 지역사회 노인들이 나쁜 결과에 노출되어 있음을 확인했고, 단일 평가도구로 보행속도의 사용을 권장했다.[12] 보행속도는 거의 모든 환경에서 쉽고, 안전하고, 빠르고, 또 비용이 적게 드는 평가도구이다.

1.1 보행속도의 결정인자

사람은 1분 동안 이루어지는 걸음(step)의 횟수를 증가하거나 또는 온걸음길이(stride length)를 증가함으로써 보행속도를 증가시킬 수 있다. 보행속도(분속)는 온걸음길이(m)에 온걸음 횟수(분)를 곱한 것이다. 즉, 온걸음길이에 분속수(걸음/분)로 곱한 후, 2로 나눈 값이다.

보행속도(Velocity): 특정 시간 동안 이동한 거리(m/초 또는 m/분)

정상 성인[3]
남성: 82 m/분 또는 1.37 m/초
여성: 78 m/분 또는 1.30 m/초

분속수(Cadence): 특정 시간 동안 행해진 걸음의 수(걸음/분)

정상 성인[3]
남성: 108 걸음/분
여성: 118 걸음/분

온걸음길이(Stride Length): 2번의 연속 이벤트(정상 보행에서는 초기접지기) 사이의 직선거리

예: 오른쪽 발꿈치닿기에서 다시 이어지는 오른쪽 발꿈치닿기 사이의 거리

정상 성인[3]
남성: 1.51 m
여성: 1.32 m

1.2 보행속도, 분속수 및 온걸음길이 측정하기: 10m 보행검사

1. 10m의 거리를 설정한다(6m는 데이터 수집에 필요한 거리이고, 앞쪽의 2m는 보행이 가속하는데 필요한 거리이고, 뒤쪽 2m는 보행의 감속이 필요한 거리이다).
2. 6m 거리를 이동하는데 걸리는 시간을 측정한다(스톱워치나 휴대폰).
3. 6m 거리 동안 이루어진 걸음의 숫자를 계산한다.

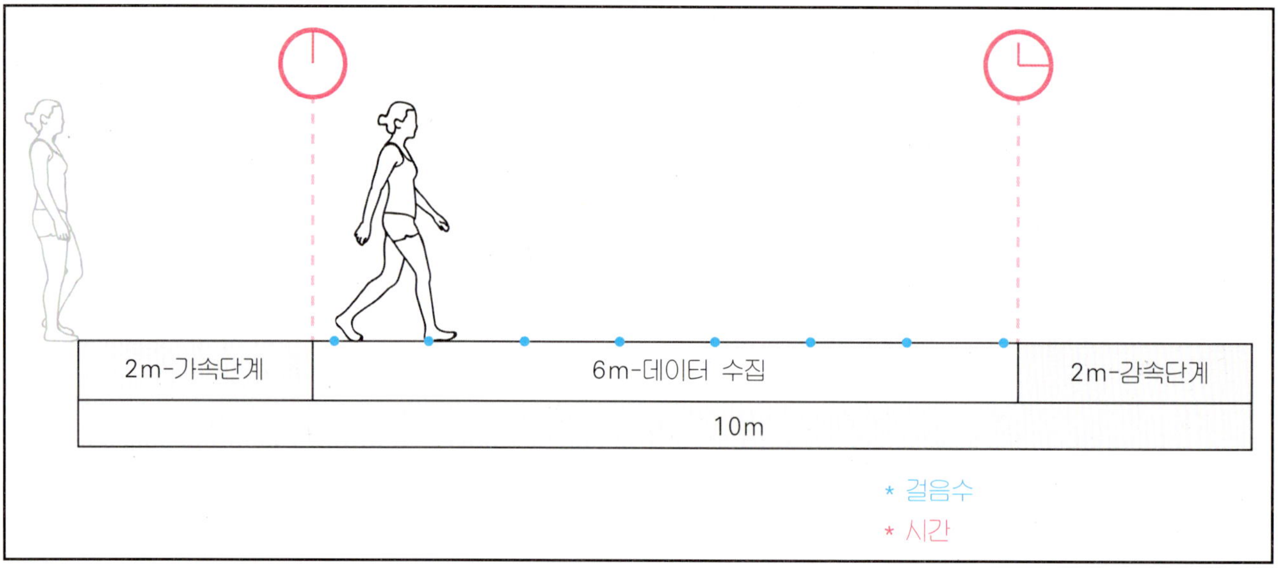

그림 1-1. 속도, 분속수 및 온걸음길이를 측정하기 위한 거리

예: 여러분은 10m의 거리를 자유롭게 걷도록 환자에게 주문한다. 여러분은 거리의 중앙 지점인 6m의 거리에서 5초 동안 8 걸음을 측정했다. 보행속도, 분속수 및 온걸음길이를 계산해 보자.

보행속도(초속) = 거리 ÷ 시간

보행속도 = 6m ÷ 5초 = **1.2 m/초**, 여기에 60를 곱하면, 분속수를 계산할 수 있다.
즉, 보행속도(분속)은 1.2 m × 60 = **72 m/분**

분속수 = 걸음수 ÷ 시간

분속수 = (8 걸음수 ÷ 5초) × 60 = **96 걸음/분**

보행속도 = 온걸음길이 × 1/2 분속수

온걸음길이 = 보행속도 ÷ 분속수 × 1/2

온걸음길이 = 72 m/분 ÷ (96 걸음/분 × 1/2) = 72 m/분 ÷ 48 온걸음/분 = **1.5 m/온걸음**

1.3 성인(20-59세)의 정상 수치

자유보행속도

표 1-1		
여성 m/초(m/분)	**남성 m/초(m/분)**	**참고문헌**
1.30m/초 (77.7m/분)	1.37m/초 (82.0m/분)	Waters 등[3] (여성=34; 남성=39)
1.32m/초 (79.3m/분)	1.36m/초 (82.1m/분)	Rancho Los Amigos National Rehabilitation Center[4] (여성=129; 남성=109)
1.27m/초 (76.2m/분)	1.34m/초 (80.4m/분)	Kadaba 등[5] (여성=12; 남성=28)
1.40m/초 (84.1m/분)	1.43m/초 (85.6m/분)	Bohannon[6] (여성=87; 남성=87)
자유보행속도에 대한 기준		

자유보행 시의 분속수와 온걸음길이

표 1-2			
	여성	**남성**	**참고문헌**
온걸음길이	미터(meters)	미터(meters)	
	1.32	1.51	Waters 등[3]
	1.32	1.48	Rancho Los Amigos National Rehabilitation Center[4]
	1.30	1.41	Kadaba 등[5]
분속수	걸음/분(steps/min)	걸음/분(steps/min)	
	118	108	Waters 등[3]
	121	111	Rancho Los Amigos National Rehabilitation Center[4]
	115	112	Kadaba 등[5]
자유보행속도 시의 분속수와 온걸음길이에 대한 기준			

1.4 보행속도에서의 의미있는 변화

의미있는 변화(meaningful change)는 측정오차(measurement error)보다 실제 환자의 향상에 영향을 주는 실제 차이를 반영한다. 측정도구(outcome tool)에서 파생된 2개의 정신측정의 속성이 존재한다.

최소감지변화(minimal detectable change, MDC)

최소감지변화(MDC)는 측정오차(예, 평균의 표준오차) 보다 *진짜* 차이를 반영하는 가장 작은 변화이다.

최소 임상 중요도 차이(minimal clinically important difference, MCID)

MCID는 환자나 숙련된 임상가에 의해 기능적으로 유의미 있게 인지되는 차이이다.[13]

표 1-3. 다중 진단 그룹을 위한 속도의 MDC와 MCID

진단 그룹	MDC(m/초)	MCID(m/초)	참고문헌
엉덩관절 골절	0.17 0.08	– 0.10	Latham 등[14] Palombaro 등[15]
파킨슨병	0.18	–	Steffen and Seney[16]
다발성 경화증	– –	초기속도의 20% 이상 0.11	Hobart 등[17] Coleman 등[18]
척수손상	0.13	0.13	Lam 등[19]
뇌졸중(입원환자) 뇌졸중(외래환자) 뇌졸중(외래환자)	– – –	0.13 0.175 0.16	Bohannon 등[20] Fulk 등[21] Tilson 등[22]
노인	–	0.10	Perera 등[23]

1.5 보행속도와 기능적 참여 범주

Perry[8]는 기능적 참여 보행 범주에 속하는 뇌졸중 환자들이 아래와 같은 평균 보행속도로 걸었음을 확인했다.

표 1-4

기능적 범주	속도	
정상 보행속도	1.37m/초	(82m/분)
생리적 보행자	0.1m/초	(6m/분)
가정내 제한된 보행자	0.23m/초	(13.8m/분)
가정내 비제한된 보행자	0.27m/초	(16.2m/분)
대부분 제한된 지역사회 보행자	0.4m/초	(24m/분)
제한되지 않은 지역사회 보행자	0.8m/초	(48m/분)

1.6 기능적 참여 보행 범주: 보행 핸디캡의 분류 (뇌졸중 환자를 기준으로)[8]

생리적 보행자

- 가정이나 평행봉 안에서의 보행

가정내 제한된 보행자

- 가정 활동을 위해 어느 정도 보행할 수 있는 정도
- 일부 보행활동을 위해 보조장비를 필요로 한다. 휠체어를 사용하거나, 다른 것을 수행할 수 없다.

가정내 비제한된 보행자

- 모든 가정 활동을 위해 휠체어에 의존하지 않고 보행을 할 수 있다.
- 계단 보행이나 고르지 못한 지면에서의 보행은 어려운 편이다.
- 혼자 힘으로 집안으로 들어가거나 집을 벗어날 수 없다.

대부분 제한된 지역사회 보행자

- 혼자 힘으로 집안으로 들어가고 벗어날 수 있다.
- 혼자 힘으로 경계석(curbs)을 올라가고 내려올 수 있고, 어느 정도 계단 보행을 할 수 있다.
- 혼자 힘으로 적어도 하나의 중등도 지역사회 활동을 할 수 있다(업무와 관련된 약속 또는 레스토랑).
- 낮은 난이도의 활동(교회, 이웃, 친구 등의 방문)을 하는데 도움을 필요로 하거나, 할 수 없는 경우

최소로 제한된 지역사회 보행자

- 계단보행을 혼자 힘으로 할 수 있다.
- 보조장비나 휠체어를 사용하지 않고 모든 중등도 지역사회 활동을 혼자 힘으로 할 수 있다.
- 지역 상점이나 복잡하지 않는 쇼핑 센터에서 혼자 힘으로 자신의 일을 할 수 있다.

제한되지 않은 지역사회 보행자

- 모든 가정 활동과 지역사회 활동을 혼자 힘으로 할 수 있다.
- 혼자 힘으로 사람이 많이 모인 곳을 방문할 수 있고, 평탄하지 않는 지면을 걸을 수 있다.
- 매우 복잡한 쇼핑 센터에서 혼자 힘으로 자신의 일을 할 수 있다.

1.7 참고문헌

1. Fritz S, Lusardi M. White paper: "walking speed: the sixth vital sign." *J Geriatr Phys Ther.* 2009;32(2):46-49.
2. Middleton A, Fritz SL, Lusardi M. Walking speed: the functional vital sign. *J Aging Phys Act.* 2015;23(2):314-322.
3. Waters RL, Lunsford BR, Perry J, Byrd R. Energy-speed relationship of walking: standard tables. *J Orthop Res.* 1988;6(2):215-222.
4. Pathokinesiology Service & the Physical Therapy Department. *Observational Gait Analysis.* 4th ed. Rancho Los Amigos National Rehabilitaton Center, Downey, CA: Los Amigos Research and Educational Institute Inc; 2001.
5. Kadaba MP, Ramakrishnan HK, Wootten ME. Measurement of lower extremity kinematics during level walking. *J Orthop Res.* 1990;8(3):383-392.
6. Bohannon RW. Comfortable and maximum walking speed of adults aged 20-79 years: reference values and determinants. *Age Ageing.* 1997;26(1):15-19.
7. Steffen TM, Hacker TA, Mollinger L. Age- and gender-related test performance in community-dwelling elderly people: Six-Minute Walk Test, Berg Balance Scale, Timed Up & Go Test, and gait speeds. *Phys Ther.* 2002;82(2):128-137.
8. Perry J, Garrett M, Gronley JK, Mulroy SJ. Classification of walking handicap in the stroke population. *Stroke.* 1995;26(6):982-989.
9. Purser JL, Weinberger M, Cohen HJ, et al. Walking speed predicts health status and hospital costs for frail elderly male veterans. *J Rehabil Res Dev.* 2005;42(4):535-546.
10. Bridenbaugh SA, Kressig RW. Quantitative gait disturbances in older adults with cognitive impairments. *Curr Pharm Des.* 2014;20(19):3165-3172.
11. Hardy SE, Perera S, Roumani YF, Chandler JM, Studenski SA. Improvement in usual gait speed predicts better survival in older adults. *J Am Geriatr Soc.* 2007;55(11):1727-1734.
12. Abellan van Kan G, Rolland Y, Andrieu S, et al. Gait speed at usual pace as a predictor of adverse outcomes in community-dwelling older people an International Academy on Nutrition and Aging (IANA) Task Force. *J Nutr Health Aging.* 2009;13(10):881-889.
13. Beaton DE, Boers M, Wells GA. Many faces of the minimal clinically important difference (MCID): a literature review and directions for future research. *Curr Opin Rheumatol.* 2002;14(2):109-114.
14. Latham NK, Mehta V, Nguyen AM, et al. Performance-based or self-report measures of physical function: which should be used in clinical trials of hip fracture patients? *Arch Phys Med Rehabil.* 2008;89(11):2146-2155.
15. Palombaro KM, Craik RL, Mangione KK, Tomlinson JD. Determining meaningful changes in gait speed after hip fracture. *Phys Ther.* 2006;86(6):809-816.
16. Steffen T, Seney M. Test-retest reliability and minimal detectable change on balance and ambulation tests, the 36-item short-form health survey, and the unified Parkinson disease rating scale in people with parkinsonism. *Phys Ther.* 2008;88(6):733-746.
17. Hobart J, Blight AR, Goodman A, Lynn F, Putzki N. Timed 25-foot walk: direct evidence that improving 20% or greater is clinically meaningful in MS. *Neurology.* 2013;80(16):1509-1517.
18. Coleman CI, Sobieraj DM, Marinucci LN. Minimally important clinical difference of the timed 25-foot walk test: results from a randomized controlled trial in patients with multiple sclerosis. *Curr Med Res Opin.* 2012;28(1):49-56.
19. Lam T, Noonan VK, Eng JJ. A systematic review of functional ambulation outcome measures in spinal cord injury. *Spinal Cord.* 2008;46(4):246-254.
20. Bohannon RW, Andrews AW, Glenney SS. Minimal clinically important difference for comfortable speed as a measure of gait performance in patients undergoing inpatient rehabilitation after stroke. *J Phys Ther Sci.* 2013;25(10):1223-1225.
21. Fulk GD, Ludwig M, Dunning K, Golden S, Boyne P, West T. Estimating clinically important change in gait speed in people with stroke undergoing outpatient rehabilitation. *J Neurol Phys Ther.* 2011;35(2):82-89.
22. Tilson JK, Sullivan KJ, Cen SY, et al. Meaningful gait speed improvement during the first 60 days poststroke: minimal clinically important difference. *Phys Ther.* 2010;90(2):196-208.
23. Perera S, Mody SH, Woodman RC, Studenski SA. Meaningful change and responsiveness in common physical performance measures in older adults. *J Am Geriatr Soc.* 2006;54(5):743-749.

제 2 장

보행의 시간-공간적 특성

Temporal and Spatial Gait Characteristics

2.1 타이밍(시간적)의 특성

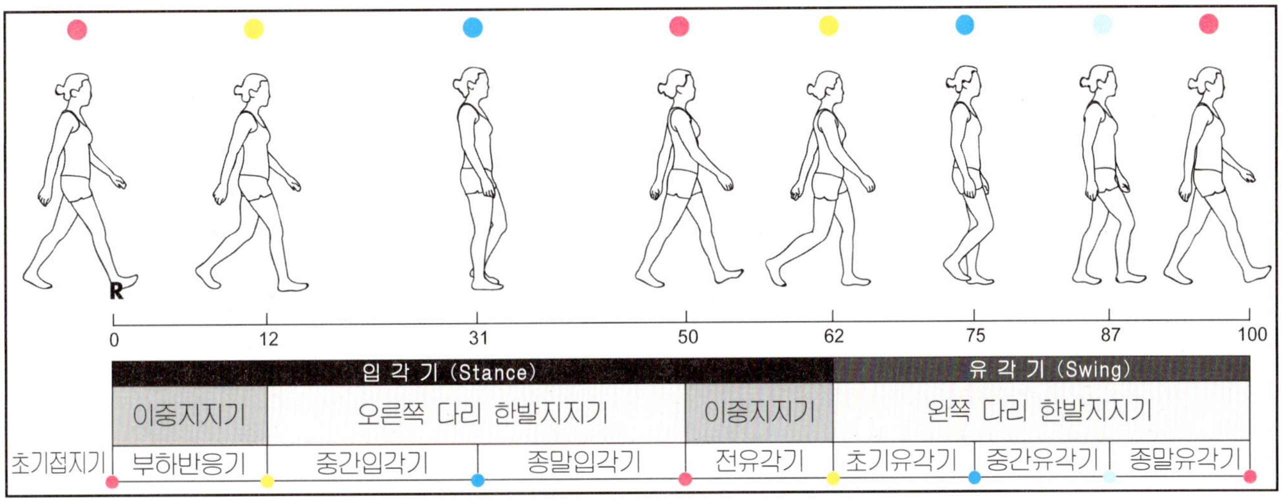

그림 2-1. 시간적 특성(오른쪽 다리가 기준 다리이다).

보행주기(GC): 초기접지기에서 동일 발의 다음 초기접지기 사이의 시기: 입각기와 유각기로 구성되어 있다.

즉, 오른쪽 발의 초기접지기에서 오른쪽 발의 다음 초기접지기 사이

정상 성인: (~1초 0-100%의 GC)[1]

입각기(stance phase): 한 번의 보행주기 동안 발이 지면에 닿아 있는 시기.

즉, 오른쪽 발의 초기접지기에서부터 오른쪽 발의 발가락들기까지

정상 성인: 0.62초(62% GC)[1]

0-62% GC에서 일어남

한발지지기(SLS, single limb support): 보행주기 동안 오직 한쪽 다리만 지면에 닿아 있는 시기.

즉, 오른쪽 발의 SLS는 왼쪽 발의 발가락들기에서 시작해 왼쪽 발의 초기접지기 까지의 시기(왼쪽 다리는 공중에 떠 있고, 오른쪽 발만이 지면에 붙어 있을 때를 오른쪽 다리의 한발지지기라고 정의한다).

정상 성인: 0.38초(38% GC)[1]

12-50% GC에서 일어남

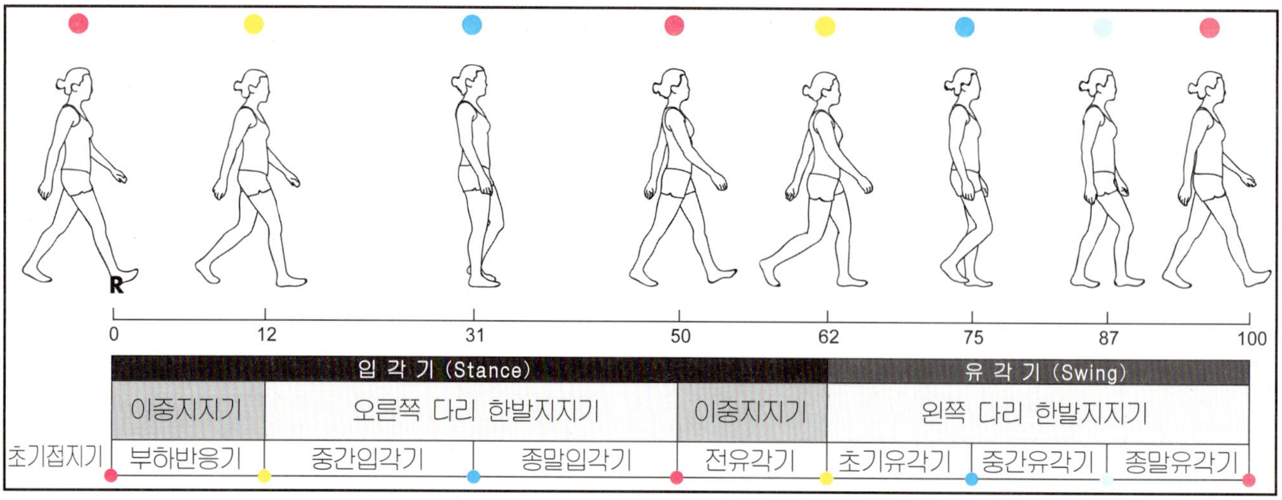

그림 2-1. 시간적 특성(오른쪽 다리가 기준 다리이다)

이중지지기(DLS, double limb support): 보행주기 동안 양쪽 발 모두 지면에 닿아 있는 시기. 체중이동이 양쪽 다리 사이에서 일어난다.

즉, 오른쪽 다리가 부하반응기에 있는 동안, 왼쪽 다리는 전유각기에서 하중이 감소되는 시기(양쪽 발이 지면에 닿아 있다).

정상 성인: 0.24초(24% GC)

초기 이중지지기(부하반응기): 지지하는 다리가 부하반응기에 존재하는 시기

즉, 오른쪽 발의 초기접지기에서부터 왼쪽 발이 발가락들기를 할 때 끝난다.

초기 DLS: 0–12% GC[1]

종말 이중지지기(전유각기): 지지하는 다리가 하중을 감소하는 시기

즉, 왼발의 초기접지기에서부터 오른발이 발가락들기를 할 때까지

종말 DSL: 50–62% GC[1]

유각기(swing phase): 한 번의 보행주기 동안 발이 공중에 떠 있는 상태의 시기

즉, 오른발의 발가락들기에서 오른발의 초기접지기까지

정상 성인: 0.38초(38% GC)[1]

62–100% GC에서 일어난다.

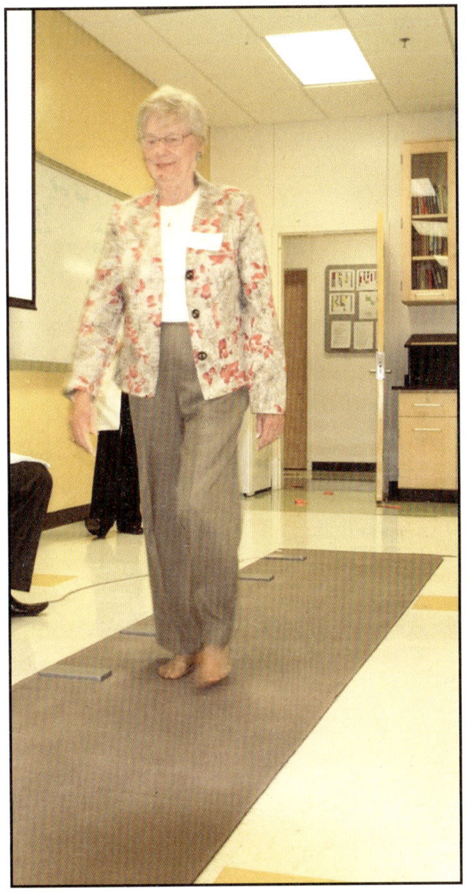

그림 2-2. GaitRite 시스템(CIR System Inc)을 이용한 시간-공간적 보행 특성의 측정

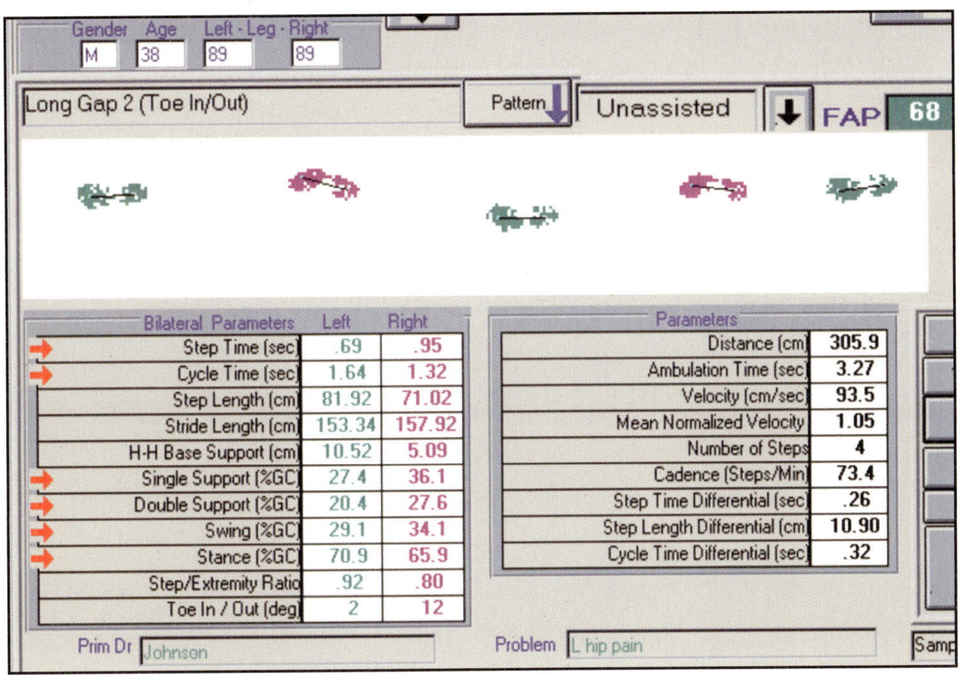

그림 2-3. 시간-공간적 보행 특성을 보여주는 GaitRite 시스템(CIR System Inc)의 프로그램 화면

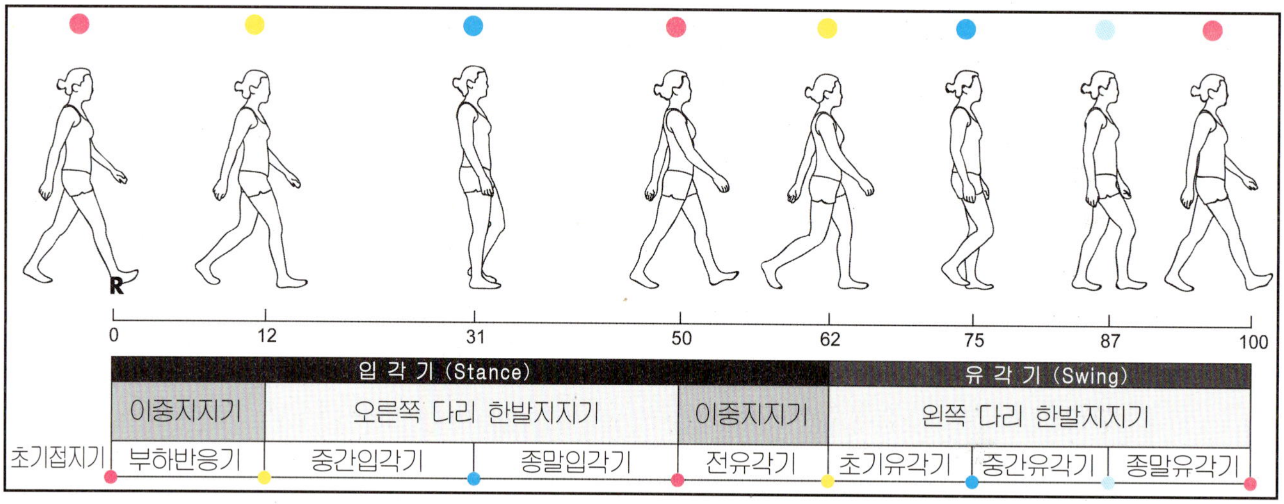

그림 2-1. 시간적 특성(오른쪽 다리가 기준 다리이다)

2.2 입각기: 보행주기의 0-62% (기준 다리 = 오른쪽 다리)

🔴 초기접지기(initial contact): 0–2% GC

발이 지면에 닿는 순간의 시기; 정상 보행일 경우에는 발꿈치닿기(heel contact)가 일어난다. 첫번째 핑크색 원이 초기접지기를 나타낸다.

🟡 부하반응기(loading response): 2–12% GC

체중이 지지하는 다리 쪽으로 이동하는 시기로서 DLS의 첫 번째 간격(초기 DLS)이다. 이때 반대쪽 다리는 하중이 걸리지 않는 시기이다(전유각기). 첫 번째 노란색 원이 12% GC에 해당하는 부하반응기의 끝지점을 나타낸다.

🔵 중간입각기(mid stance): 12–31% GC

한발지지기의 초반 절반 부위로서 반대쪽 발의 발가락들기에 의해 시작된다. 질량중심(COM)이 입각기 다리 위로 동적 안정성을 진행한다. 청록색의 원이 31% GC에 해당하는 중간입각기의 끝지점을 나타낸다.

🔴 종말입각기(terminal stance): 31–50% GC

한발지지기의 후반 절반 부위이다. COM이 발허리의 축 쪽인 발목관절의 앞쪽으로 계속 진행한다. 정상적인 경우에는, 34% GC[2]에 해당하는 이 단계 동안에 발꿈치가 위로 들어올려진다. 두 번째 핑크색 원이 50% GC에 해당하는 종말입각기의 끝지점을 나타낸다.

🟡 전유각기(pre-swing): 50–62% GC

입각기 다리에 하중이 걸리지 않는 시기로서 유각기를 준비하고 반대쪽 다리쪽으로 체중이 이동한다. 이것은 DLS의 두 번째 간격이다(반대쪽 다리의 초기접지기에 의해 시작된다). 두 번째 노란색 원이 62%에 해당하는 전유각기의 끝지점을 나타낸다.

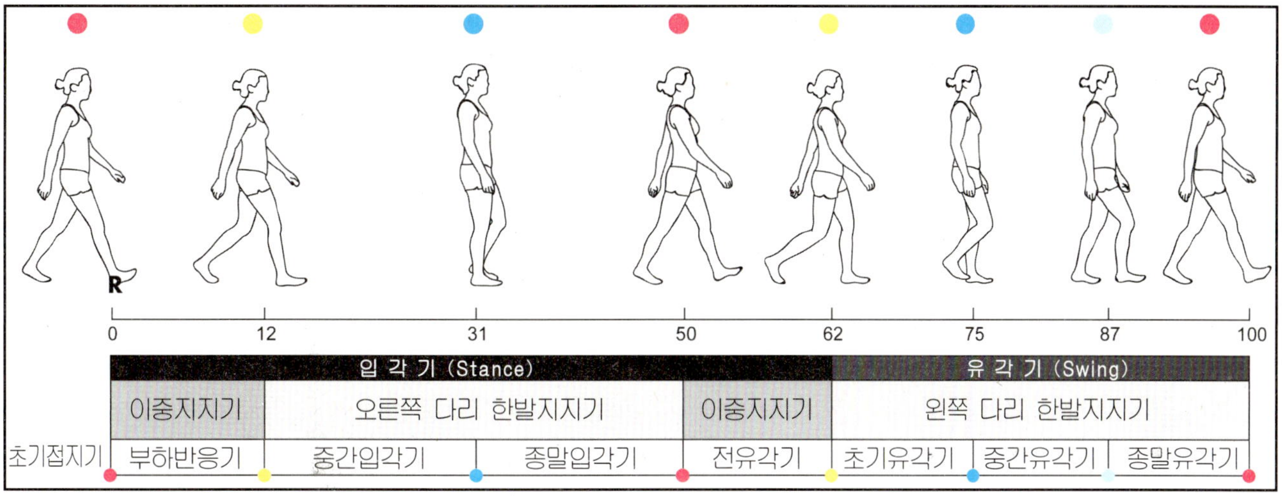

그림 2-1. 시간적 특성(오른쪽 다리가 기준 다리이다)

2.3 유각기: 보행주기의 62-100% (기준 다리 = 오른쪽 다리)

유각기는 3개의 단계로 나뉘어진다. 오른발의 유각기는 오른발의 발가락들기에서 시작하여 오른발의 초기접지기에서 끝난다.

● 초기유각기(initial swing): 62–75% GC

발이 지면으로 들어올려질 때가 유각기의 초기 단계이고, 다리가 앞쪽으로 전진하기 시작한다. 그러므로 반대쪽 다리는 SLS의 초반 절반(중간입각기)에 위치한다. 두 번째 청록색 원이 75%에 해당하는 초기유각기의 끝지점을 나타낸다.

○ 중간유각기(mid swing): 75–87% GC

최소한의 토우 클리어런스(toe clearance)가 달성되는 시기로서 유각기의 중간지점이다(81% GC). 정상인의 경우에는 정강뼈가 지면과 수직을 이룬다. 반대쪽 다리는 중간입각기의 후반부와 종말입각기의 초반부에 위치한다. 병적 보행을 하는 사람의 경우에는 정강뼈의 위치로 중간유각기를 정의할 수 없다. 밝은 파란색 원이 87% GC에 해당하는 중간유각기의 끝지점을 나타낸다.

● 종말유각기(terminal swing): 87–100% GC

유각기의 마지막 단계로서 초기접지기를 준비하기 위해 발이 계속 앞쪽으로 전진한다.
반대쪽 다리는 종말입각기에 위치한다. 마지막 핑크색 원은 100% GC의 종말유각기의 끝지점을 나타낸다.

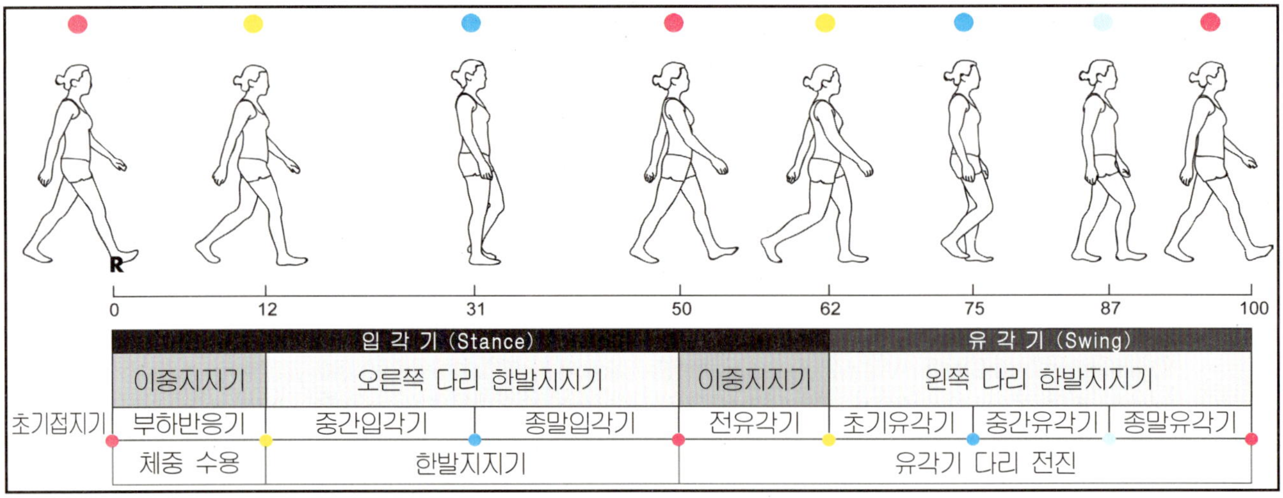

그림 2-4. 필수 과제: 체중 수용, 한발지지 및 한발 전진

필수 과제(Essential Accomplishment):
필수 과제는 최소한의 COM 진폭과 에너지 소비로 점진적인 전방 전진과 다리 안정성을 촉진하는 보행 이벤트들이다.

체중수용: 0–12% GC

초기접지기

- COM을 앞쪽으로 전진하기 위한 발꿈치닿기

부하반응기

- 입각기 다리 쪽으로의 통제된 체중이동(heel rocker)
- 충격 흡수

한발지지기: 12–50% GC

중간입각기

- 체중이 한쪽 다리에 의해 전적으로 지지되기 때문에, 전체 발을 중심으로 동적 안정성이 이루어짐
- 발목관절의 뒤쪽에서 앞쪽으로 통제된 COM의 전방 이동(ankle rocker)

종말입각기

- 체중이 한쪽 다리에 의해 전적으로 지지되기 때문에, 앞발(forefoot)을 중심으로 동적 안정성이 이루어짐
- 약 34% GC[2]에서 발꿈치를 들어올려 발의 앞쪽으로 통제된 COM의 전방 이동(forefoot rocker)

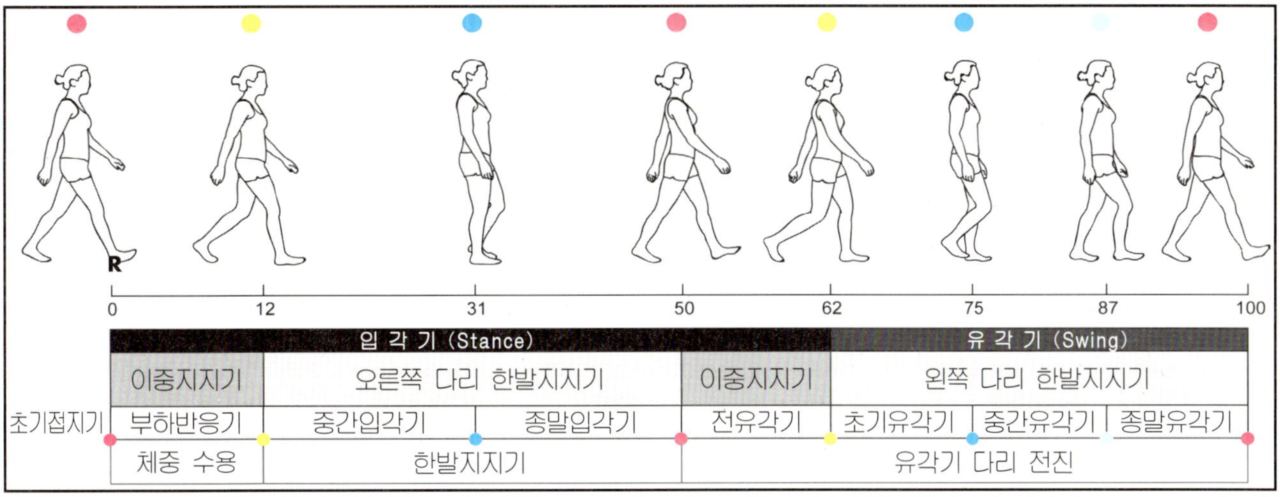

그림 2-4. 필수 과제: 체중 수용, 한발지지 및 한발 전진

필수 과제(Essential Accomplishment) (계속)

유각기 다리의 전진: 50–100% GC

전유각기

- 유각기를 준비하기 위해 허벅지와 무릎이 굽힌한다. 체중이 부하되지 않고, 반대쪽 다리로 체중이 이동한다. 이런 비부하는 발가락 접촉만을 일으킨다(toe rocker).

초기유각기

- 허벅지가 앞쪽으로 전진한다.
- 무릎 굽힘이 토우 클리어런스(toe clearance)를 일으킨다.

중간유각기

- 허벅지가 계속 앞쪽으로 전진한다.
- 토우 클리어런스를 위해 발목이 발등굽힘한다.

종말유각기

- 발꿈치닿기를 준비하기 위해 무릎이 편한다.

2.4 거리(공간적) 특성

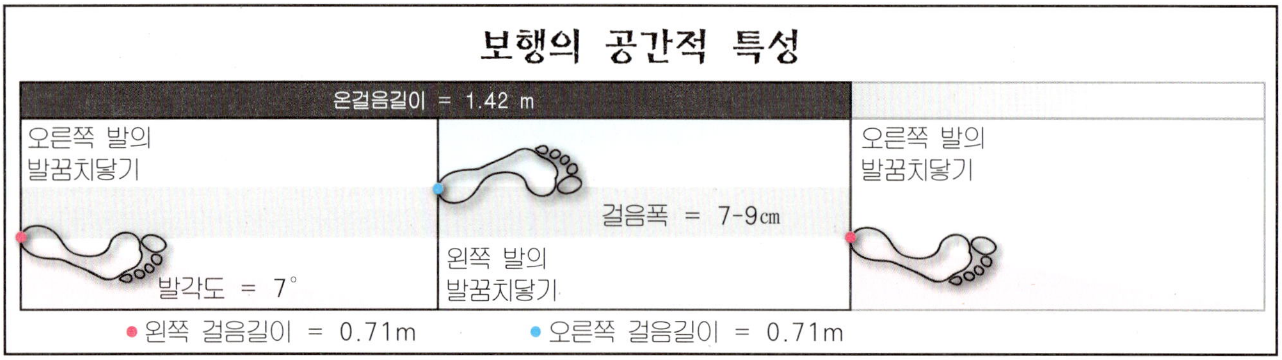
보행의 공간적 특성
온걸음길이 = 1.42 m
오른쪽 발의 발꿈치닿기
걸음폭 = 7-9㎝
왼쪽 발의 발꿈치닿기
오른쪽 발의 발꿈치닿기
발각도 = 7°
왼쪽 걸음길이 = 0.71m
오른쪽 걸음길이 = 0.71m

그림 2-5. 공간적 특성

온걸음길이(stride length): 동일 다리에서 일어나는 2개 연속 보행 이벤트 사이의 직선거리
즉, 오른쪽 발의 발꿈치닿기에서 오른쪽 발의 다음 발꿈치닿기 까지
정상 성인: 1.42m (남성 1.51m; 여성 1.32m)[3,4]

걸음길이(step length): 서로 반대쪽 다리에서 일어나는 2개의 연속 이벤트 사이의 직선거리
즉, 왼쪽 걸음길이는 오른쪽 발의 발꿈치닿기에서 왼쪽 발의 발꿈치닿기 사이의 거리로 정의됨.
정상 성인: 0.71m[4]

걸음폭(step width): 서로 반대쪽 다리에 있는 2 지점 사이의 수평거리
즉, 초기접지기에서 오른쪽 발꿈치의 중간지점에서 왼쪽 발꿈치의 중간지점 사이의 거리
정상 성인: 7–10㎝[4–6]

발의 진행각도: 발의 세로축과 보행 진행 방향 사이의 각도
정상 성인: 5–7° [5–7]

토우 클리어런스(Toe Clearance): 유각기 동안 발생하는 엄지발가락과 지면사이의 최소 직선거리
정상 성인: 80% GC[8]에서 1.28㎝ (중간유각기)
81% GC[9]에서 1.9㎝ (중간유각기)

2.5 1차 결정인자 질량중심(COM)의 변위를 최소화하기

수직 방향과 가쪽 방향에서 일어나는 COM의 최소 변위는 부드럽고 효율적인 전방 진행을 일으키는 요소이다. 이런 COM 진폭의 최소화는 에너지를 보존하고, 효율성을 증가시키고, 근육 작용을 감소시킨다. 에너지 소비가 증가하면, 활동과 기능 참여에 나쁜 영향을 준다(예, 6m 보행검사).

1953년, Saunders 등[10]은 *보행 결정인자*로서 6개의 움직임을 최초로 확인했다. 보행 결정인자는 COM의 진폭을 감소시킴으로서 에너지 소비를 최소화한다. 그는 결정인자에 다음을 포함시켰다: 골반돌림(가로면), 골반경사(이마면), 입각기 무릎굽힘, 발의 역학, 무릎의 역학, 및 엉덩관절의 모음 등.

2001년, Kerrigan[11]은 골반돌림이 COM 변위를 최소화하는데 가장 적은 효과를 가진다고 보고했다. 반면, Della Croce 등[12]과 Kerrigan 등[13]은 유용한 보행 결정인자로서 발꿈치 들기(heel rise)를 포함시키기를 제안했다.

2014년, Lin 등[14]은 수직 COM 진폭은 입각기 무릎 굽힘과 발목과 발의 상호작용(발바닥굽힘, 발가락 발등굽힘)에 의해 최소화됨을 확인했다. 골반경사(이마면)와 엉덩관절 모음도 가쪽 COM 변위를 최소화했던 1차 결정인자로서 포함되었다.

질량중심의 수직 변위

COM 진폭이 과도하면, 그것은 효율성과 기능적 보행능력을 감소시키는 근육 작용의 증가를 필요로 한다. 정상인의 COM 이동은 실제로 매우 적은 편(1–2인치)이어서 거의 인지할 수 없다. Orendurff 등[15]은 편안한 속도로 정상 보행을 할 때, COM 변위의 수직 궤적(~4.89±1.03 cm)을 형성하는 이중 파형이 있음을 확인했다. 수직 변위는 한발지지기(30% GC의 중간입각기)에서 가장 높았고, 이중지지기(5% GC의 부하반응기와 55% GC의 전유각기) 때 가장 낮았다. 그들은 빠른 보행속도에 의해 COM의 수직 진폭이 증가됨을 확인했다.[15]

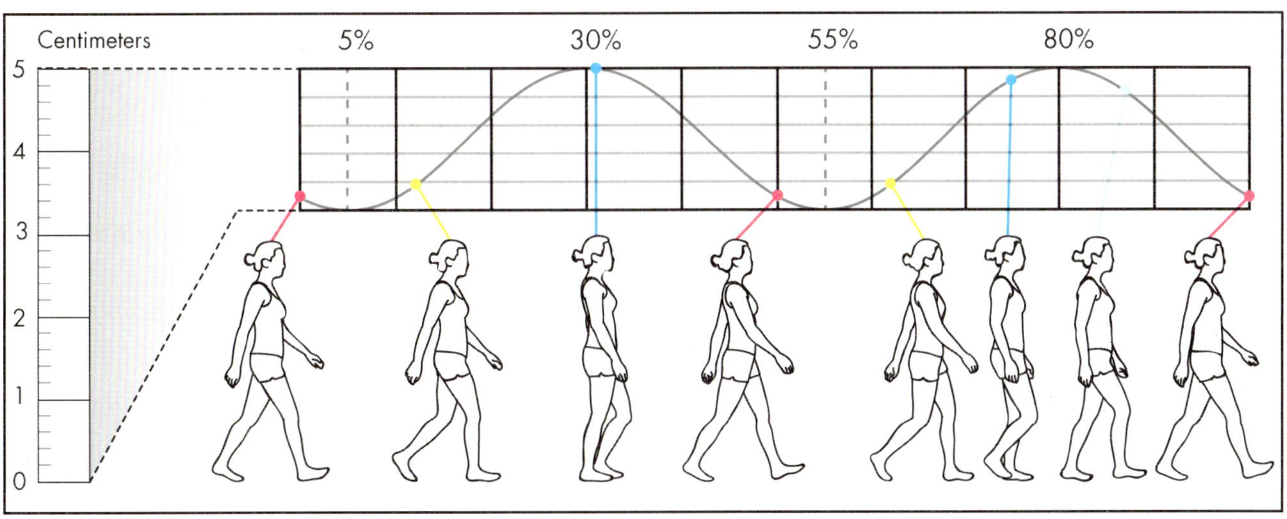

그림 2-6. 한번의 보행주기 동안 일어나는 수직 COM 변위(~5cm). 참고: 색깔로 채워진 원들이 보행단계를 나타낸다.

질량중심의 가쪽 변위

편안한 속도로 정상 보행을 할 때, 한 개의 파형으로 형성되는 COM의 가쪽 변위 진폭(~3.29±1.29 cm)이 나타난다.[15] 가쪽 변위는 한쪽 다리에서 반대쪽 다리로 체중이 이동한다는 것을 의미한다. 체중이 입각기 다리에 의해 지지되는 30% GC의 중간입각기 때 최대 가쪽 변위가 일어난다. 가쪽 이동은 엉덩관절 근육과 골반 근육의 안정성에 의해 좌우되고, 그 결과로 골반 떨어짐과 엉덩관절 모음이 최소화된다.

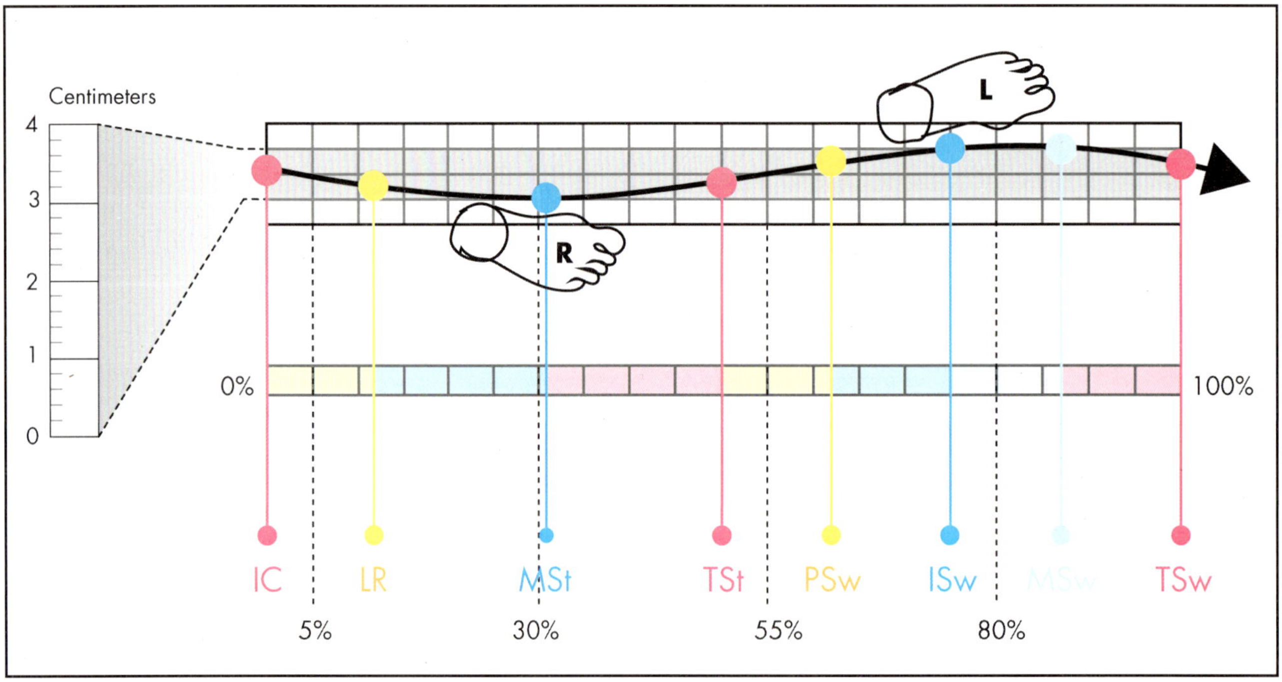

그림 2-7. 한 번의 보행주기 동안에 일어나는 COM의 가쪽 변위(~4㎝). 참고: 색깔로 채워진 원들이 보행 단계를 나타낸다.

2.6 참고문헌

1. Perry J, Burnfield JM. *Gait Analysis: Normal & Pathological Gait.* 2nd ed. Thorofare, NJ: SLACK Incorporated; 2010.
2. Bojsen-Moller F, Lamoreux L. Significance of free-dorsiflexion of the toes in walking. *Acta Orthop Scand.* 1979;50(4):471-479.
3. Waters RL, Lunsford BR, Perry J, Byrd R. Energy-speed relationship of walking: standard tables. *J Orthop Res.* 1988;6(2):215-222.
4. Marchetti GF, Whitney SL, Blatt PJ, Morris LO, Vance JM. Temporal and spatial characteristics of gait during performance of the dynamic gait index in people with and people without balance or vestibular disorders. *Phys Ther.* 2008;88(5):640-651.
5. Murray MP, Drought AB, Kory RC. Walking patterns of normal men. *J Bone Joint Surg Am.* 1964;46:335-360.
6. Murray MP, Kory RC, Sepic SB. Walking patterns of normal women. *Arch Phys Med Rehabil.* 1970;51(11):637-650.
7. Menz HB, Latt MD, Tiedemann A, Mun San Kwan M, Lord SR. Reliability of the GAITRite walkway system for the quantification of temporo-spatial parameters of gait in young and older people. *Gait Posture.* 2004;20(1):20-25.
8. Levinger P, Lai DT, Menz HB, et al. Swing limb mechanics and minimum toe clearance in people with knee osteoarthritis. *Gait Posture.* 2012;35(2):277-281.
9. Moosabhoy MA, Gard SA. Methodology for determining the sensitivity of swing leg toe clearance and leg length to swing leg joint angles during gait. *Gait Posture.* 2006;24(4):493-501.
10. Saunders JB, Inman VT, Eberhart HD. The major determinants in normal and pathological gait. *J Bone Joint Surg Am.* 1953;35-A(3):543-558.
11. Kerrigan DC, Riley PO, Lelas JL, Della Croce U. Quantification of pelvic rotation as a determinant of gait. *Arch Phys Med Rehabil.* 2001;82(2):217-220.
12. Della Croce U, Riley PO, Lelas JL, Kerrigan DC. A refined view of the determinants of gait. *Gait Posture.* 2001;14(2):79-84.
13. Kerrigan DC, Della Croce U, Marciello M, Riley PO. A refined view of the determinants of gait: significance of heel rise. *Arch Phys Med Rehabil.* 2000;81(8):1077-1080.
14. Lin YC, Gfoehler M, Pandy MG. Quantitative evaluation of the major determinants of human gait. *J Biomech.* 2014;47(6):1324-1331.
15. Orendurff MS, Segal AD, Klute GK, Berge JS, Rohr ES, Kadel NJ. The effect of walking speed on center of mass displacement. *J Rehabil Res Dev.* 2004;41(6A):829-834.

제 3 장

정상 보행의 운동형상학

Normal Gait Kinematics

3.1 정의

운동형상학(kinematics): 움직임을 일으키는 힘의 요소를 제외한, 움직임의 요소들을 다루는 학문.

병진운동(선형 변위): 한 운동면에서 일어나는 움직임(회전축 없이). 예, 보행 동안에 형성되는 이중 파형의 COM 수직 변위

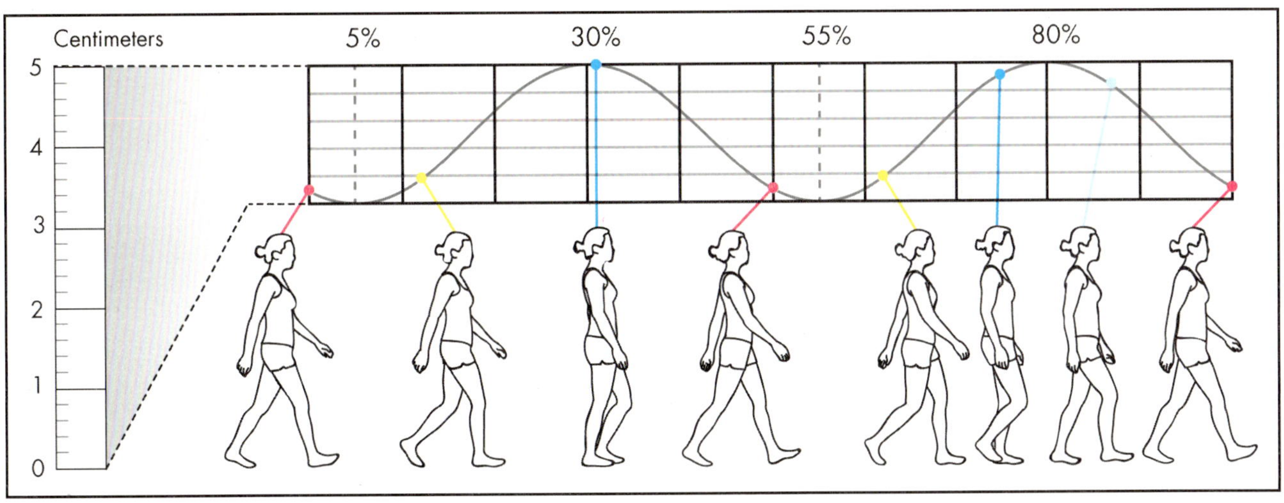

그림 3-1. 병진운동의 예(COM의 수직변위)(출처: Orendurff MS, Segal AD, Klute GK, Berge JS, Rohr ES, Kadel NJ. The effect of walking speed on center of mass displacement. J Rehabil Res Dev. 2004;41 [6A] : 829-834.)

회전운동(각 변위): 회전축을 중심으로 일어나는 운동. 예, 중간입각기의 발목 로커 동안, 발목관절의 축을 중심으로 일어나는 정강뼈의 각 변위

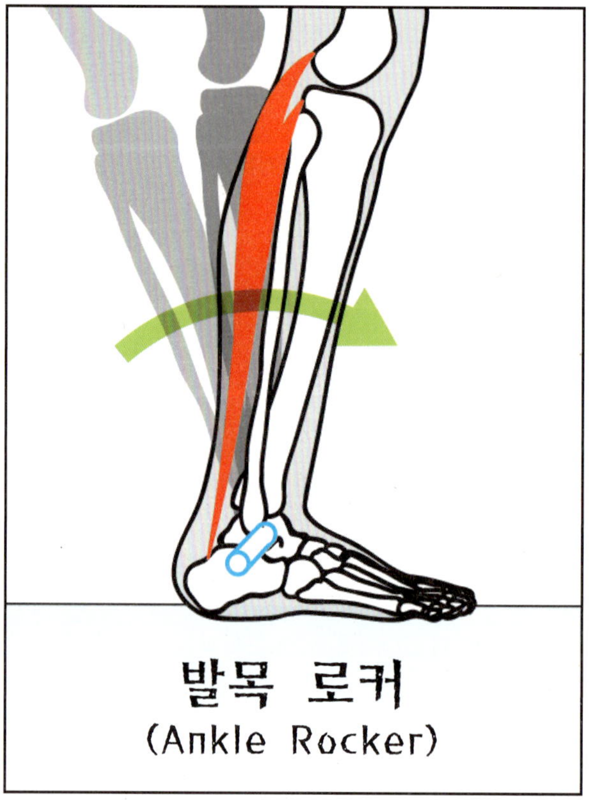

그림 3-2. 중간입각기 발목 로커 동안에 일어나는 회전운동의 예(발목관절의 축을 중심으로 일어나는 정강뼈의 회전).

3.2 보행 동안 운동형상학 데이터의 수집

운동형상학 그래프[1]

보행분석장비를 통해 수집되는 데이터에는, 일반적으로 운동형상학 데이터(신체분절의 위치와 방향), 지면반응력(힘판을 사용했을 때), 근육 활동(EMG를 사용했을 때), 시간-공간적 특성 등이 있다. 본 장에 제시된 대부분의 운동형상학 데이터는 Kadaba 등[1]이 제시한 것으로서, 그들은 해부학적 랜드마커에 부착된 반사마커의 궤적을 추적하기 위해 5대의 카메라 Vicon motion capture System를 사용하였다. 대상자에게 맨발로 자유보행을 하도록 주문했다. 40명(남성 28명, 여성 12명)을 대상으로 3일에 걸쳐 하루에 3번씩 보행분석을 했고(9회 시도/대상자), 시상면, 이마면 및 가로면의 운동형상학 데이터를 계산했다. 링크 분절 모델을 사용하여, 관절각도와 모멘트를 계산했고, 0–100% 보행주기(GC)를 위해 표준화했다.

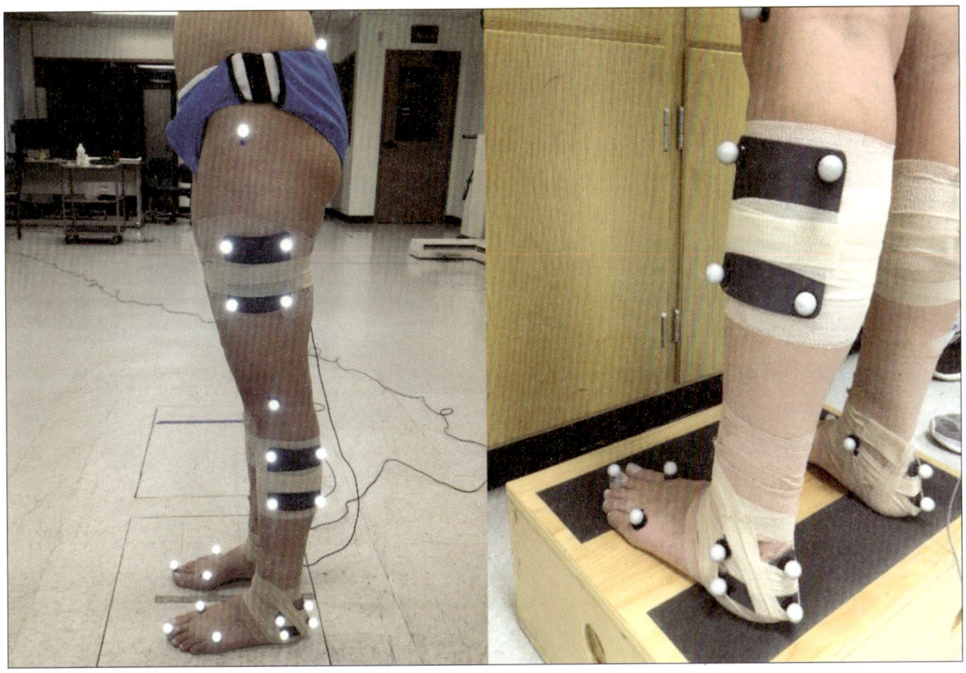

그림 3–3. 롱비치에 있는 캘리포니아 주립대학의 병태운동학 실습실에서 Vicon 동작분석 시스템과 함께 사용된 하이브리드 마커 시스템

3.3 보행주기 동안 형성되는 운동형상학적 관절 그래프

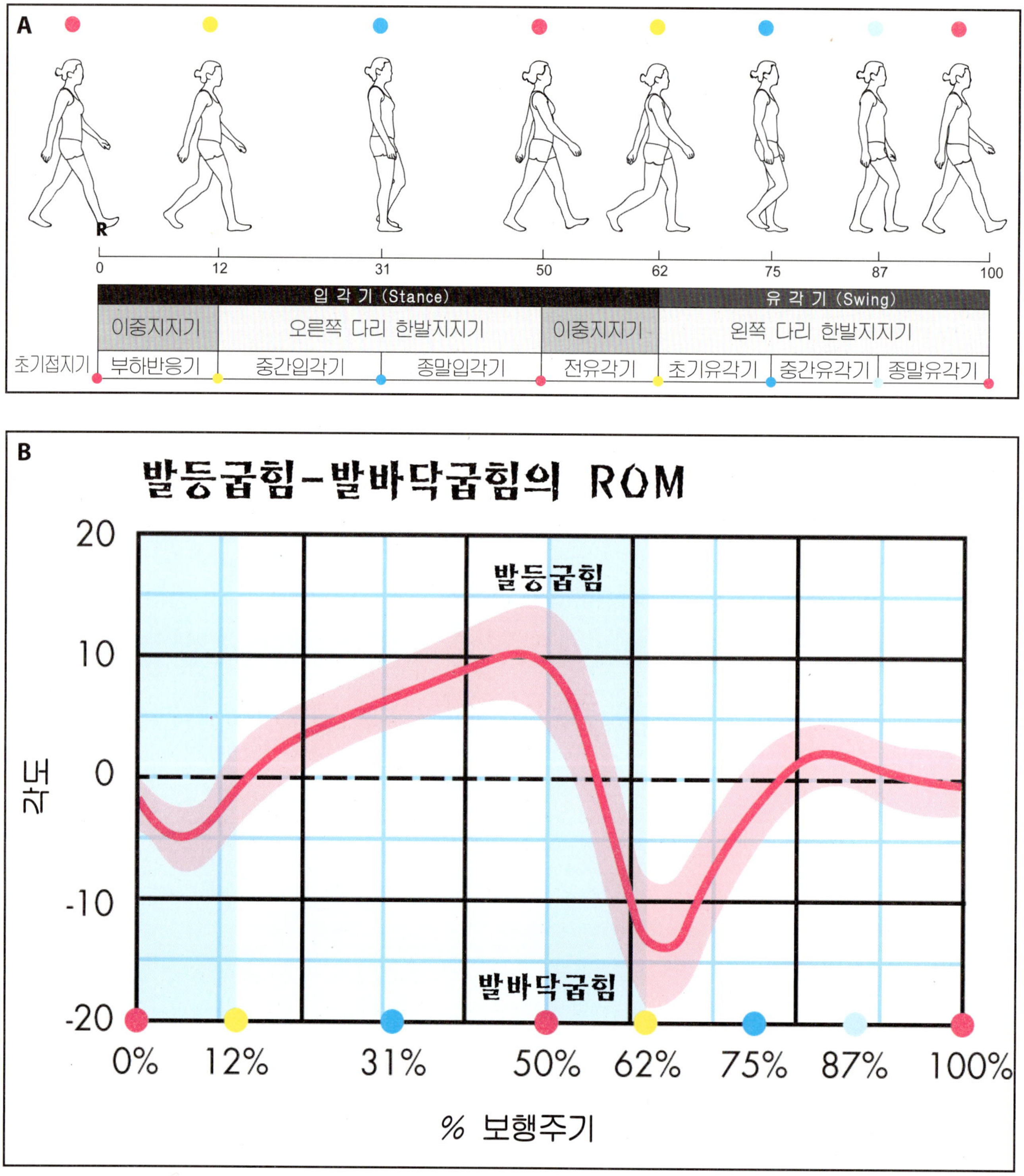

그림 3-4. (A) 보행주기의 단계들. (B) 발목의 운동형상학 그래프. 핑크색 음영은 ± 표준편차(SD)를 나타낸다.

그래프 해석을 위한 열쇠

다음의 키는 모든 운동형상학 그래프와 운동역학 그래프를 위해 사용되어야 한다. 음영은 이중지지기, 한발지지기, 유각기를 나타내고, 색으로 채워진 원은 개별 보행단계를 나타낸다.

음영 키
(이중지지기, 한발지지기 및 유각기를 정의한다)

- 0–12% GC: 초기접지기와 부하반응기(중간 파란색으로 음영된 초기 이중지지기)
- 12–50% GC: 중간입각기와 종말입각기(밝은 파란색으로 음영된 한발지지기)
- 50–62% GC: 전유각기(중간 파란색으로 음영된 종말 이중지지기)
- 62–100% GC: 유각기(흰색)

원형의 키 (보행단계를 정의한다)

입각기 0–62% GC(오른쪽 다리 = 기준 다리)

초기접지기(initial contact): 0–2% GC
첫번째 핑크색 원은 초기접지기를 나타낸다.

부하반응기(loading response): 2–12% GC
첫 번째 노란색 원은 12% GC에 해당하는 부하반응기의 끝지점을 나타낸다.

중간입각기(mid stance): 12–31% GC
청록색의 원은 31% GC에 해당하는 중간입각기의 끝지점을 나타낸다.

종말입각기(terminal stance): 31–50% GC
두 번째 핑크색 원은 50% GC에 해당하는 종말입각기의 끝지점을 나타낸다.

전유각기(preswing): 50–62% GC
두 번째 노란색 원은 62%에 해당하는 전유각기의 끝지점을 나타낸다.

유각기: 62–100% GC(오른쪽 다리 = 기준 다리)

초기유각기(initial swing): 62–75% GC
두 번째 청록색 원은 75%에 해당하는 초기유각기의 끝지점을 나타낸다.

중간유각기(mid swing): 75–87% GC
밝은 파란색 원은 87% GC에 해당하는 중간유각기의 끝지점을 나타낸다.

종말유각기(terminal swing): 87–100% GC
마지막 핑크색 원은 100% GC의 종말유각기의 끝지점을 나타낸다.

시상면의 운동형상학 그래프

엄지의 발허리발가락관절 ROM – 폄(발등굽힘)

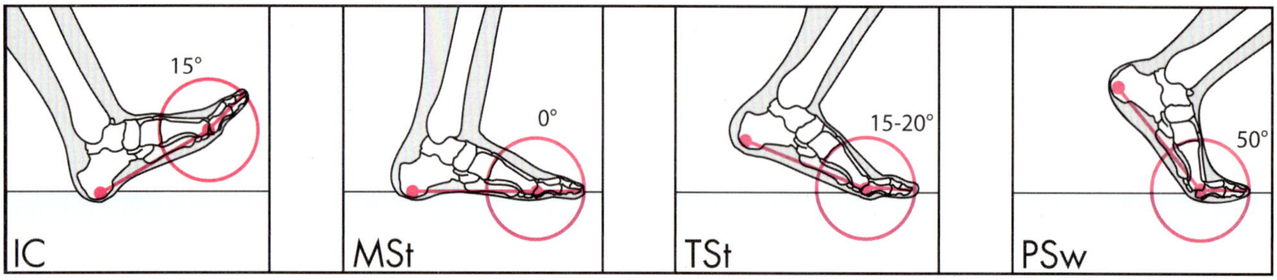

그림 3-6. 엄지의 발허리발가락관절의 ROM (출처: Bojsen-Moller F, Lamoreux L. Significance of free-dorsiflexion of the toes in walking. Acta Orthop Scand. 1979;50[4]:471–479; Simon J, Doederlein L, McIntosh AS, Metaxiotis D, Bock HG, Wolf SI. The Heidelberg foot measurement method: development, description, and assessment. Gait Posture. 2006;23[4]:411–424; Kuni B, Wolf SI, Zeifang F, Thomsen M. Foot kinematics in walking on a level surface and on stairs in patients with hallux rigidus before and after cheilectomy. J Foot Ankle Res. 2014;7[1]:13.))

표 3-1

보행 단계	운동
초기접지기:	15° 폄(DF)
부하반응기:	중립위로 굽힘
중간입각기:	중립위
종말입각기:	15–20° 폄(DF)
전유각기:	50° 폄(DF)
초기유각기:	중립위로 굽힘
중간유각기:	중립위
종말유각기:	15° 폄(DF)
DF = 발등굽힘	

3.4 시상면의 관절운동형상학

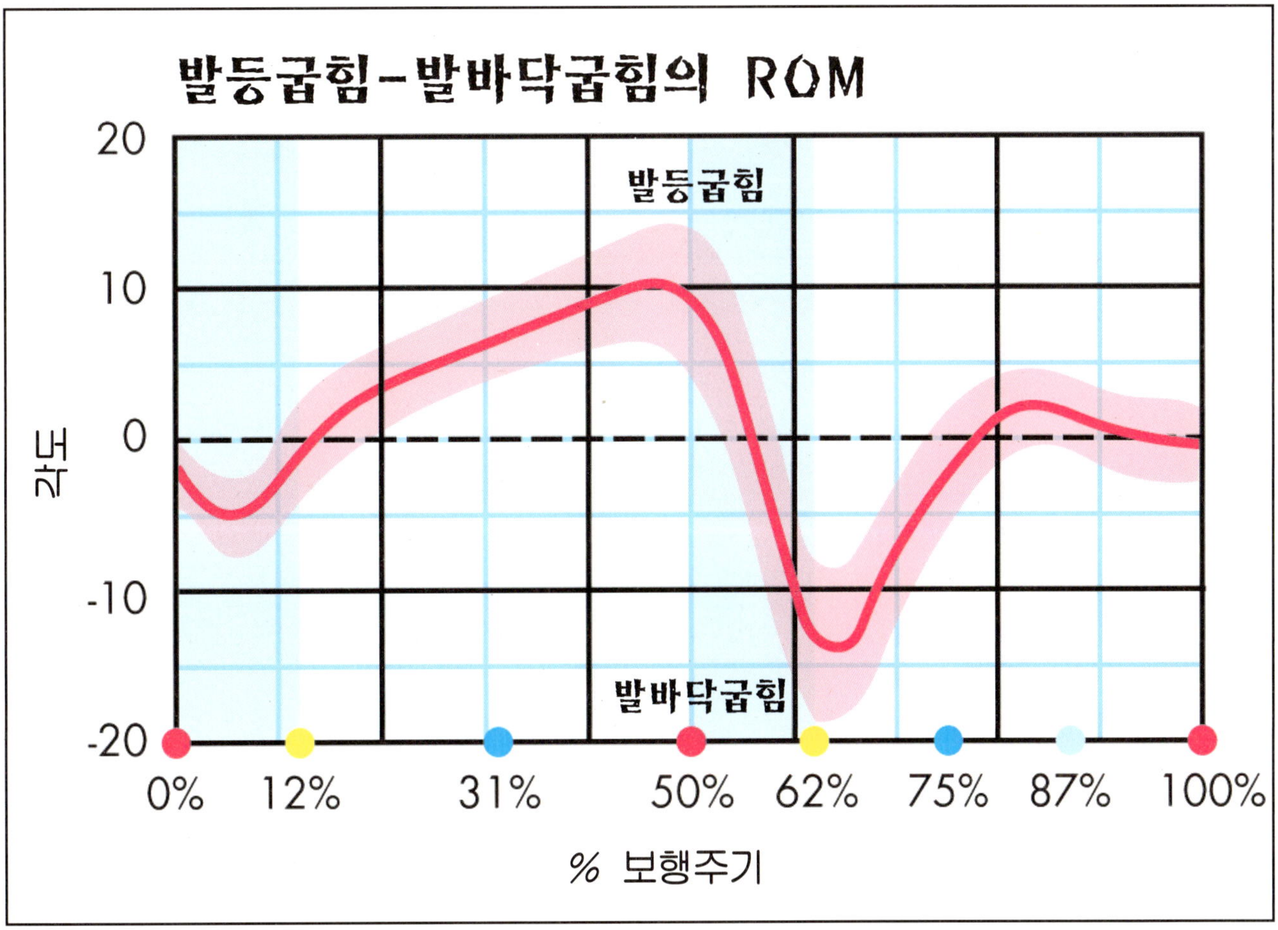

그림 3-4B. 발목관절의 운동형상학 그래프

표 3-2	
보행 단계	**운동**
초기접지기:	중립위
부하반응기:	5° 발바닥굽힘(PF)까지 발바닥굽힘
중간입각기:	5° 발등굽힘(DF)까지 발등굽힘
종말입각기:	10° 발등굽힘(roll-off)까지 발등굽힘
전유각기:	15° 발바닥굽힘(PF)까지 발바닥굽힘
초기유각기:	5° 발등굽힘(PF)
중간유각기:	중립위로 발등굽힘(발 클리어런스에 매우 중요함)
종말유각기:	중립위에서 발등굽힘을 유지한다

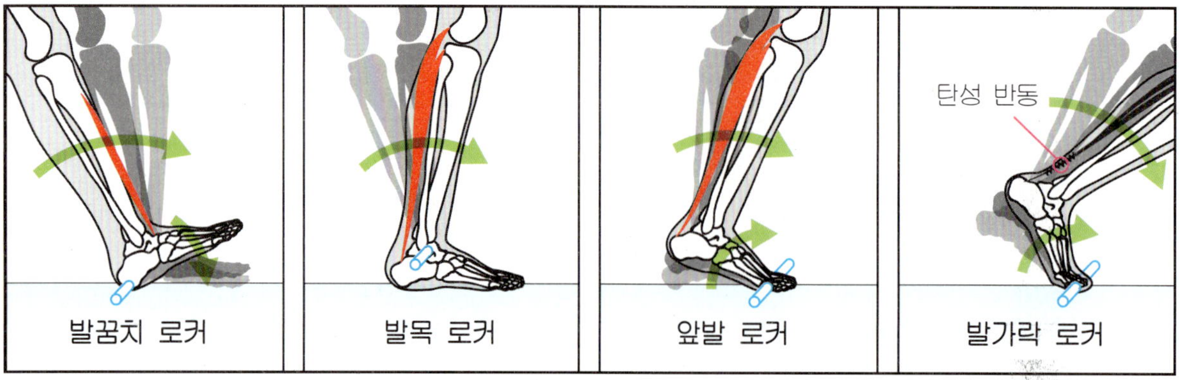

그림 3-5. 로커(rocker): 발꿈치 로커, 발목 로커, 앞발 로커, 발가락 로커

발목-발 로커

Perry[2]는 입각기 동안에 이루어지는 4개의 주요 로커를 제시했다. 로커는 효율적인 점진적인 전방 전진에 영향을 미치고, COM 진폭을 최소화하고, 에너지를 절약하는데 도움을 준다.

로커: 설명, 단계, 관절운동 및 근육 작용[2,3]

발꿈치 로커(첫번째 로커): 발꿈치 로커는 발꿈치가 지면에 닿는 초기접지기에서 시작된다. 부하반응기 동안, 발꿈치가 발의 회전축이 되며, 무릎이 15° 굽힘할 때까지 정강뼈를 앞쪽을 가져간다. 발꿈치 지렛대는 발목관절을 5°발바닥굽힘시킨다.

근육 작용: 발바닥굽힘은 발등굽힘근(앞정강근, 긴엄지폄근, 긴발가락폄근)의 원심성 수축에 의해 통제된다.

발목 로커(두번째 로커): 발목 로커는 발목관절의 축을 중심으로 정강뼈가 앞쪽으로 회전하는 중간입각기 동안에 일어난다: 이때 발목관절은 5° 발등굽힘한다. 정강뼈가 목말뼈 위를 지나가서, 지면반응력이 발목관절의 앞쪽에서 형성된다.

근육 작용: 정강뼈 전진(발등굽힘)은 발바닥굽힘근(가자미근과 장딴지근)의 원심성 수축에 의해 통제된다.

앞발 로커(세번째 로커): 앞발 로커는 발꿈치가 지면으로부터 떨어지고, 중간발(midfoot)과 뒷발(hindfoot)이 발허리발가락관절을 중심으로 회전하는 종말입각기 동안 일어난다. 정강뼈가 발목관절축을 중심으로 계속 전진하기 때문에, 발목관절의 발등굽힘이 10°까지 진행한다. Perry는 이런 동작을 *"roll-off"*라고 부른다. 그 이유는 발바닥굽힘근이 앞발 로커 위에서 발등굽힘을 원심성으로 통제하기 때문이다.[2]

근육 작용: 발바닥굽힘근이 원심성으로 작용하여 정강뼈의 전진과 발등굽힘을 통제한다.

발가락 로커(네번째 로커): 발가락 로커는 다리가 빠르게 비부하되고, 체중이 반대쪽 다리로 이동하는 전유각기 동안에 일어난다. 유각기를 준비하기 위해 엄지의 발허리발가락관절은 50° 까지 펴하고, 발목관절은 15°까지 발바닥굽힘하고, 무릎은 40°까지 굽힘한다. 발바닥굽힘근의 탄성 반동도 무릎의 굽힘과 전방 전진에 영향을 준다.[2,3]

근육 작용: 종말입각기의 이전 단계에서 가자미근과 장딴지근의 원심성 수축 이후에 아킬레스힘줄의 탄성 반동이 일어난다.[2,3] 전유각기 동안 다리가 빠르게 비부하되기 때문에, 아킬레스힘줄의 수동 반동에 의해 15° 의 발바닥굽힘이 일어난다. 즉, 발바닥굽힘은 동적 근육 작용 때문에 일어나는 것이 아니라, 신장된 아킬레스힘줄에 저장된 탄성 에너지에 의해 일어난다.[2]

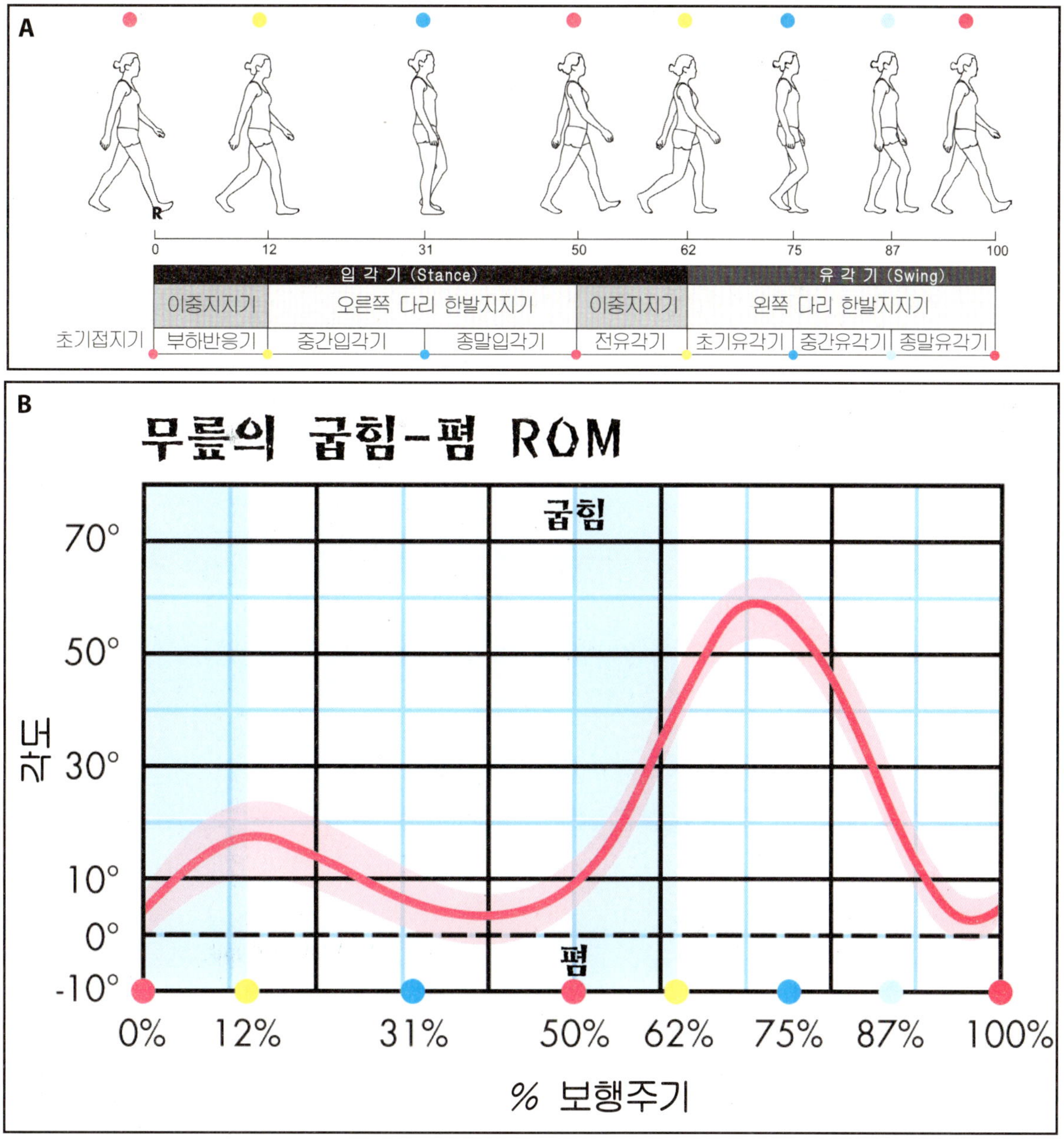

그림 3-7. (A) 보행주기의 단계들. (B) 무릎의 운동형상학 그래프

표 3-3	
보행 단계	**운동**
초기접지기:	0±5° 굽힘
부하반응기::	15°까지 굽힘한다.
중간입각기:	폄한다.
종말입각기:	중립위로 폄한다.
전유각기:	40°까지 굽힘한다(초기유각기 시 최대 굽힘을 달성하는데 중요함)
초기유각기:	60°까지 굽힘한다(발 클리어런스에 중요함)
중간유각기:	25° 굽힘까지 폄한다.
종말유각기:	중립위로 폄한다.

허벅지와 엉덩관절의 운동형상학

엉덩관절의 각도/위치가 골반 때문에 형성되는지 아니면 허벅지 위치 때문에 형성되는지를 확인하기 위해서는, 관찰적 보행분석 동안 골반과 허벅지를 분리해서 분석해야 한다.[4] 허벅지 위치는 수직을 기준으로 하고, 반면 엉덩관절의 위치는 골반을 기준으로 한다. 이것은 골반과 허벅지사이의 각도로 정의된다 (그림 3-8).

예를 들어, 비록 골반이 앞쪽경사되기 때문에 순수한 엉덩관절의 각도는 약 5° 정도 되겠지만, 수직을 기준으로 했을 때 허벅지의 최대 폄은 종말입각기에서 15°에 이른다.

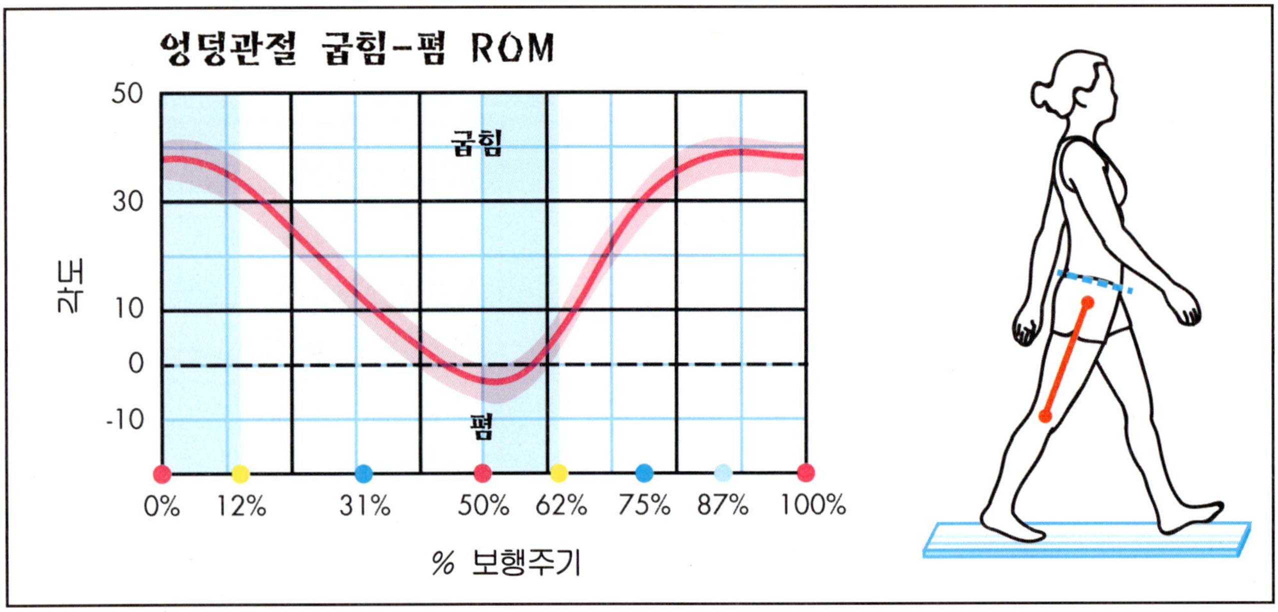

그림 3-8. 엉덩관절 운동형상학 그래프(골반을 기준으로 한 각도). 엉덩관절은 5° 폄에 도달한다.

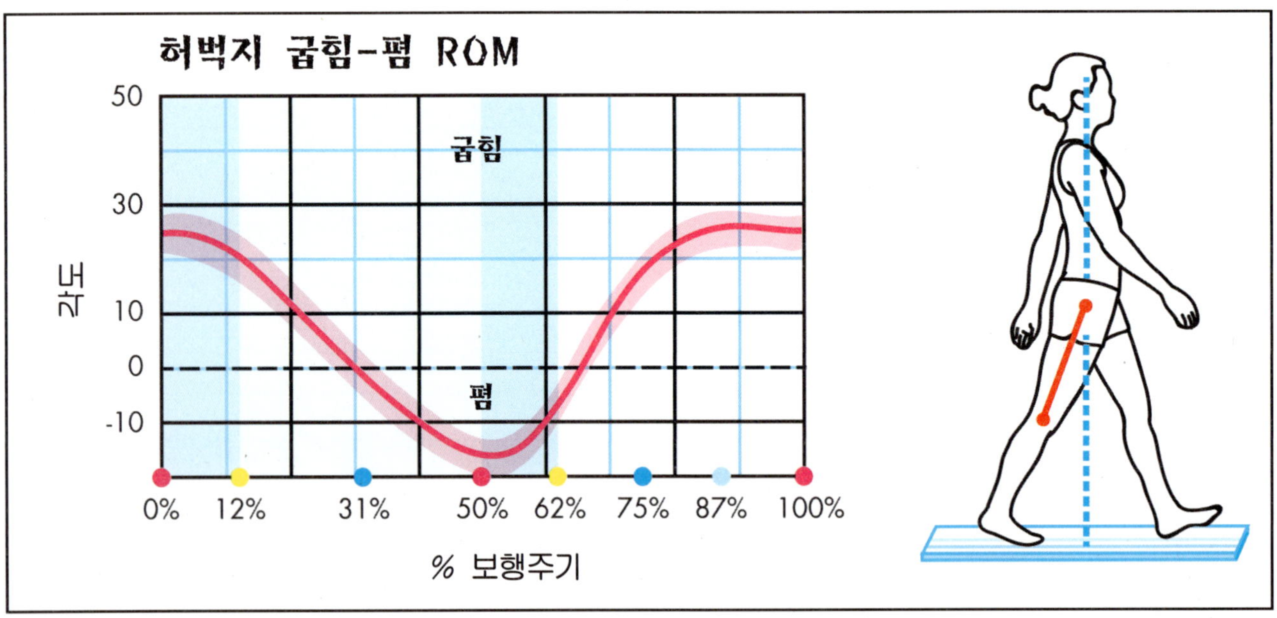

그림 3-9. 허벅지 운동형상학 그래프(수직을 기준으로 한 각도). 허벅지 분절은 15° 폄에 도달한다.

표 3-4	
보행 단계	**운동(수직을 기준)**
초기접지기와 부하반응기:	약 25° 굽힘
중간입각기:	중립위로 폄한다.
종말입각기:	약 15° 폄까지 폄한다.
전유각기:	중립위 쪽으로 굽힘한다.
초기유각기:	15°까지 굽힘한다.
중간유각기:	25°까지 굽힘한다.
종말유각기:	25° 굽힘을 유지한다.

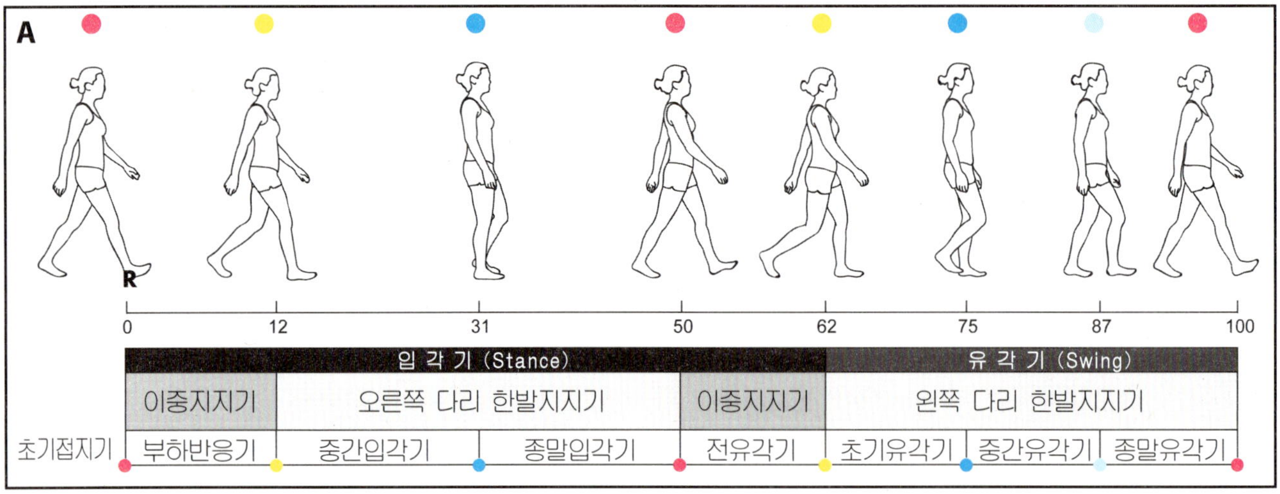

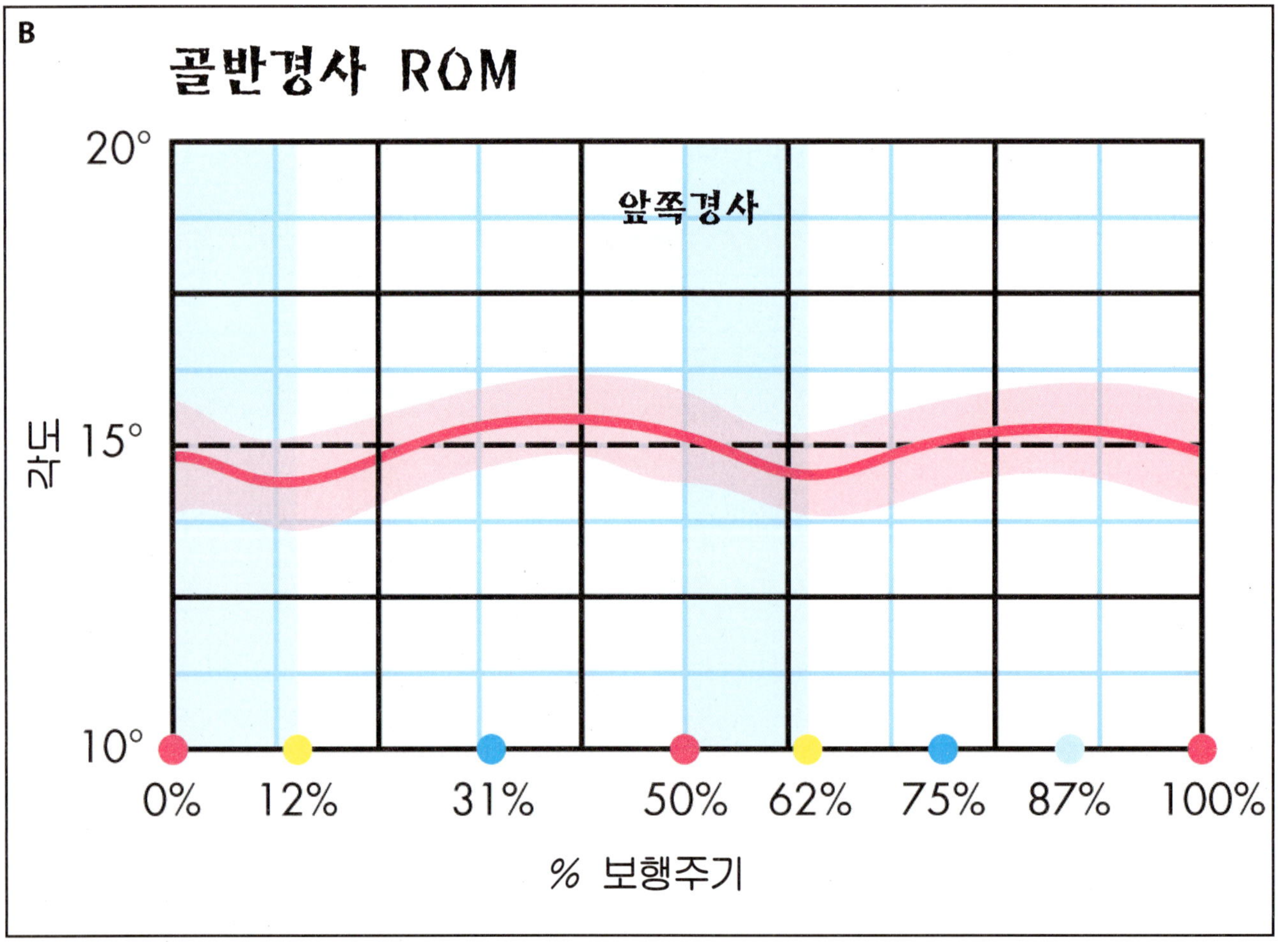

그림 3-10. (A) 보행주기의 단계들. (B) 골반의 운동형상학 그래프

참고: 선 자세를 취할 때, 골반은 평균적으로 12°±4.5°로 앞쪽경사되어 있다(ASIS와 PSIS를 잇는 선과 수평선 사이의 각도).[5,6] 그러므로 보행 동안의 골반 움직임은 운동형상학 그래프에서 이 자세를 기준으로 한다. 편안한 속도로 보행을 할 때, 골반 움직임은 보행주기 동안 최소로 일어날 것이고(2–3°), 약 14–16°로 골반의 앞쪽경사자세를 유지할 것이다.

표 3-5

보행 단계	운동(수직을 기준)
초기접지기:	약 15° APT
부하반응기:	약 14° APT까지 뒤쪽으로 경사한다
중간입각기:	15°까지 앞으로 경사한다
종말입각기:	16° APT에서 최대이고, 그 다음 40% GC에서 뒤쪽으로 경사하기 시작한다
전유각기:	약 14° APT까지 계속 뒤쪽으로 경사한다
초기유각기:	앞쪽으로 경사한다
중간유각기:	계속 앞쪽으로 경사한다
종말유각기:	15° APT까지 뒤쪽으로 경사한다

3.5 보행주기의 각 단계를 위한 시상면의 관절운동형상학

초기접지기 (Initial Contact)

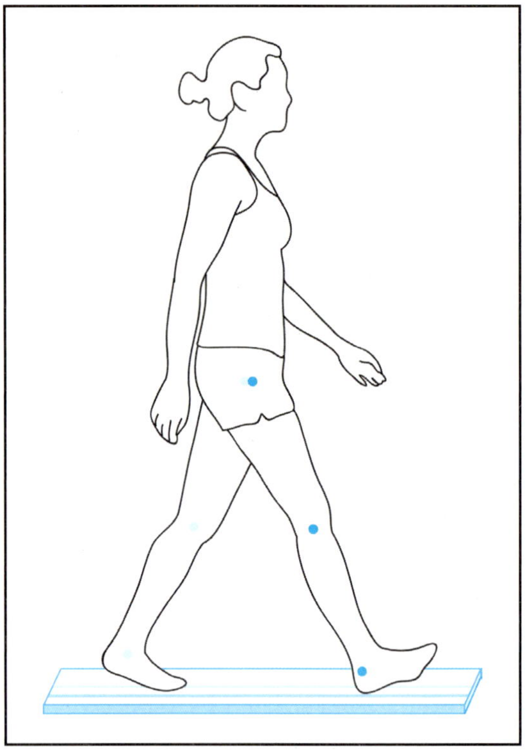

그림 3-11. 초기접지기(0-2% GC)

표 3-6. 초기접지기의 시상면 운동형상학	
관절/분절	각도/위치
발목	중립위(0°)
무릎	0±5°
허벅지(수직을 기준으로)	25° 굽힘
골반(수평을 기준으로)	15° 앞쪽경사
몸통	중립위(0°)

주요 이벤트
발꿈치닿기
발꿈치닿기는 발바닥굽힘을 시작하는 발목관절에서 외적 PF 모멘트를 생성함으로서 발꿈치 로커를 일으킨다.

부하반응기 (Loading Response)

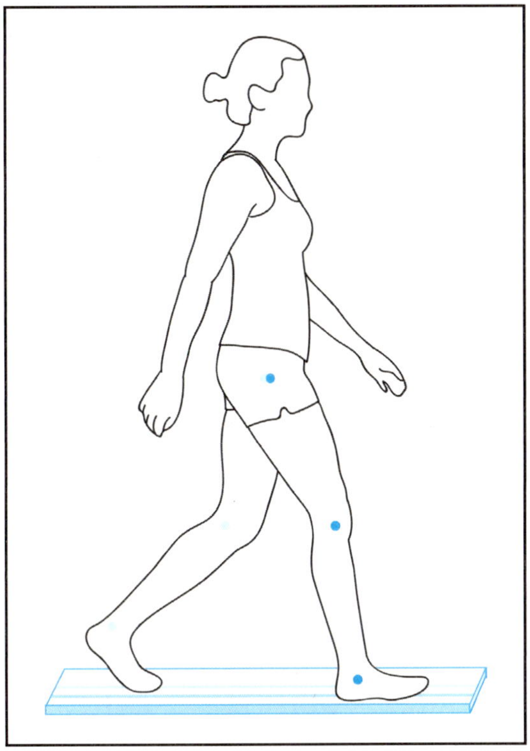

그림 3-12. 부하반응기(2-12% GC)

표 3-7. 부하반응기의 시상면 운동형상학	
관절/분절	각도/위치
발목	5° 발바닥굽힘
무릎	15° 굽힘
허벅지(수직을 기준으로)	25° 굽힘
골반(수평을 기준으로)	약 14° 앞쪽경사
몸통	중립위(0°)

주요 이벤트
체중이동 동안 엉덩관절을 안정화시키고 무릎관절의 굽힘과 발목의 발바닥굽힘(발꿈치 로커)을 통제한다.
초기접지기의 발꿈치닿기 이후, 발꿈치 로커는 발꿈치/발의 축을 중심으로 앞발을 지면으로 내림시키고, 발꿈치 지렛대는 5° 의 발바닥굽힘을 일으킨다. 정강뼈도 동시에 앞쪽으로 전진하기 때문에, 더욱 이상 발목의 발등굽힘은 일어나지 않고, 정강뼈의 앞쪽돌림이 무릎을 15° 굽힘시킨다. 허벅지가 안정화되고, 몸통을 곧게 세운 상태에서 허벅지가 펴하기 시작한다. 무릎의 굽힘과 발바닥굽힘은 충격을 흡수하기 위해 체중을 감속시킨다.

중간입각기 (Mid Stance)

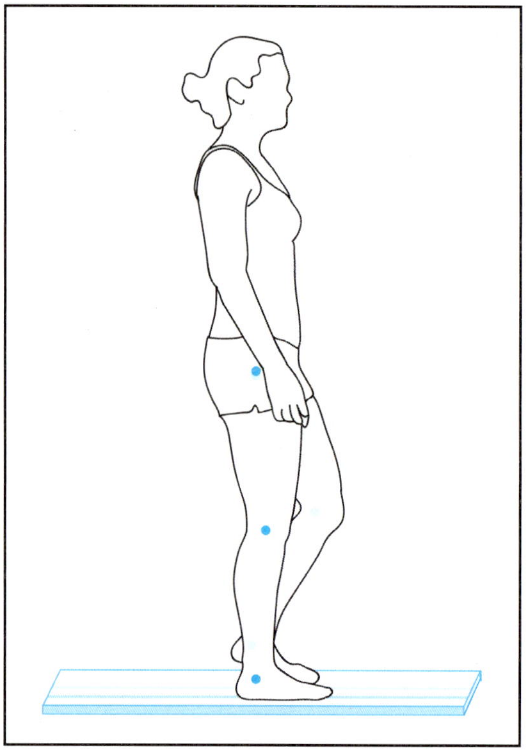

그림 3-13. 중간입각기(12-31% GC)

표 3-8. 중간입각기의 시상면 운동형상학	
관절/분절	각도/위치
발목	5° 발등굽힘
무릎	중립위(0°)
허벅지(수직을 기준으로)	중립위(0°)
골반(수평을 기준으로)	15° 앞쪽경사
몸통	중립위(0°)

주요 이벤트
발바닥닿기(footflat) 상태에서 발목의 발등굽힘을 통제한다(발목 로커).
정강뼈는 발목관절에서 앞쪽으로 돌림하여 지면에 놓은 발을 지나 5° 발등굽힘한다(발목 로커). 지면반응력(GRFV)은 발목관절에서 뒤쪽에서 앞쪽으로 이동한다.

종말입각기 (Terminal Stance)

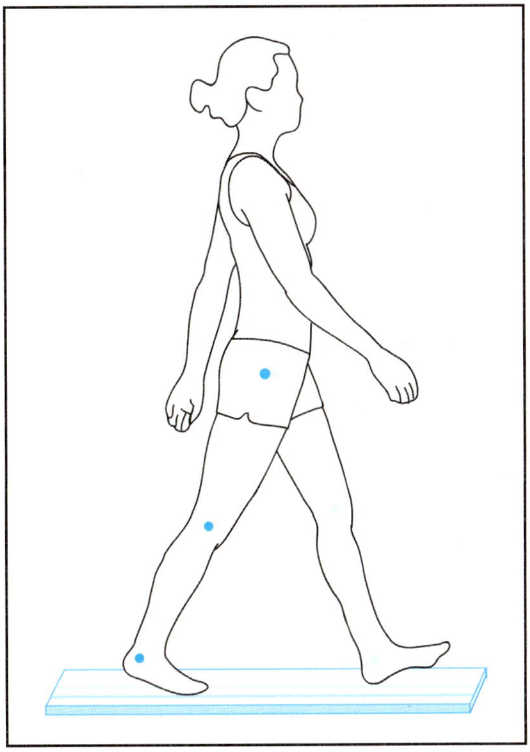

그림 3-14. 종말입각기(31–50% GC)

표 3-9. 종말입각기의 시상면 운동형상학	
관절/분절	각도/위치
발목	10° 발등굽힘
무릎	중립위(0°)
허벅지(수직을 기준으로)	15° 폄
골반(수평을 기준으로)	약 16° 앞쪽경사
몸통	중립위(0°)

주요 이벤트
통제된 발목 발등굽힘과 발꿈치들기 상태에서 허벅지를 편한다.
정강뼈가 계속 앞쪽으로 움직여 10°의 발등굽힘을 일으키고, 허벅지가 수직선을 기준으로 15° 편한다. 반대쪽 발의 걸음길이를 크게 만든다. 발꿈치들기는 발허리발가락관절의 폄을 일으키고, GRFV가 앞쪽으로 전진한다. Perry는 이런 움직임을 *"roll–off"*라고 불렀다.

전유각기 (Pre-Swing)

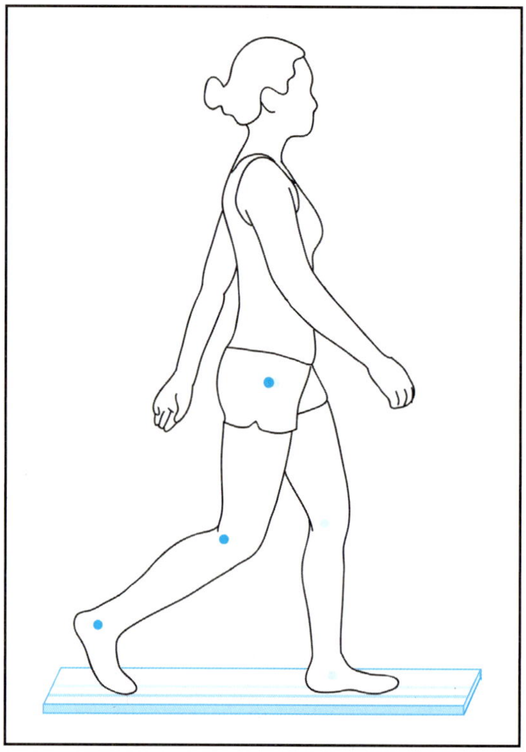

그림 3-15. 전유각기(50–62% GC)

표 3-10. 전유각기의 시상면 운동형상학	
관절/분절	각도/위치
발목	15° 발바닥굽힘
무릎	40° 굽힘
허벅지(수직을 기준으로)	중립위
골반(수평을 기준으로)	약 15° 앞쪽경사
몸통	중립위(0°)

주요 이벤트
다리의 비부하 동안, 허벅지를 중립위까지 굽힘하고, 수동으로 무릎을 40°까지 굽힘하고, 발목의 15°발바닥굽힘이 일어난다.
허벅지 굽힘의 모멘트와 발바닥굽힘근의 탄성 반동이 무릎을 수동적으로 40°까지 굽힘시킨다.[3] 이때 유각기를 준비하기 위해, GRFV가 발가락 위로 전진한다(발가락 로커). 이 단계의 40°의 무릎 굽힘은 60°의 무릎 굽힘이 예상되는 초기유각기 때의 토우 클리어런스를 만드는데 중요한 역할을 한다.

초기유각기 (Initial Swing)

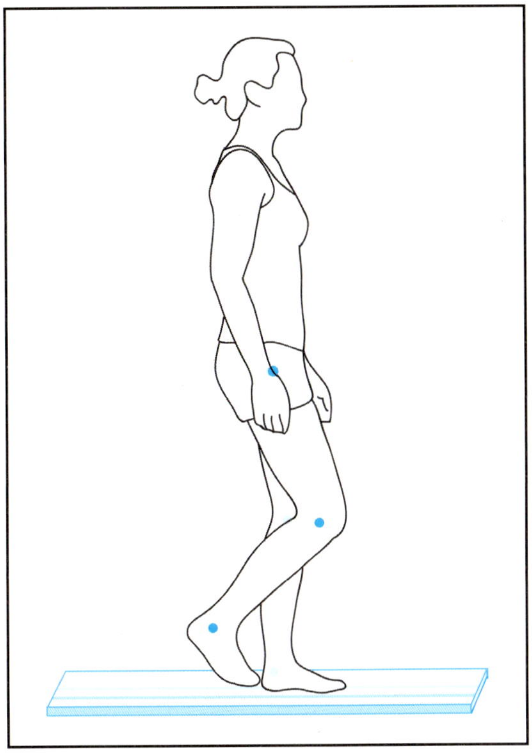

그림 3-16. 초기유각기(62-75% GC)

표 3-11. 초기유각기의 시상면 운동형상학	
관절/분절	각도/위치
발목	5° 발바닥굽힘
무릎	60° 굽힘
허벅지(수직을 기준으로)	15° 굽힘
골반(수평을 기준으로)	약 15° 앞쪽경사
몸통	중립위(0°)

주요 이벤트
허벅지가 15°까지 굽힘하고, 무릎이 60°까지 굽힘한다.
무릎의 60° 굽힘은 발바닥굽힘된 발을 지면으로부터 떼고, 허벅지 굽힘은 다리를 앞쪽으로 전진시킨다.

중간유각기 (Mid Swing)

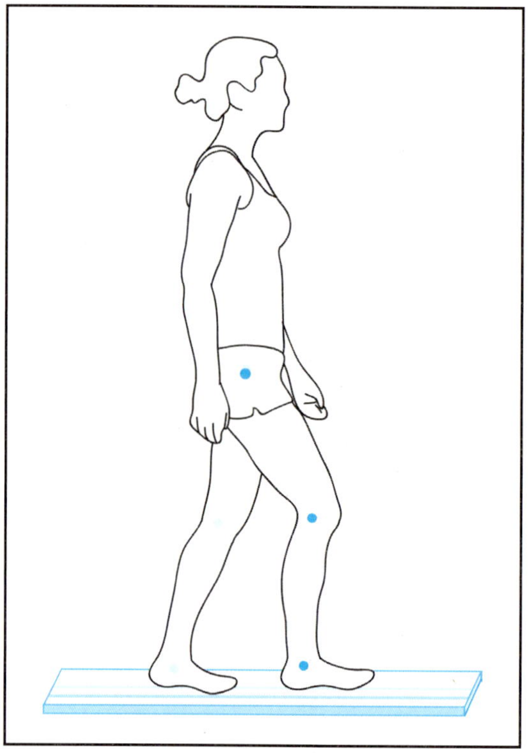

그림 3-17. 중간유각기(75-87% GC)

표 3-12. 중간유각기의 시상면 운동형상학	
관절/분절	각도/위치
발목	중립위(0°)
무릎	25° 굽힘
허벅지(수직을 기준으로)	25° 굽힘
골반(수평을 기준으로)	15° 앞쪽경사
몸통	중립위(0°)

주요 이벤트
중립위까지 발등굽힘하고, 허벅지가 굽힘하고, 무릎이 편한다.
지속적인 허벅지 굽힘과 무릎 폄의 시작은 걸음걸이 동안 다리를 앞쪽으로 전진시킨다. 중립위까지 발등굽힘하는 것은 무릎이 폄할 때 발가락이 지면으로부터 들어 올려지도록 만든다.

종말유각기 (Terminal Swing)

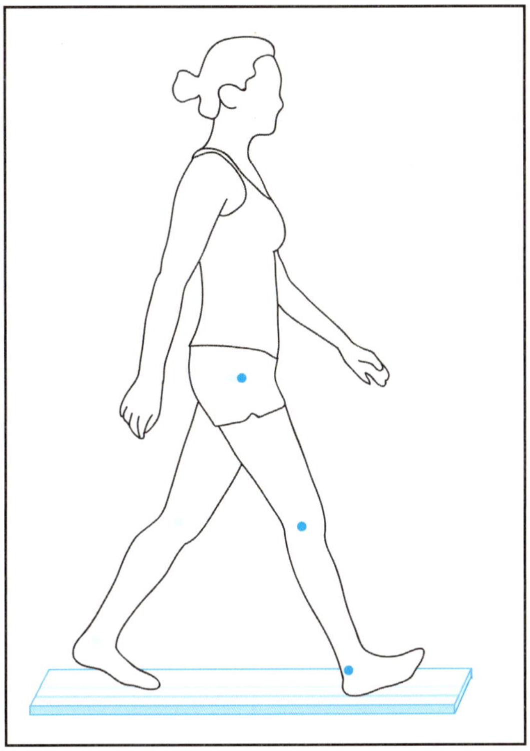

그림 3-18. 종말유각기(87-100% GC)

표 3-13. 종말유각기의 시상면 운동형상학	
관절/분절	각도/위치
발목	중립위(0°)
무릎	중립위(0°)
허벅지(수직을 기준으로)	25° 굽힘
골반(수평을 기준으로)	15° 앞쪽경사
몸통	중립위(0°)

주요 이벤트
중립위까지 무릎을 편한다.
무릎의 폄은 다리를 앞쪽으로 전진시켜 걸음길이를 크게 만들고, 초기접지기를 위해 발꿈치를 위치시킨다(발꿈치 로커).

3.6 유각기 동안의 최소 발/토우 클리어런스: 주요 운동형상학 이벤트

발/토우 클리어런스는 입각기 다리와 유각기 다리 모두에서 다리와 골반의 협응된 움직임에 좌우된다. 안전하고 방해받지 않는 앞쪽 전진을 위해서는, 토우 클리어런스가 매우 중요하다. *최소 토우 클리어런스*(minimum toe clearance, MTC)는 유각기 때 발가락과 지면사이의 최소 거리로 정의된다. 이것은 비교적 적은 편이다(1–2 cm).[7,8] 최소한의 클리어런스가 있다면, 발가락이 지면에 닿는 위험이 없고, 경쾌한 보행이 가능하다. 초기유각기 동안의 토우 클리어런스는 무릎 굽힘(정상적으로 60°)에 매우 크게 좌우된다.[7]

발가락/발 클리어런스를 위한 초기유각기의 주요 이벤트: 60°까지 무릎을 굽힘한다.

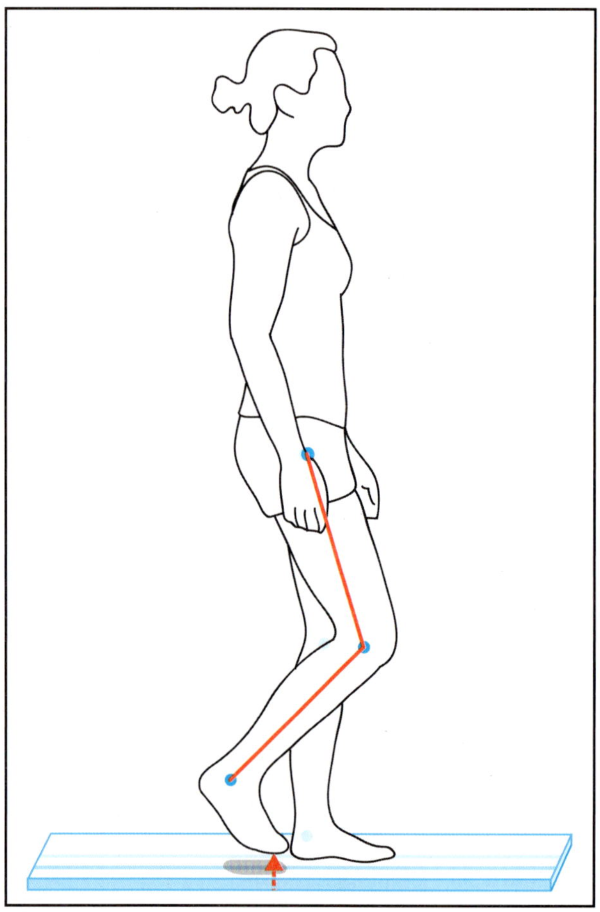

그림 3–19. 최소 토우 클리어런스를 위한 초기유각기 시의 무릎 굽힘(60°)

발가락/발 클리어런스를 위한 중간유각기의 주요 이벤트: 중립위로 발등굽힘한다.

반대로, 중간유각기 때의 토우 클리어런스는 발목의 발등굽힘에 크게 좌우된다. 토우 클리어런스는 발목이 정상적으로 중립위에 이를 때 일어난다; 무릎이 펴됨에 따라(상대적으로 다리가 길어짐), 허벅지가 전방으로 전진한다. 임상적으로, 토우 클리어런스가 중요한데, 그 이유는 초기유각기 때의 발가락 끌림은 주로 부족한 무릎 굽힘과 관련이 있기 때문이고, 중간유각기 때의 발가락 끌림은 부족한 발목 발등굽힘과 관련이 있다.

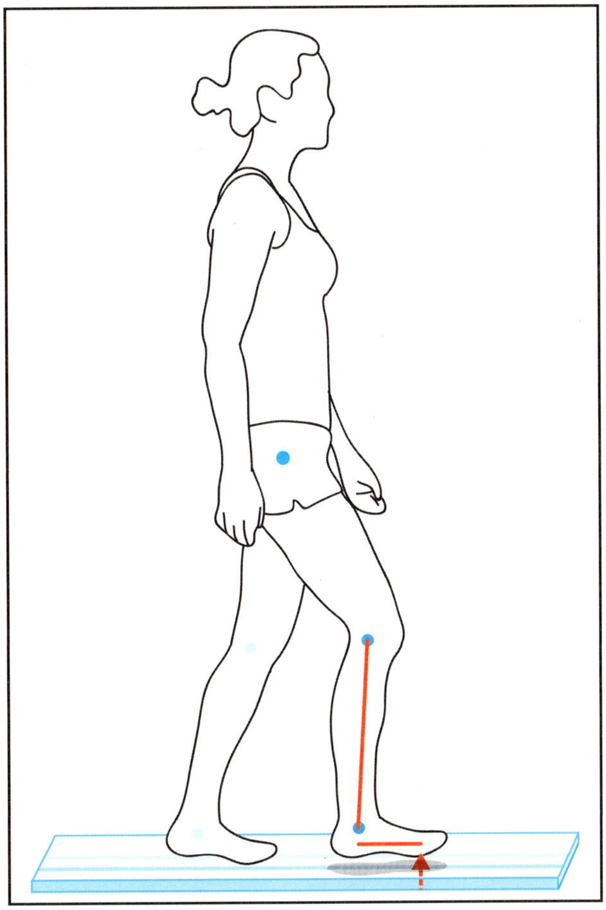

그림 3-20. 중간유각기 동안에 최소 토우 클리어런스를 위해 중립위로 발등굽힘한다.

3.7 이마면의 운동형상학 그래프

발꿈치뼈 운동의 요약

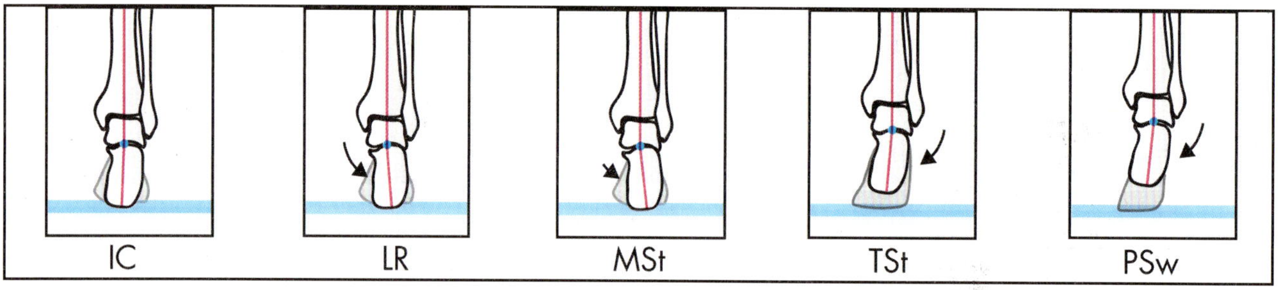

그림 3-21. 발꿈치뼈 안쪽번짐/가쪽번짐의 운동형상학

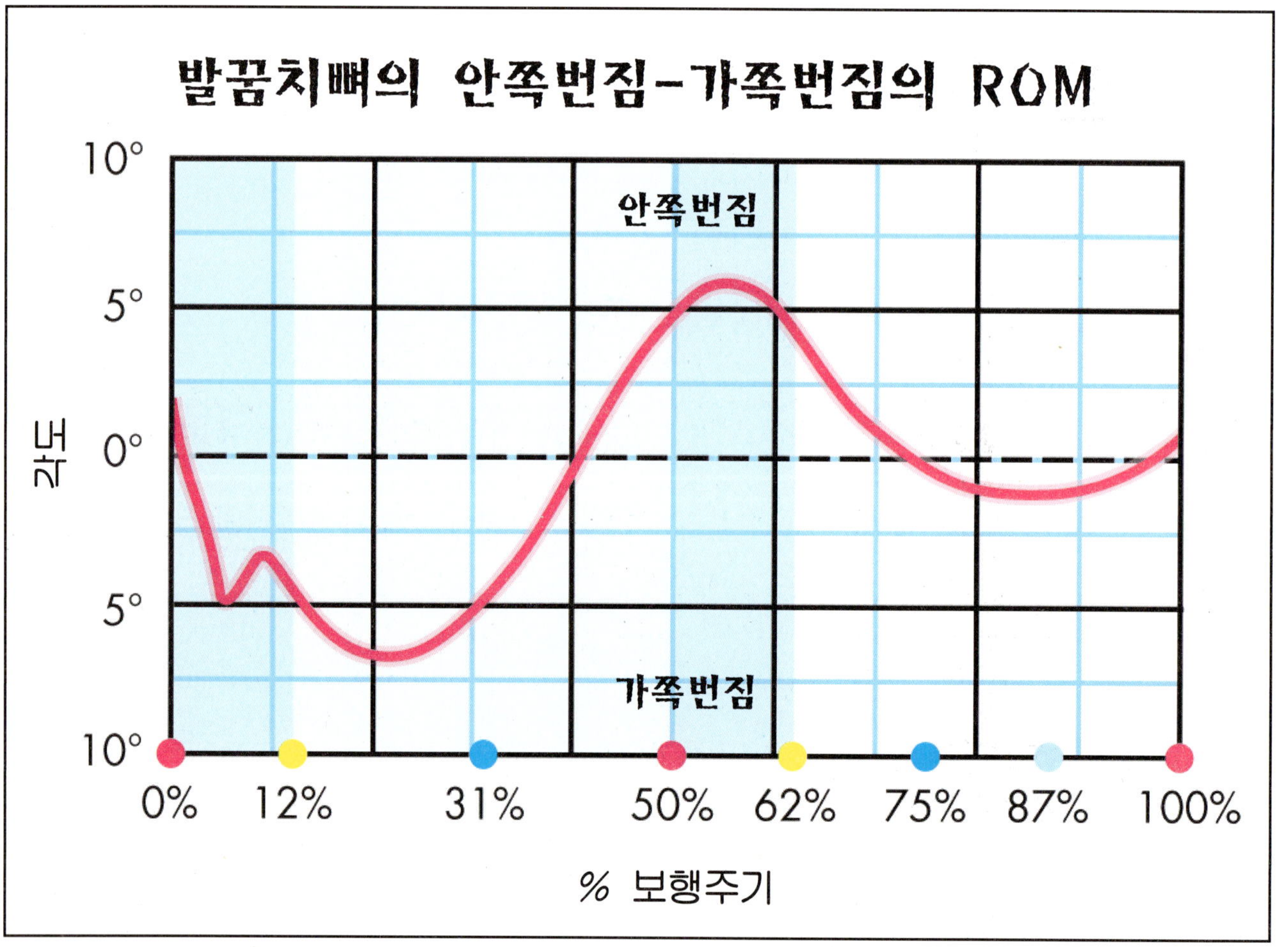

그림 3-22. 발꿈치뼈 안쪽번짐/가쪽번짐의 운동형상학 그래프(출처: Wright DG, Desai SM, Henderson WH. Action of the subtalar and ankle joint complex during the stance phase of walking. J Bone Joint Surg Am. 1964;46:361-382.)

표 3-14. 이마면의 발 운동형상학 요약			
보행단계	발꿈치뼈	목말밑관절 운동	가로발목관절의 기능
초기접지기:	2° 안쪽번짐	뒤침됨	부하한다
부하반응기:	5° 가쪽번짐까지 가쪽번짐함	엎침한다	풀림된다(유연성 증가)
초기중간입각기:	최대 가쪽번짐(7°)	엎침한다	풀림됨
말기 중간입각기:	5° 가쪽번짐으로 안쪽번짐함	뒤침한다	잠김한다(운동 억제)
종말입각기:	5° 안쪽번짐으로 안쪽번짐함	뒤침한다	잠김됨(운동 억제)
전유각기:	6° 안쪽번짐	뒤침됨	비부하된다
전체 움직임:		7° 가쪽번짐에서 6° 안쪽번짐까지(13°)	

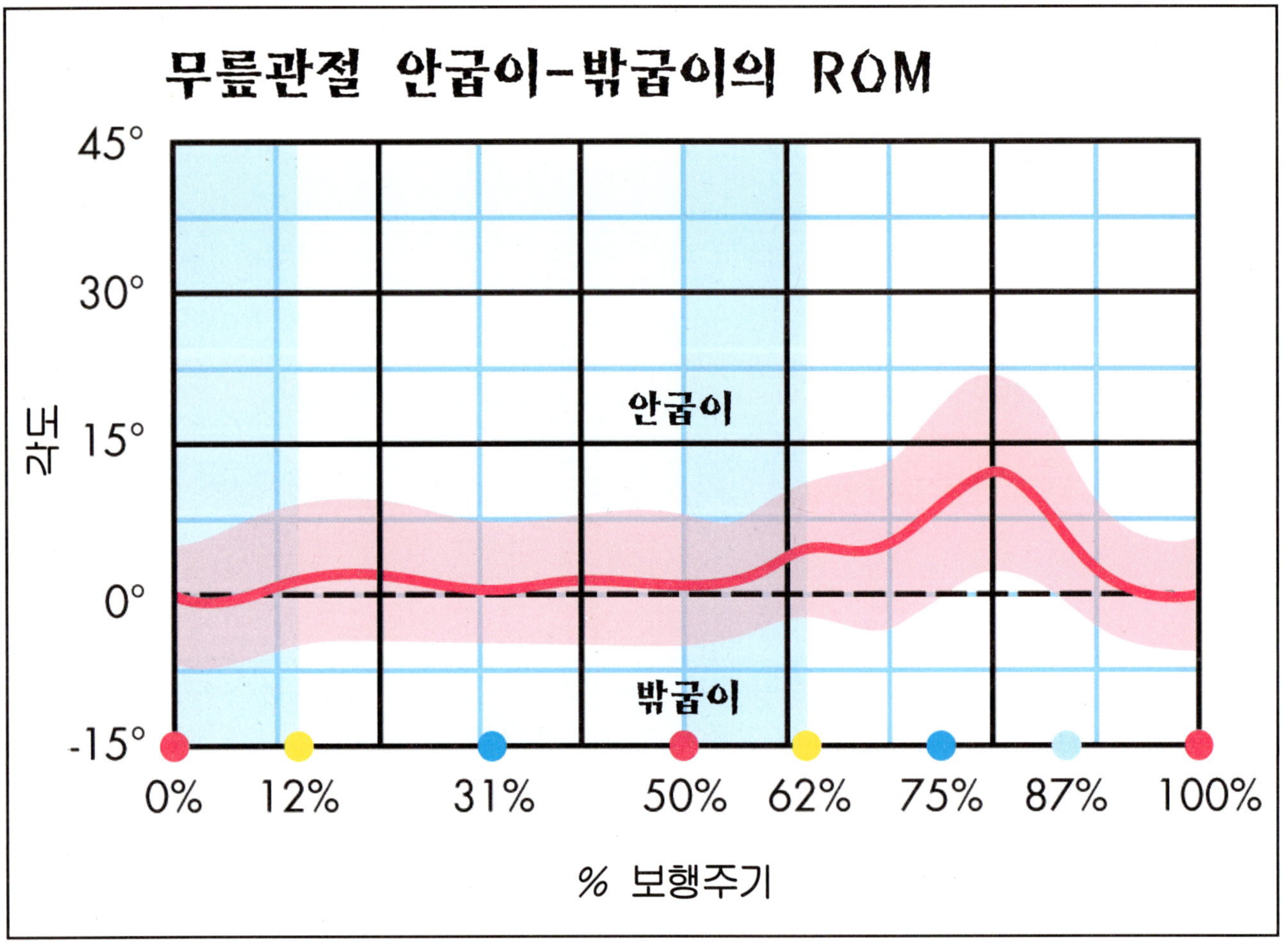

그림 3-23. 무릎 안굽이/밖굽이 운동형상학 그래프. 참고: 이마면 무릎 움직임은 입각기 동안에 최소이다(2–3°).

표 3-15	
보행단계	**운동**
초기접지기와 부하반응기:	최소 밖굽이
중간입각기:	최소 안굽이
종말입각기:	최소 안굽이
전유각기:	안굽이 증가
초기유각기:	안굽이 증가
중간유각기:	최대 안굽이(12°)
종말유각기:	안굽이 감소
전체 움직임:	약간의 밖굽이에서 12°의 안굽이

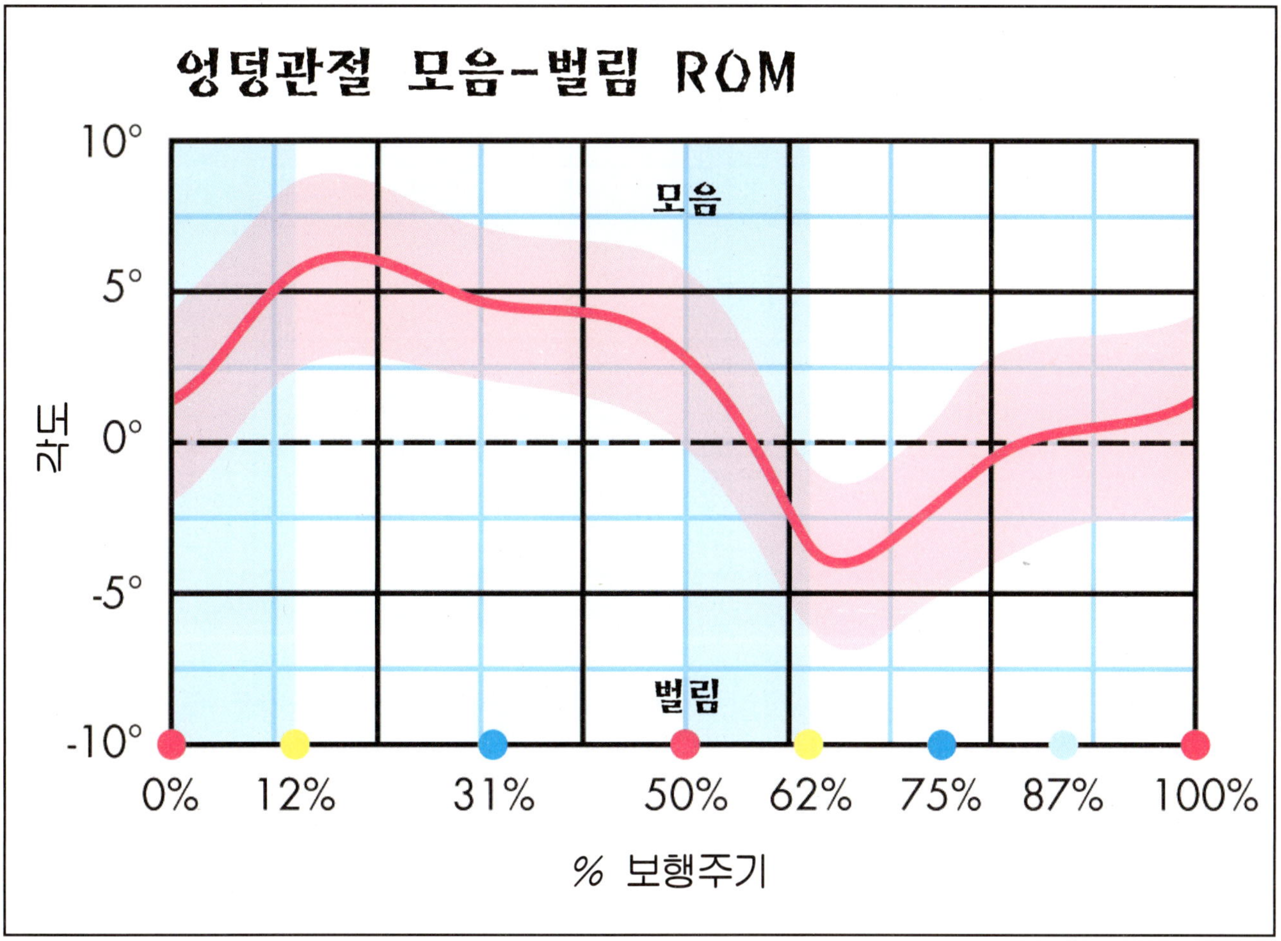

그림 3-24. 엉덩관절 모음-벌림의 운동형상학 그래프

표 3-16	
보행단계	**운동**
초기접지기와 부하반응기:	모음됨
중간입각기:	최대 모음(왼쪽 골반 떨어짐 때문에, 약 5°)
종말입각기:	중립위 쪽으로 벌림한다
전유각기:	중립위
초기유각기:	최대 벌림(왼쪽 골반이 중립위까지 상승하는 것 때문에, 약 5°)
중간유각기와 종말유각기:	모음한다
전체 움직임:	중립위에서 5°

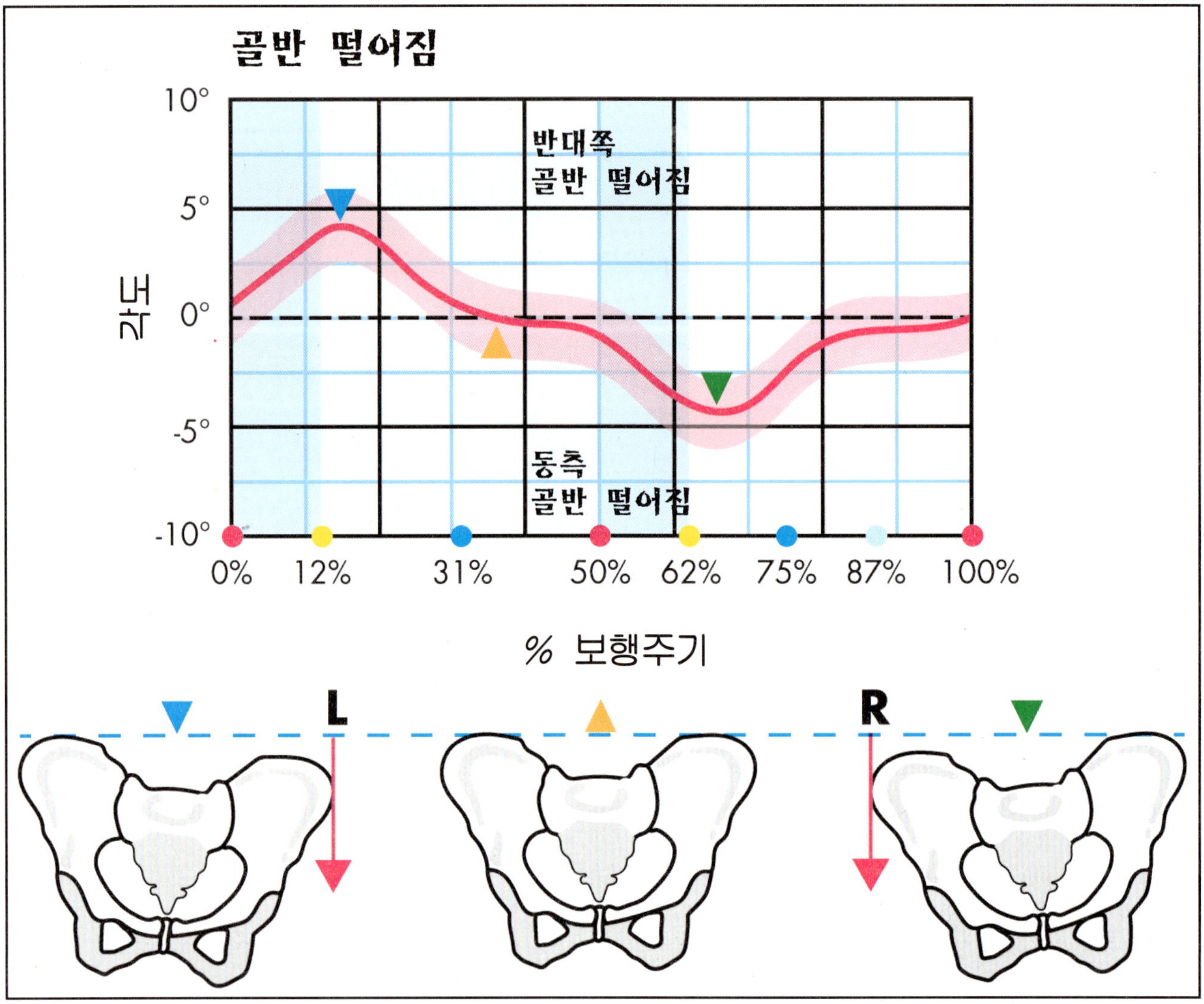

그림 3-25. 이마면의 골반 운동형상학 그래프

표 3-17	
보행단계	운동
초기접지기와 부하반응기:	중립위로부터 왼쪽 골반 떨어짐
중간입각기:	초기 중간입각기에서 왼쪽 골반이 최대로 떨어지고(약 5°), 그 다음, 중립위 쪽으로 왼쪽 골반이 올라감
종말입각기:	중립위까지 왼쪽 골반이 올라감
전유각기:	오른쪽 골반이 중립위로부터 떨어짐
초기유각기:	초기유각기의 초반부에서 오른쪽 골반이 최대로 떨어지고(약 5°), 그 다음, 중립위 쪽으로 오른쪽 골반이 올라감
중간유각기와 종말유각기:	중립위까지 오른쪽 골반이 올라감
전체 움직임:	중립위에서 5° 떨어짐(좌우 각각)

3.8 가로면의 운동형상학 그래프

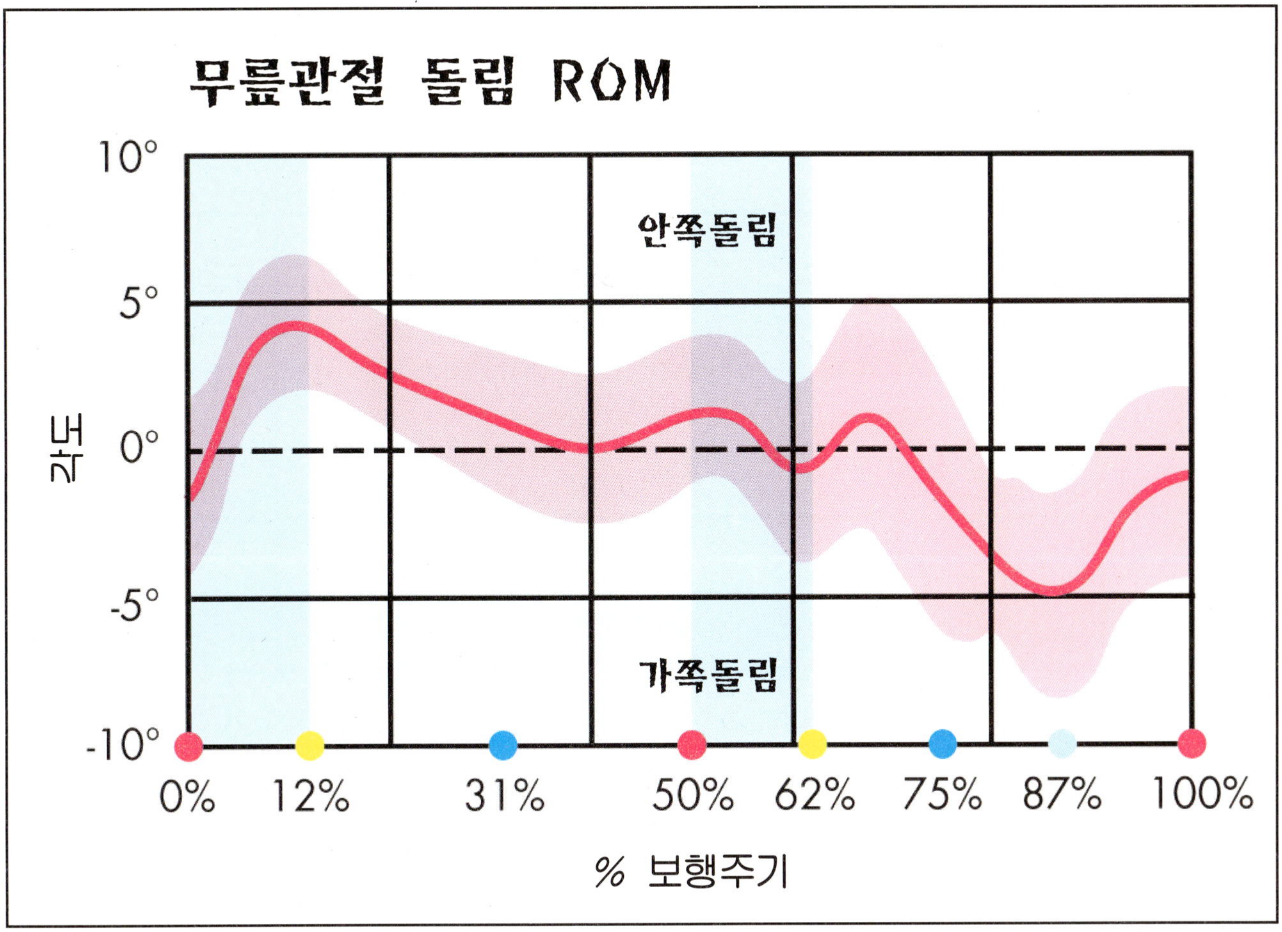

그림 3-26. 무릎관절 돌림(안쪽돌림/가쪽돌림)의 운동형상학 그래프

표 3-18	
보행단계	운동
초기접지기:	가쪽으로 돌림됨(약간)
부하반응기:	최대로 안쪽돌림한다(약 5°)
중간입각기:	가쪽으로 돌림한다
종말입각기:	중립위까지 계속 가쪽돌림한다
전유각기:	중립위
초기유각기:	중립위
중간유각기:	5° 가쪽돌림까지 가쪽돌림한다
종말유각기:	중립위 쪽으로 안쪽돌림한다
전체 움직임:	5° 안쪽돌림에서 5° 가쪽돌림까지

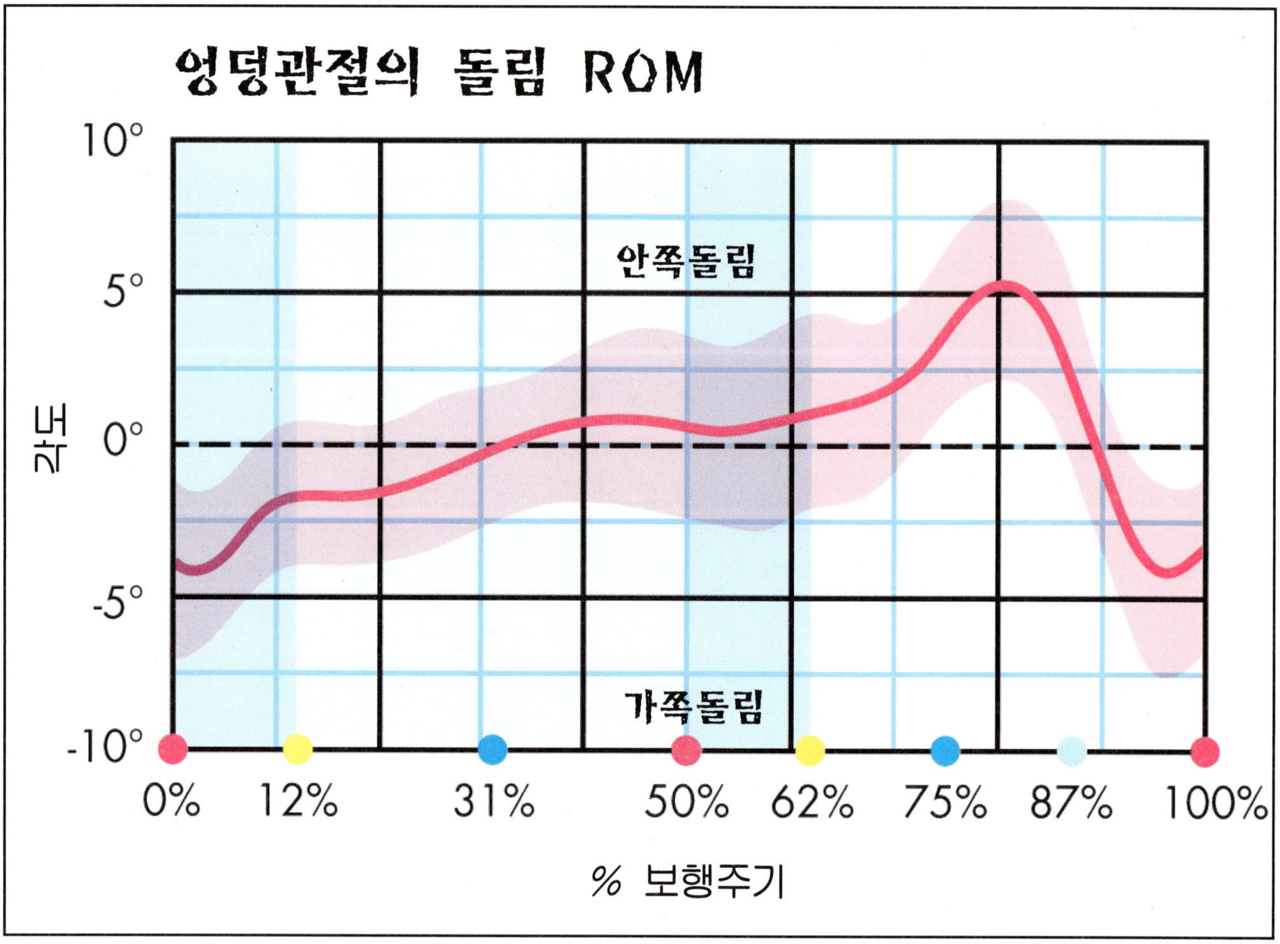

그림 3-27. 엉덩관절 돌림(안쪽돌림/가쪽돌림)의 운동형상학 그래프

표 3-19	
보행단계	**운동**
초기접지기:	최대 가쪽돌림(5°)
부하반응기:	안쪽으로 돌림한다
중간입각기:	중립위까지 안쪽으로 돌림한다
종말입각기:	안쪽으로 돌림한다
전유각기:	안쪽으로 돌림한다
초기유각기:	안쪽으로 돌림한다
중간유각기:	안쪽으로 돌림됨(5° 안쪽돌림)
종말유각기:	최대로 가쪽돌림한다(5° 가쪽돌림)
전체 움직임:	10°

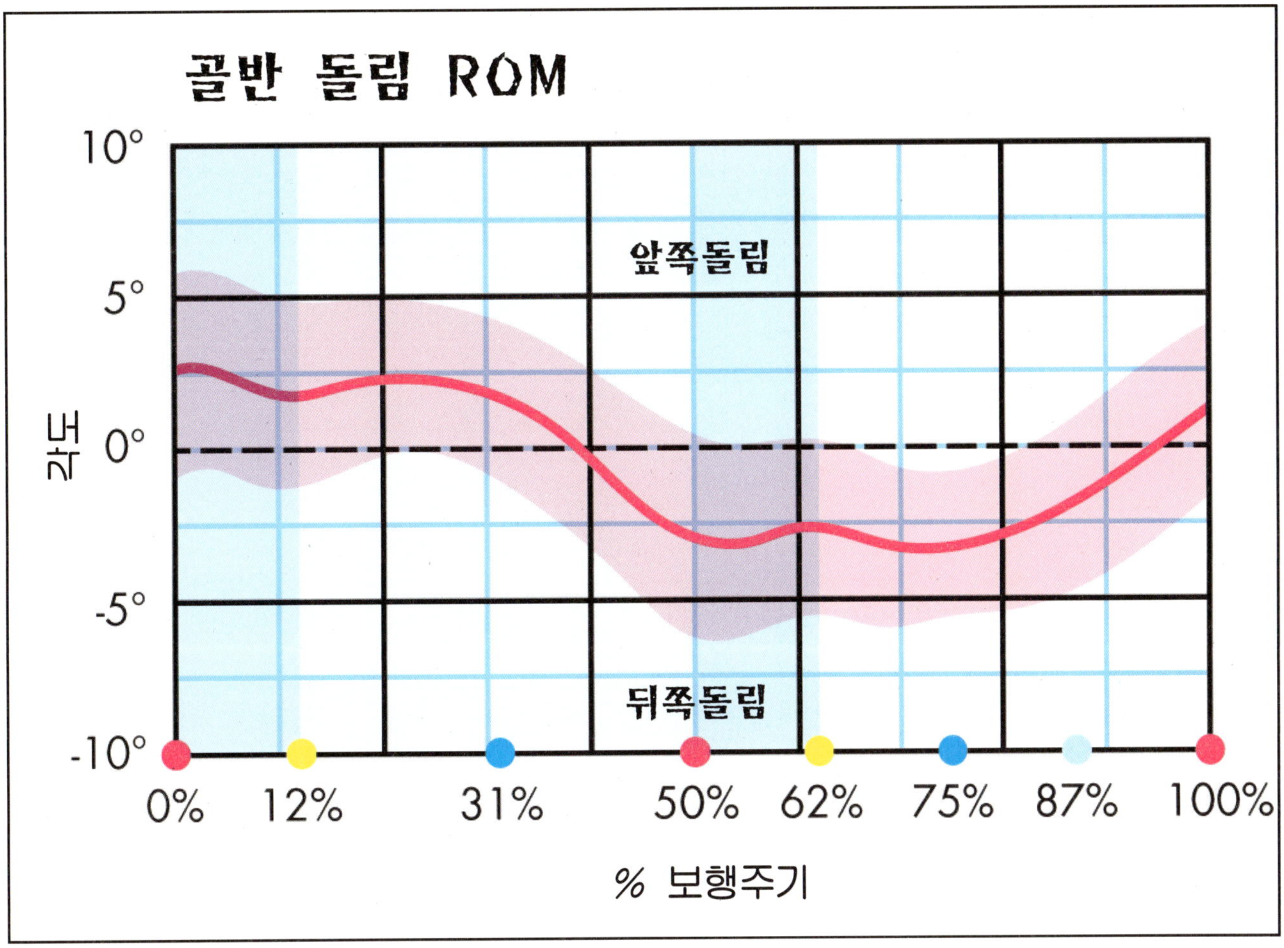

그림 3-28. 골반 앞쪽돌림/뒤쪽돌림의 운동형상학 그래프

표 3-20	
보행단계	운동
초기접지기:	최대 앞쪽돌림(약 3-5°)
부하반응기:	최대 앞쪽돌림(약 3-5°)
중간입각기:	앞쪽돌림 유지
종말입각기:	뒤쪽돌림한다
전유각기:	최대 뒤쪽돌림(약 3-5°)
초기유각기:	최대 뒤쪽돌림(약 3-5°)
중간유각기:	앞쪽돌림한다(약 3-5°)
종말유각기:	뒤쪽돌림한다(약 3-5°)
전체 움직임:	가변성이 매우 크다; 약 3-5°의 앞쪽돌림에서 약 3-5°의 뒤쪽돌림까지

상호 팔 스윙

팔 스윙은 하나의 통합적인 보행 요소이고, 수동 요소와 능동 요소를 모두 가지고 있다. 어깨관절 굽힘근과 폄근의 최소 근육 활동(근전도: 최대 수의적 등척성 수축의 5% 미만)은 팔의 움직임을 시작하고 조절한다.[9] 어깨관절의 전체 진폭(굽힘과 폄)은 평균 20–26°이다.[10] 상호 팔 스윙은 수직 지면반응 모멘트를 감소시키고, 에너지 소비를 최소화한다.[10,11] 그림 3–29에서 보듯이, 중간입각기의 끝지점과 전유각기의 시작 시에 오른쪽 어깨가 최대로 굽힘될 때, 골반이 최대로 뒤쪽돌림한다. 이들 움직임은 서로 상쇄되고, 몸통의 각 모멘트를 제한한다. 보행속도가 증가하면, 어깨관절 움직임의 전체 원호와 골반 움직임의 전체 원호가 모두 증가한다.[2]

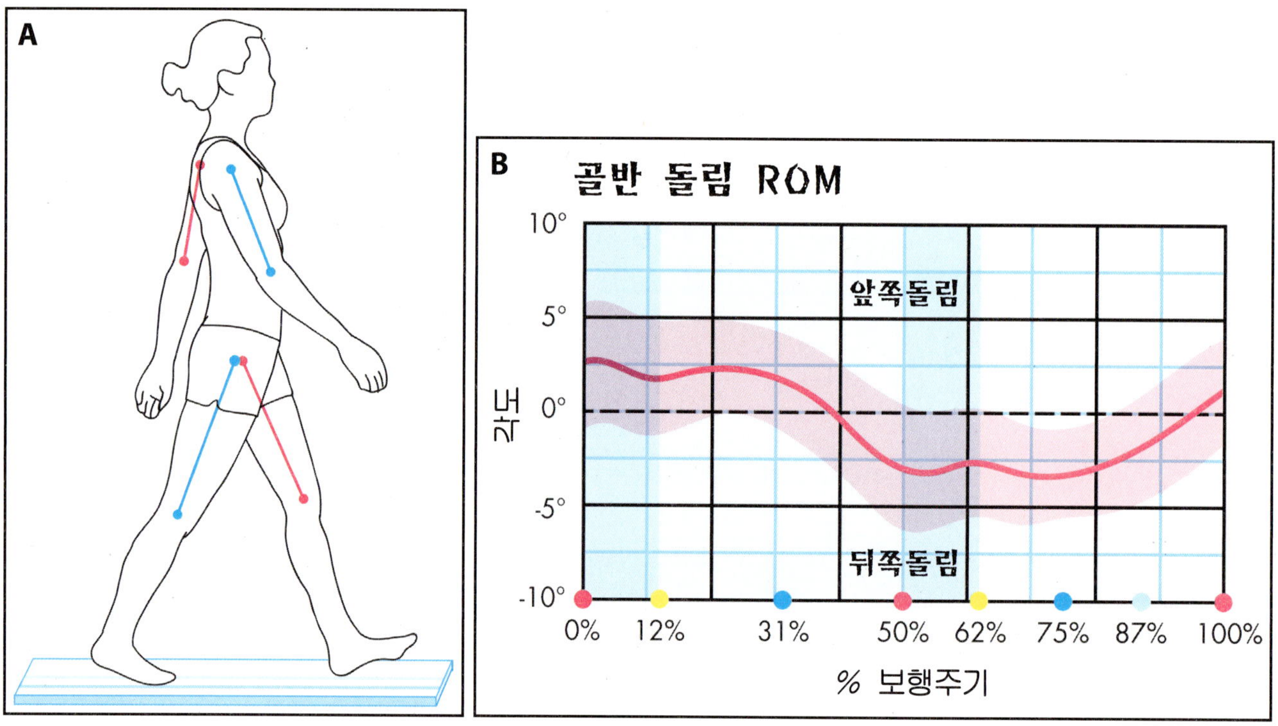

그림 3–29. (A) 상호 팔 스윙. (B) 골반 앞쪽돌림/뒤쪽돌림의 운동형상학 그래프

3.9 보행 단계별 이마면 운동형상학

부하반응기 (2-12% GC)

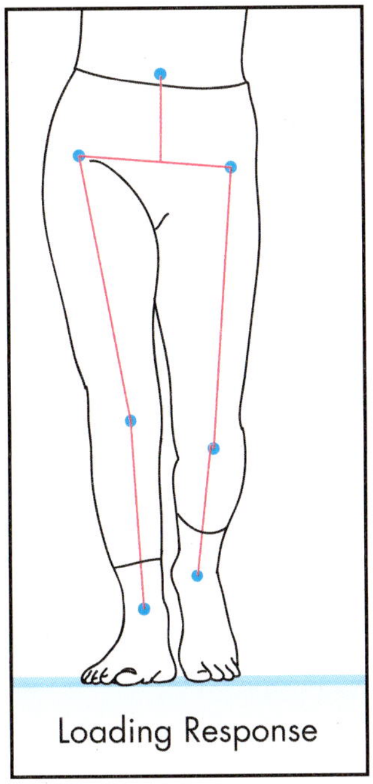

그림 3-30. 부하반응기 동안의 이마면 운동형상학(골반, 허벅지 및 무릎의 앞쪽면)

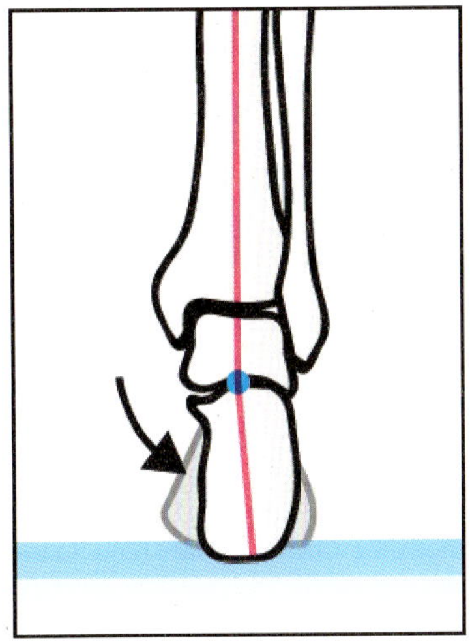

그림 3-31. 부하반응기 동안의 이마면 운동형상학(발꿈치의 뒤쪽면)

표 3-21. 부하반응기 동안의 이마면 운동형상학	
관절/분절	각도/위치
발꿈치(*정강뼈 기준*)	가쪽번짐한다
무릎관절	최소 밖굽이(벌림)
엉덩관절	5° 모음
골반(*수평선 기준*)	중립위로부터 반대쪽 골반 떨어짐
몸통	곧은 자세

주요 이벤트
체중이동 동안 정강뼈가 안쪽돌림하고, 발꿈치가 안쪽번짐한다.
발꿈치 가쪽번짐이 발의 잠김을 풀고 유연성을 증가시킨다. 반면, 체중은 입각기 다리 쪽으로 이동된다.

중간입각기 (12-31% GC)

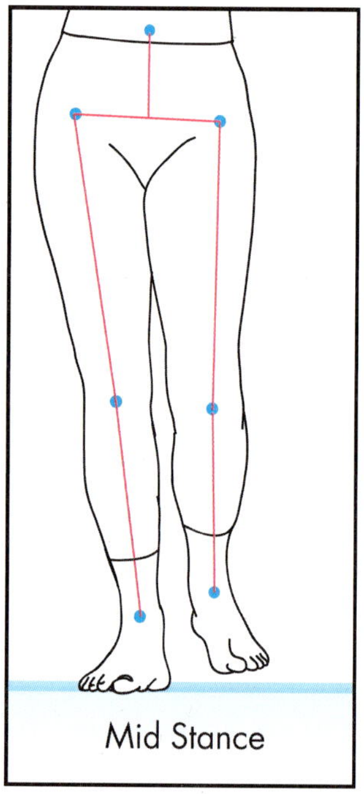

그림 3-32. 중간입각기 동안의 이마면 운동형상학을 위한 앞쪽면

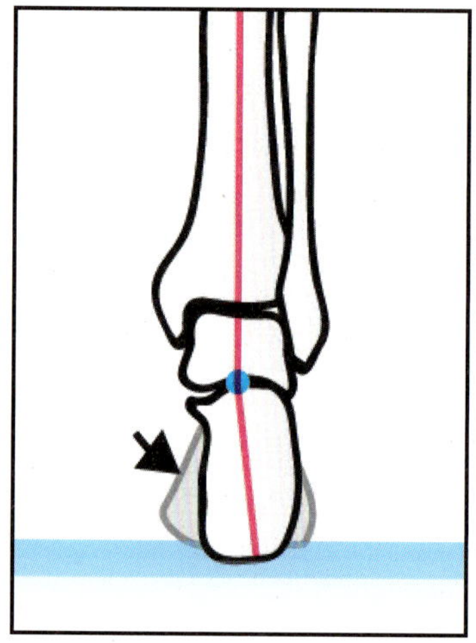

그림 3-33. 발꿈치의 뒤쪽면

표 3-22. 중간입각기 동안의 이마면 운동형상학	
관절/분절	각도/위치
발꿈치(정강뼈 기준)	상대적인 안쪽번짐을 하기 전에, 최대 7° 가쪽번짐까지 계속 가쪽번짐한다.
무릎관절	최소 모음(먼쪽 정강뼈, 안굽이)
엉덩관절	최소 모음을 그대로 유지
골반(수평선 기준)	반대쪽 골반 떨어짐이 적게 일어남
몸통	곧은 자세

주요 이벤트
반대쪽 골반이 최소로 떨어진다.
최소 반대쪽 골반 떨어짐은 스윙하는 다리가 길어지는 것을 막고, 토우 클리어런스를 가능하게 한다.

종말입각기 (31-50% GC)

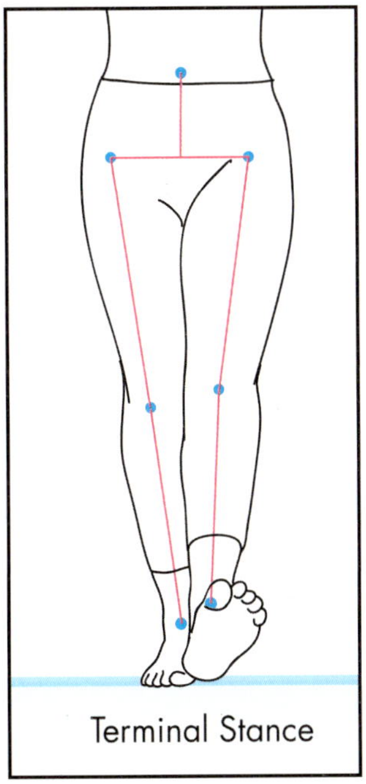

그림 3-34. 종말입각기 동안의 이마면 운동형상학의 앞쪽면

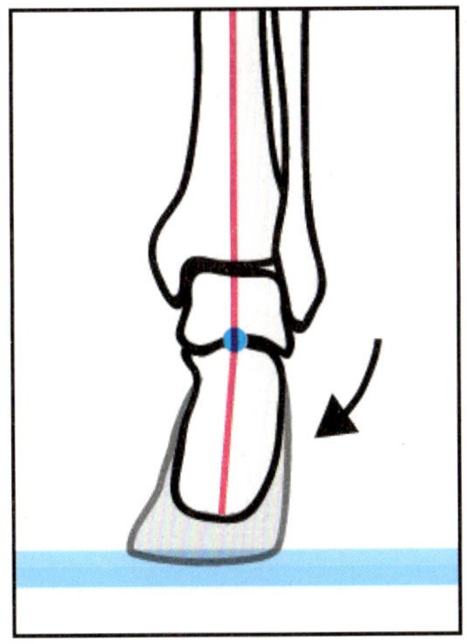

그림 3-35. 발꿈치의 뒤쪽면

표 3-23. 종말입각기 동안의 이마면 운동형상학	
관절/분절	각도/위치
발꿈치(정강뼈 기준)	5°까지 안쪽번짐한다
무릎관절	최소 모음(안굽이)
엉덩관절(정강뼈 기준)	모음이 덜 일어남
골반(수평선 기준)	중립위
몸통	곧은 자세

주요 이벤트

정강뼈의 가쪽돌림과 골반의 돌림과 함께 발꿈치가 안쪽번짐한다.

발꿈치 안쪽번짐이 중간발을 잠김시키고, 움직임을 억제하고, 발꿈치들기와 앞쪽 전진을 위해 안정성을 제공한다. 종말유각기에서의 반대쪽 골반 앞쪽 돌림과 함께 종말입각기 동안의 골반 뒤쪽돌림이 걸음길이를 크게 만든다.

3.10 무릎과 발의 운동형상학 요약

표 3-24. 무릎과 발의 운동형상학 요약

보행 단계	무릎	허벅지에 대한 정강뼈	발꿈치	목말밑관절 움직임	중간발 기능	앞발
초기접지기	펴됨	가쪽돌림됨	2° 안쪽번짐됨	뒤침됨	잠김됨	모음됨
부하반응기	굽힘한다	안쪽돌림한다	5° 가쪽번짐 까지 가쪽번짐한다	엎침한다	풀림된다 (유연성 증가) 충격 흡수	벌림한다
초기 중간입각기	폄한다	가쪽돌림한다	7° 가쪽번짐 까지 가쪽번짐한다	엎침한다	풀림된다	벌림한다
말기 중간입각기	폄한다	가쪽돌림됨	5° 안쪽번짐 까지 안쪽번짐한다	뒤침한다	잠김한다	모음된다
종말입각기	폄됨	가쪽돌림됨	5° 안쪽번짐 까지 안쪽번짐한다	뒤침됨	잠김됨 (운동 억제)	모음됨
전유각기	굽힘한다	안쪽돌림한다	6° 안쪽번짐	뒤침됨	풀림된다	모음됨

3.11 다리의 운동형상학 요약

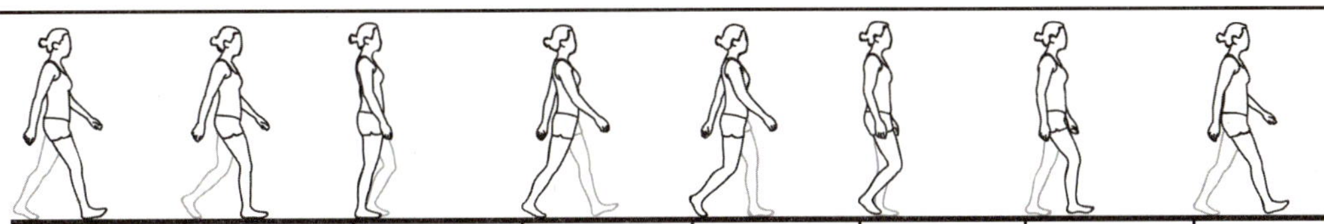

운동	IC	LR	MSt	TSt	PSw	ISw	MSw	TSw
H-MTP	15° X	굽힘한다	중립위	15° -20°X	50° X	굽힘한다	0°	15° X
STJ	2° IV	EV to 5°	EV to 7°	IV to 5° IV	5° IV	IV to 6° IV	Everting	2° IV
발목	0°	5° PF	5° DF	10° DF	15° PF	DF to 5° PF	DF to 0°	0°
무릎 F/X	0° ±5°	15°	0°	0°	40°	60°	25°	0°
무릎 돌림	가쪽돌림됨	5° 까지 안쪽돌림한다	가쪽으로 돌림한다	중립위	중립위	중립위	5° 까지 가쪽돌림한다	중립위까지 안쪽돌림한다
허벅지 F/X	25°	25°	0°	15° X	굽힘한다	15° F	25° F	25°
엉덩관절 돌림	5° 가쪽돌림	안쪽으로 돌림한다	안쪽으로 돌림한다	안쪽으로 돌림한다	안쪽으로 돌림한다	안쪽으로 돌림한다	5° 안쪽돌림	5° 까지 가쪽돌림한다
엉덩관절 Ab/Ad	모음됨	6° 까지 모음됨	벌림한다	벌림한다	중립위	5° 까지 벌림됨	모음한다	모음한다
골반 떨어짐	중립위	반대측 골반 떨어짐	반대측 골반 5° 떨어짐	올라감	중립위	동측 골반 떨어짐	동측 골반 5° 떨어짐	중립위
골반 돌림	≈5° FW	≈5° FW	뒤쪽으로 돌림한다	BW 5°	BW 5°	앞쪽으로 돌림한다	앞쪽으로 돌림한다	≈5° FW
골반 경사	15° AT	14° AT	15° AT	16° AT	14° AT	15° AT	15° AT	15° AT
몸통	중립위	중립위	중립위	중립위	중립위	중립위	중립위	중립위

그림 3-36. 다리의 운동형상학 요약

> 그림 3-4, 3-7, 3-8, 3-9, 3-23, 3-24, 3-25, 3-26, 3-27, 3-28 및 3-29의 출처: Kadaba MP, Ramakrishnan HK, Wootten ME. Measurement of lower extremity kinematics during level walking. J Orthop Res. 1990;8(3):383-392

3.12 참고문헌

1. Kadaba MP, Ramakrishnan HK, Wootten ME. Measurement of lower extremity kinematics during level walking. *J Orthop Res.* 1990;8(3):383-392.
2. Perry J, Burnfield JM. *Gait Analysis: Normal & Pathological Gait.* 2nd ed. Thorofare, NJ: SLACK Incorporated; 2010.
3. Fukunaga T, Kubo K, Kawakami Y, Fukashiro S, Kanehisa H, Maganaris CN. In vivo behaviour of human muscle tendon during walking. *Proc Biol Sci.* 2001;268(1464):229-233.
4. Pathokinesiology Service and the Department of Physical Therapy. *Observational Gait Analysis.* 4th ed. Rancho Los Amigos National Rehabilitaton Center, Downey, CA: Los Amigos Research and Educational Institute Inc; 2001.
5. Crowell RD, Cummings GS, Walker JR, Tillman LJ. Intratester and intertester reliability and validity of measures of innominate bone inclination. *J Orthop Sports Phys Ther.* 1994;20(2):88-97.
6. Levine D, Whittle MW. The effects of pelvic movement on lumbar lordosis in the standing position. *J Orthop Sports Phys Ther.* 1996;24(3):130-135.
7. Moosabhoy MA, Gard SA. Methodology for determining the sensitivity of swing leg toe clearance and leg length to swing leg joint angles during gait. *Gait Posture.* 2006;24(4):493-501.
8. Levinger P, Lai DT, Menz HB, et al. Swing limb mechanics and minimum toe clearance in people with knee osteoarthritis. *Gait Posture.* 2012;35(2):277-281.
9. Kuhtz-Buschbeck JP, Jing B. Activity of upper limb muscles during human walking. *J Electromyogr Kinesiol.* 2012;22(2):199-206.
10. Plate A, Sedunko D, Pelykh O, Schlick C, Ilmberger JR, Botzel K. Normative data for arm swing asymmetry: how (a)symmetrical are we? *Gait Posture.* 2015;41(1):13-18.
11. Collins SH, Adamczyk PG, Kuo AD. Dynamic arm swinging in human walking. *Proc Biol Sci.* 2009;276(1673):3679-3688.

제 4 장

정상 보행 운동역학

Normal Gait Kinetics

4.1 정의

운동역학: 힘과 움직임에 영향을 주는 그 힘의 효과를 연구하는 학문.

힘: 물체를 “당기고 미는” 것으로, 단위는 뉴턴(N)이다. 1 N은 1kg의 물체를 1m/sec^{2}로 가속시키는 필요한 힘이다.

뉴턴의 3 법칙(작용-반작용의 법칙): 사람이 지면 위에 서 있을 때, 사람의 체중은 지면 쪽으로 힘을 가하는 반면, 지면 바닥은 체중에 의한 힘의 방향과 “반대되는 방향으로 동등한 크기”의 힘을 발생시킨다. 지면이 발생하는 이런 힘을 지면반응력(ground reaction force(GRF))이라 한다. GRF의 3 요소(서로 직각을 이루는 수직 성분, 앞뒤[A/P] 성분 및 안-가쪽[M/L] 성분)는 보행 통로에 심겨진 힘판에 의해 측정된다.

GRF는 하나의 벡터(ground reaction force vector[GRFV])로 표기되며, GRFV는 수직 성분과 전단 성분의 합성으로 결정된다. 시상면 GRFV는 수직 성분과 앞뒤 성분의 결합이고, 반면 이마면 GRFV는 수직 성분과 안-가쪽 성분의 결합이다. 그림 4-1의 예에서, 보행 그림의 빨간색 시상면 GRFV는 수직 GRF(파란색)과 앞뒤 GRF(녹색)의 합성 벡터이다.

이마면의 GRFV(그림 4-2)는 수직 GRF(파란색)과 안-가쪽 GRF(녹색)의 합성 벡터이다. 보행 그림에 표시된 GRFV의 위치는 다리 관절에서 생성되는 외적 모멘트를 시각화하는데 도움을 줄 수 있다. GRFV의 시작점은 압력중심(COP)이라는 하나의 점으로 표시되며, 기저면(BOS) 내에서 일어나는 알짜 모멘트의 위치를 나타낸다.

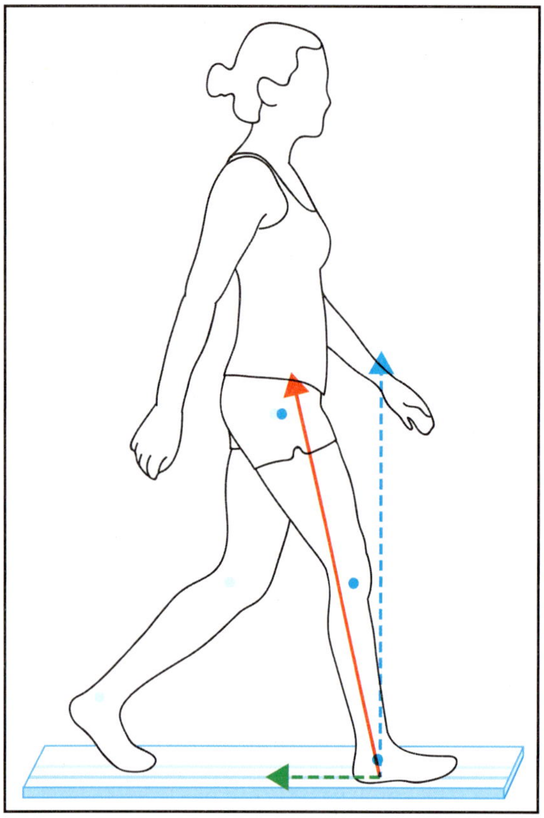

그림 4-1. 시상면 GRFV는 빨간색 화살표, 수직 성분은 파란색 화살표, 앞뒤 성분은 녹색 화살표로 표기되고 있다.

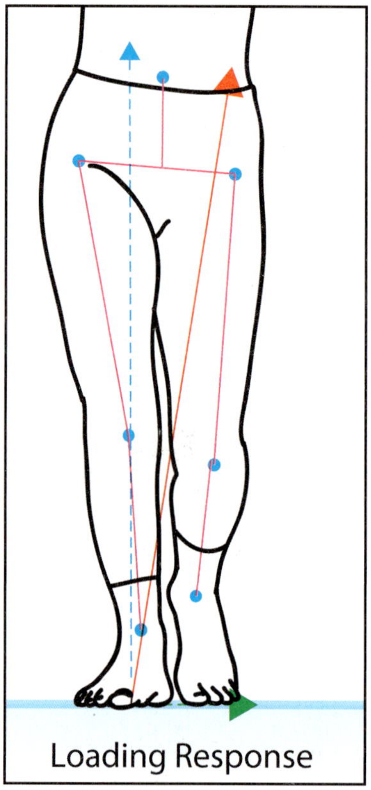

그림 4-2. 이마면 GRFV는 빨간색 화살표, 수직 성분은 파란색, 안-가쪽 성분은 녹색 화살표로 표기된다.

관절 모멘트의 결정

역동력학(Inverse Dynamics)을 이용한 링크분절 모델

실험실의 환경에서는, 관절 모멘트는 방정식으로 계산되는데, 그 이유는 신체를 여러 분절(예, 허벅지, 종아리, 발 등)이 연결된 것으로 생각하기 때문이다. 이런 분석은 각 대상자의 신체 계측을 필요로 한다(분절 질량, 분절의 질량중심 위치, 관절 중심 및 분절의 비활성 특성 등). 그리고 카메라에 의해 캡쳐되는 정확한 운동형상학(분절의 위치와 방향, 분절질량의 가속도)과 지면에 심겨진 힘판에 의해 측정되는 발의 힘도 필요하다. 역동력학으로 불리는 과정을 통해 외적 모멘트를 계산하고, 활성화하는 근육의 작용을 통해 내적 모멘트를 정의한다. 그러나 내적 모멘트는 근육의 작용 없이도 일련의 탄성 요소(예, 인대, 힘줄 및 관절주머니)에 의해서도 발생할 수 있다. 근육삽입형 EMG 소견을 통해서만 특정 근육의 활성을 확인할 수 있고, 그 근육이 힘의 요소로 기여한다.

책을 읽을 때, 독자들은 결과를 정확하게 해석하기 위해 내적 모멘트를 기술해야 하는지 아니면 외적 모멘트를 기술해야 하는지를 결정해야 한다. 본 책의 경우에, 우리는 일관적으로 외적 모멘트를 언급하고 있는데, 그 이유는 우리가 GRFV에 대한 다리의 위치를 이용하여 결합수요를 시각적으로 해석하기 때문이다.

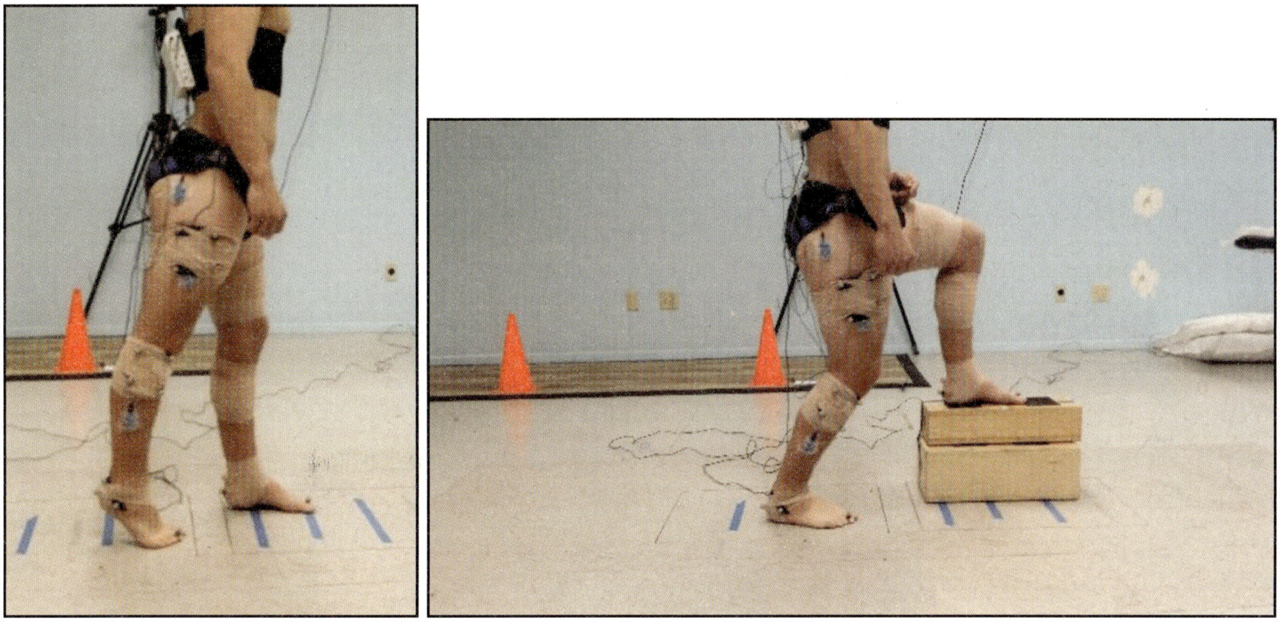

그림 4-3. 대상자의 관절 운동형상학과 운동역학을 측정하고 있다.

외적 모멘트를 정의하는 용어

*외적 모멘트*는 신체 분절의 질량에 대한 중력과 가속도의 효과를 반영한다.

표 4-1. 외적 모멘트 용어

관절	시상면	이마면	가로면
엉덩관절	굽힘/폄	벌림/모음	M/L 돌림
무릎관절	굽힘/폄	안굽이/밖굽이	M/L 돌림
발목관절(목말밑관절)	PF/DF	안쪽번짐(모음)/가쪽번짐(벌림)	M/L 돌림
PF=발바닥굽힘, DF=발등굽힘			

파워 (일률, power)

관절 파워(일을 하는 비율)는 관절 모멘트에 관절 각속도를 곱한 값이다. 파워 발생은 (+)로 표기되고, 구심성 수축과 관련된다; 반면, 파워 흡수는 (−)로 표기되고, 원심성 수축과 관련된다. 내적 모멘트와 파워는 발생하는 각운동에 의해 정의된다. 이것은 해당 굽힘근과 폄근이 내적 모멘트와 파워를 일으킨다는 것을 추정하게 한다. 그러나 역동력학에서 나온 내적 모멘트와 파워는 모멘트와 파워를 일으키는 힘들의 근원을 보여주지 못한다. 내적 모멘트는 수동의 힘(예, 인대, 힘줄, 관절주머니, 근막 및 뼈)에 의해서도 일어난다. 탄성 요소가 신장될 때, 그들은 파워를 흡수함으로서 에너지를 저장하고, 그 다음 탄성 요소는 반동함으로서 에너지를 방출하여 파워를 생성한다. 근육삽입형 EMG 소견을 통해서만 특정 근육의 활성을 확인할 수 있고, 이것은 관절의 힘에 기여한다.

비록 파워 생산에 있어서 수동 구조물과 능동 근수축의 정확한 기여를 결정하기가 어려울지라도, 결합조직이 정상 보행에 기여한다는 근거들은 존재한다.

예

1. 엉덩관절 굽힘근이 비활성화되는 종말입각기 동안의 엉덩관절 굽힘근 신장은 에너지를 저장하게 되고, 이렇게 저장된 에너지는 전유각기와 초기유각기 때 방출된다.[1]
2. 중간입각기와 종말입각기 때의 발바닥굽힘근의 신장은 에너지를 저장하게 되고, 이렇게 저장된 에너지는 전유각기 때 방출되어 발목을 발바닥굽힘시킨다.

근막과 힘줄에 초음파 영상을 사용하여 Fukunaga 등[2]은 트레드밀 보행 동안 안쪽 장딴지근이 활성화되는 중간입각기와 종말입각기 때 안쪽 장딴지근이 "거의 등척성 양상(근막의 길이가 거의 일정하게 유지되는)"이 보임을 알아냈다(표면 EMG 사용). 그들은 동일 시간에 아킬레스 힘줄과 근막널힘줄이 신장됨을 확인했다. 그 다음, 그들은 전유각기 때 안쪽 장딴지근이 단축되었지만, EMG 상으로는 안쪽 장딴지근이 수축하지 않았음을 발견했다. 그들은 반동된 아킬레스힘줄과 근육널힘줄이 근육을 수동으로 단축시켰다고 결론을 내렸다. 빠른 발바닥굽힘근의 단축은 수동의 탄성 요소에 의한 최대 발바닥굽힘 파워의 발생을 의미한다.

4.2 지면반응력의 시각화 외적 모멘트를 결정하는 힘 벡터

시상면 (Sagittal Plane)

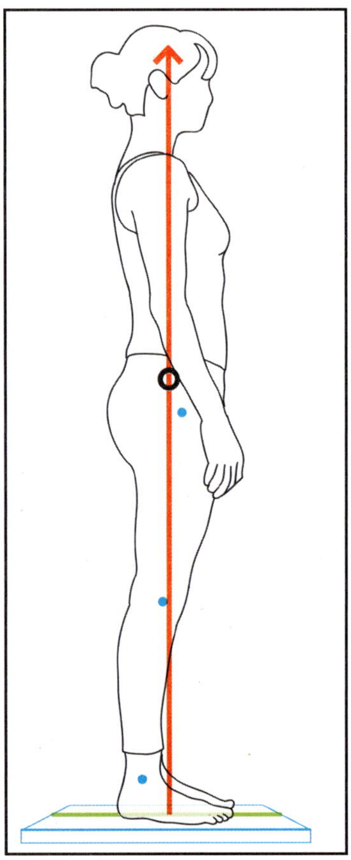

그림 4-4. 거의 움직임이 없는 서기 자세. 시상면에 표기된 GRFV

표 4-2. 시상면 GRFV의 시각화
서기 자세에서 일어나는 시상면의 외적 모멘트를 시각화한다.
지면에서 신체로 향하는 GRFV(빨간색 화살표)는 수직 성분과 앞뒤 성분의 합성 벡터이다. 서기 자세에서의 GRFV의 크기는 질량(kg)을 중력가속도(9.8 m/s^2)에 곱한 값이고, N으로 표기된다. 신체의 움직임이 거의 없기 때문에, GRFV는 신체의 COM을 통과한다.
신체의 COM: 검은색 원
엉덩관절, 무릎관절 및 발목관절의 **AOR**은 파란색 점이다. **관절 모멘트팔:** AOR에서 GRFV 사이의 수직거리
외적 모멘트
• **엉덩관절: 폄**—GRFV는 엉덩관절 AOR의 뒤쪽에 위치한다. 엉덩관절의 앞쪽 구조물에 의해 수동으로 저항된다. • **무릎관절: 폄**—GRFV는 무릎관절 AOR의 앞쪽에 위치한다. 무릎관절의 뒤쪽 구조물에 의해 수동으로 저항된다. • **발목관절: DF**—GRFV는 발목관절 AOR의 앞쪽에 위치한다. S 근육에 의해 주로 저항된다.
COM = 질량중심; AOR = 회전축; S = 가자미근

이마면 (Frontal Plane)

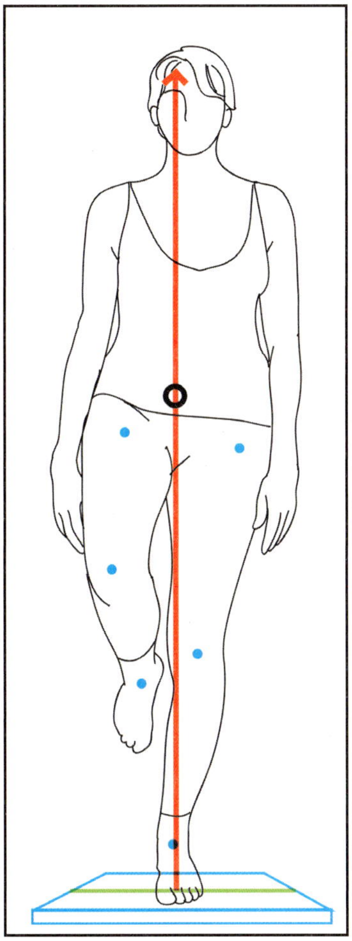

그림 4-5. 거의 움직임이 없는 한발서기 자세. 이마면에 표기된 GRFV

표 4-3. 이마면 GRFV의 시각화
한발서기 동안에 일어나는 이마면의 외적 모멘트를 시각화한다.
지면에서 신체로 향하는 GRFV(빨간색 화살표)는 수직 성분과 안-가쪽 성분의 합성 벡터이다.
신체의 COM: 검은색 원
엉덩관절, 무릎관절 및 발목관절의 **AOR**은 파란색 점이다. **관절 모멘트팔:** AOR에서 GRFV 사이의 수직거리
외적 모멘트
● **엉덩관절: 모음**—GRFV는 엉덩관절의 안쪽에 위치한다. 중간볼기근과 작은볼기근에 의해 주로 저항된다. ● **무릎관절: 안굽이/밖굽이**—GRFV는 무릎관절 AOR의 안쪽에 위치한다. 가쪽 무릎관절 구조물에 의해 수동으로 저항된다. ● **발목관절: 가쪽번짐**—GRFV는 발목관절 AOR의 가쪽에 위치한다. 앞정강근, 뒤정강근 및 S 근육에 의해 능동으로 저항된다.
COM = 질량중심; AOR = 회전축; S = 가자미근

4.3 압력 중심

거의 움직임이 없는 서기 자세

압박중심(COP)은 BOS 내에서 작용하는 알짜 모멘트를 의미하고, GRFV와 지면의 교차점으로 가시화된다. 서기 자세 동안, COP와 COM의 AP 좌표와 가쪽 좌표가 일치하는데, 그 이유는 움직임이 거의 없기 때문이다.[3] 일단 동적 움직임이 일어나면, 그들은 반대 궤적을 따른다.[3,4] COM이 골반에 위치하는 반면, COP는 BOS내의 한 점이다. 서기 자세 때의 COP 위치는 보행의 한발지지기 동안에 표기되듯이 각 발의 밑에 위치하는 것이 아니라, 전체 BOS으로 표기된다. COP의 평균 위치는 중앙선의 약간 왼쪽(0.57 cm), 발목관절축의 앞쪽, 발허리발가락관절축의 뒤쪽에 위치하여, 외적 발등굽힘 모멘트를 일으킨다.[4,5] 발목 발바닥굽힘근은 COM의 앞쪽 위치에 의해 발생하는 외적 모멘트를 통제한다.[4]

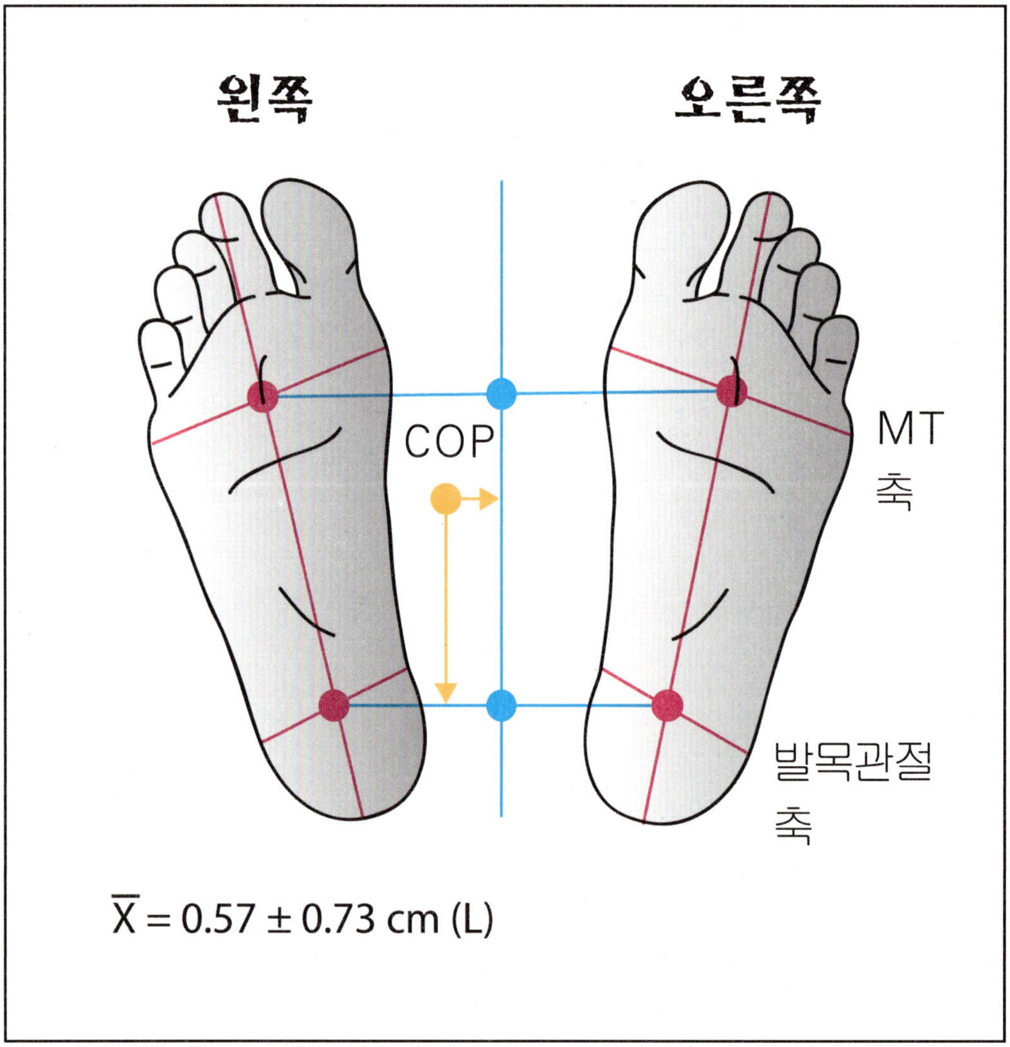

그림 4-6. 거의 움직임이 없는 서기 자세 때의 COP 위치. COP의 위치는 BOS의 정중선에서 왼쪽으로 0.57 cm 떨어진 지점에 위치한다(출처: Adams J. Quanitative assessment of static and dynamic postural stability in normal adults [thesis]. Los Angeles: Department of Biokinesiology and Physical Therapy, at University of Southern California; 1987.)

보행을 시작할 때

보행 시작(gait initiation)은 한 발을 앞쪽으로 내디딜 때까지의 통제된 일련의 자세 이동을 의미한다. 서기 자세에서 오른발로 내딛기 시작할 때, COP가 빠르게 오른발(스윙하는 발) 쪽인 뒤쪽 방향으로 이동한다.[3,4,6,7] 이와 동시에, 몸통에 위치하는 COM은 입각기 발 쪽인 앞쪽으로 이동한다.[3,4] 오른발이 비부하하기 시작할 때, COP는 왼발 쪽(입각기 다리)인 가쪽으로 이동한다.[3] 오른쪽 다리의 발가락들기가 이루어지면, COP가 발허리뼈머리 쪽인 앞쪽으로 이동한다. 끝으로 왼발이 비부하되면 COP가 발가락 쪽으로 이동한다.[3,6] COP의 궤적은 보행을 시작하는 속도에 관계없이 개인 간에 약간의 차이만 보인다. 그래서 COP의 궤적은 변화가 거의 없는 특정의 패턴을 보인다.[3,4] Jian 등[3]에 따르면, 보행은 정상 속도로 걸었을 때 두 번째 걸음의 끝으로 마무리된다고 했고, 반대로 Breniere와 Do는 첫 번째 걸음의 끝이라고 했다.[7]

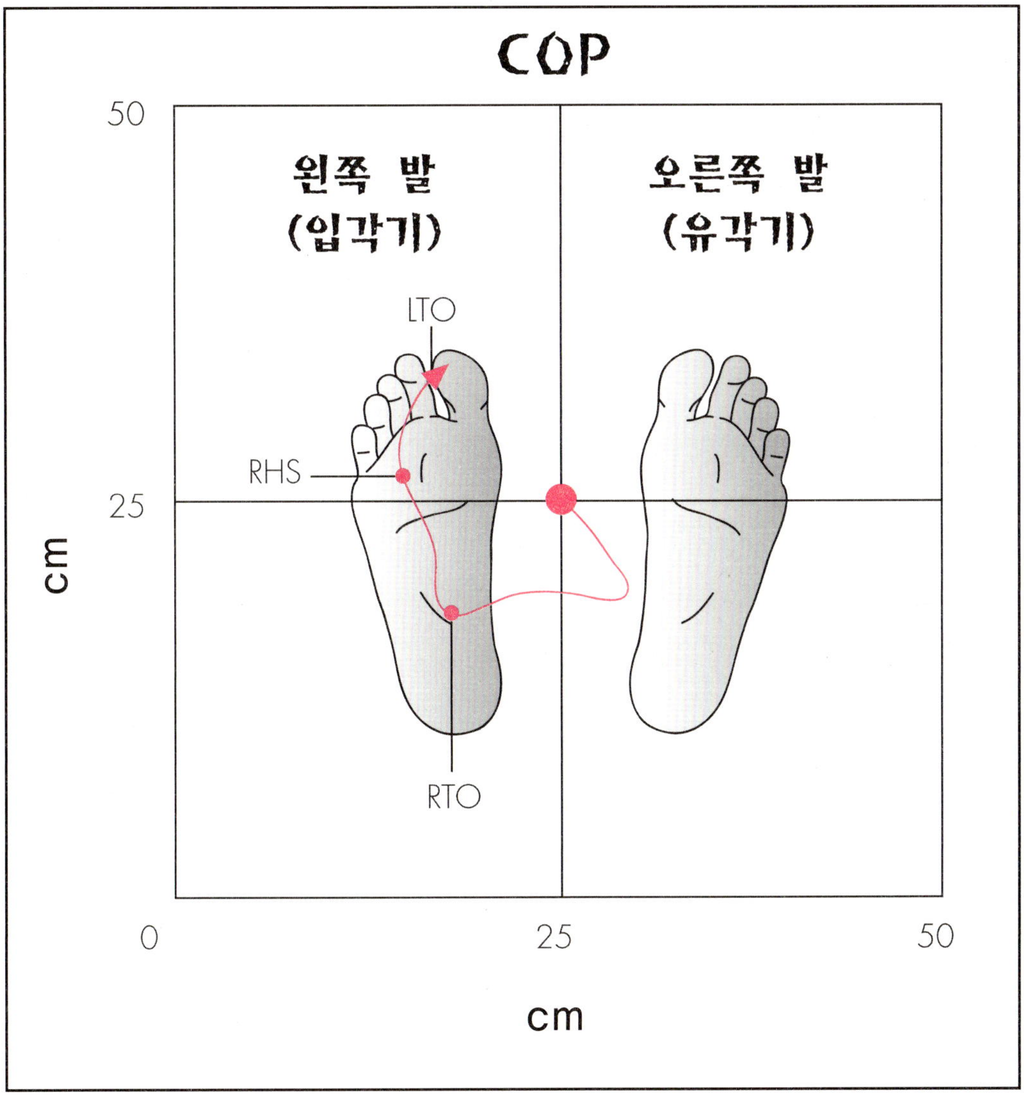

그림 4-7. 오른쪽 다리로 보행을 시작할 때의 COP 궤적

4.4 보행 동안의 지면반응력

각 다리의 지면반응력의 3 요소(서로 직각을 이루는 수직 성분, 앞뒤 성분, 안가쪽 성분)는 보행통로 지면에 매립된 힘판에 의해 일반적으로 얻어진다. 지면반응력은 신체로 전달되는 지면의 힘을 의미한다. 뉴턴 제 3 법칙에 따르면, 지면반응력의 크기는 체중의 힘과 같지만, 방향은 반대이다. F = M × A 이기 때문에, 수직 GRF는 체중보다 더 큰데, 그 이유는 부하가 가해지는 동안, 지면으로 향하는 신체의 각속도 때문이다.

지면반응력은 일반적으로 체중에 의해 표준화된다(뉴턴[N] / 체중[BW]).

수직 GRF : 최대 – 체중의 약 110%(초기 중간입각기와 말기 종말입각기)
최소 – 체중의 약 70%(말기 중간입각기와 초기 종말입각기)

앞뒤 GRF: 뒤쪽 최대 – 체중의 약 20%(부하반응기/중간입각기)
앞쪽 최대 – 체중의 약 20%(종말입각기/전유각기)

안–가쪽 GRF: 안쪽 최대 – 체중의 약 5%(한발지지기)

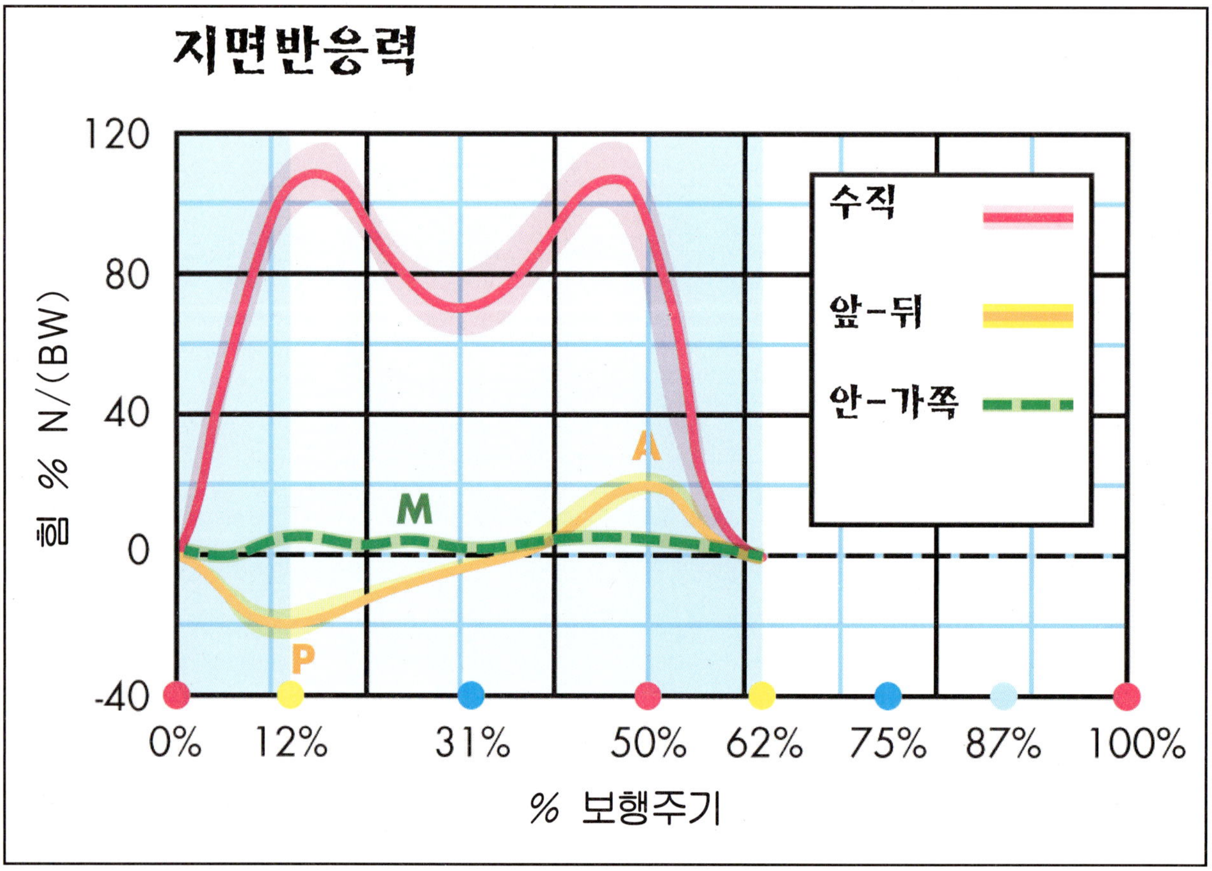

그림 4-8. 표준화된 GRF(N/BW)

4.5 입각기 동안의 시상면 운동역학

초기접지기 (Initial Contact)

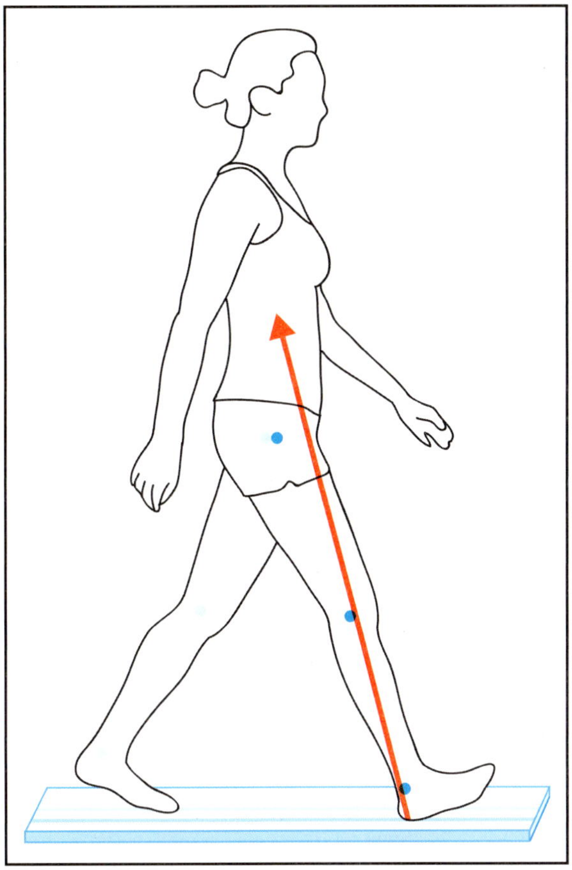

그림 4-9. 초기접지기의 GRFV

표 4-4. 초기접지기: 근육활성으로 인한 외적 모멘트

관절/분절	GRFV 위치	외적 모멘트	근육 작용
발목관절	뒤쪽	발바닥굽힘	발등굽힘근
무릎관절	앞쪽	폄	무릎굽힘근
엉덩관절	앞쪽	굽힘	엉덩관절 폄근

부하반응기 (Loading Response)

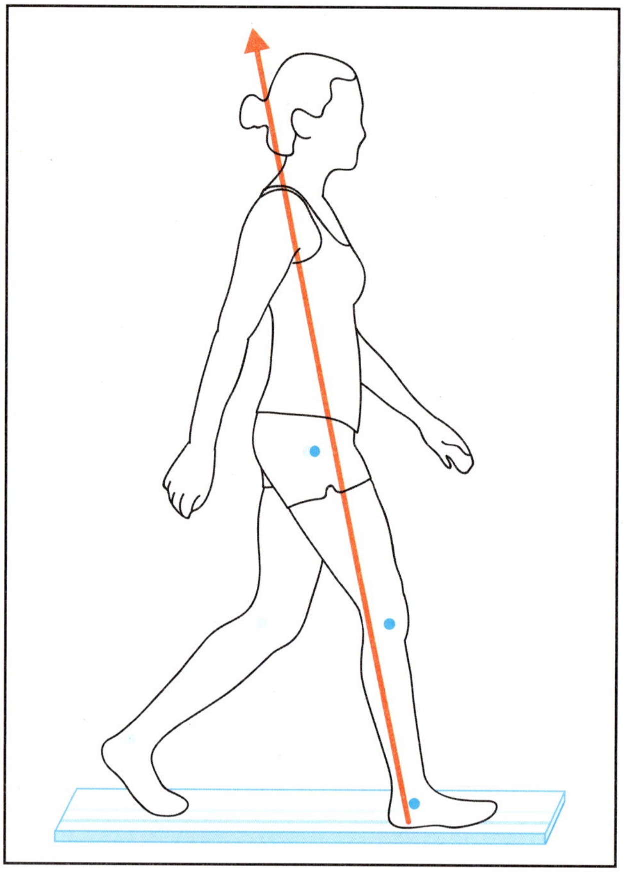

그림 4-10. 부하반응기의 GRFV

표 4-5. 부하반응기: 근육활성으로 인한 외적 모멘트			
관절/분절	GRFV 위치	외적 모멘트	근육 작용
발목관절	뒤쪽	발바닥굽힘	발등굽힘근
무릎관절	뒤쪽	굽힘	무릎관절 폄근
엉덩관절	앞쪽	굽힘	엉덩관절 폄근

중간입각기 (Mid Stance)

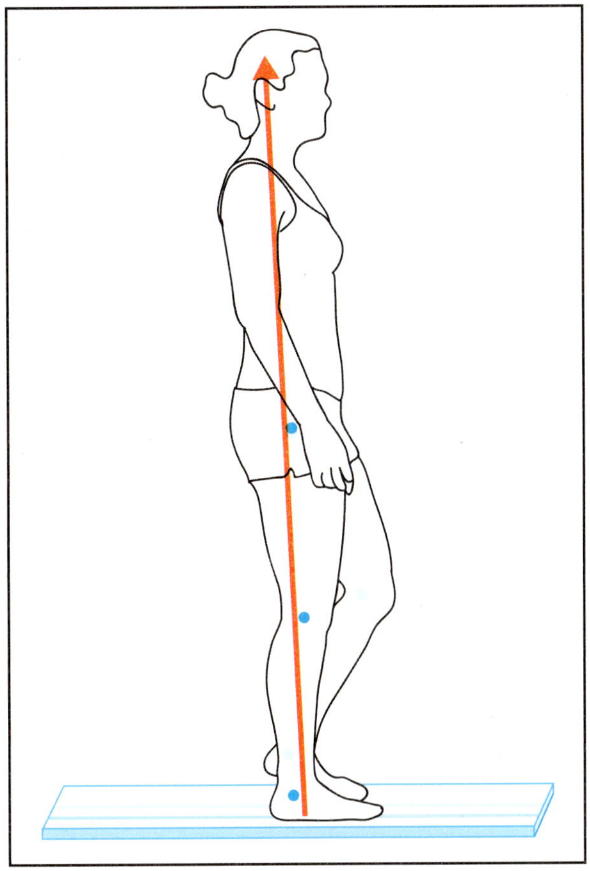

그림 4-11. 중간입각기의 GRFV

표 4-6. 중간입각기: 근육활성으로 인한 외적 모멘트			
관절/분절	GRFV 위치	외적 모멘트	근육 작용
발목관절	앞쪽	발등굽힘	발바닥굽힘근
무릎관절	뒤쪽에서 앞쪽으로	굽힘에서 폄	굽힘 모멘트 동안에는 무릎관절 폄근, 폄 모멘트에서는 작용 근육이 없음
엉덩관절	앞쪽에서 뒤쪽으로	굽힘에서 폄	작용 근육 없음

종말입각기 (Terminal Stance)

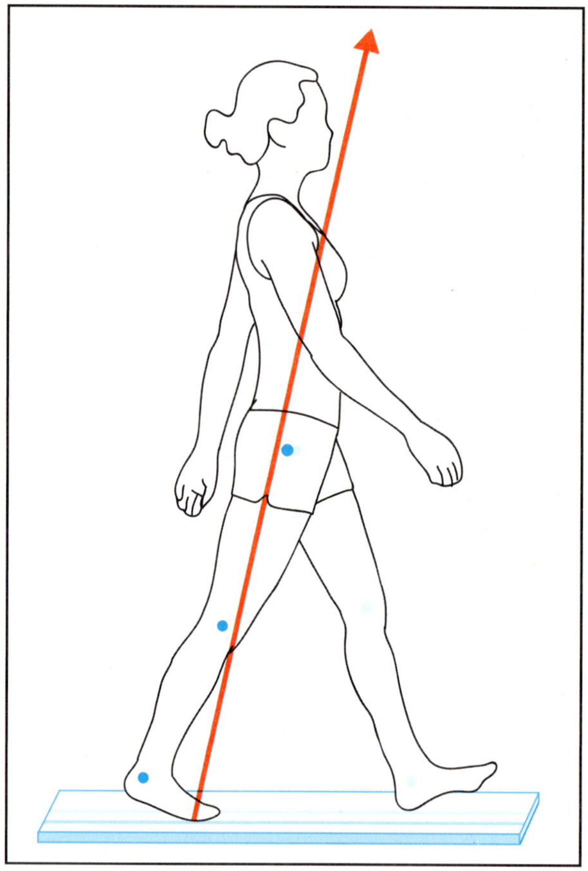

그림 4-12. 종말입각기의 GRFV

표 4-7. 종말입각기: 근육활성으로 인한 외적 모멘트

관절/분절	GRFV 위치	외적 모멘트	근육 작용
발목관절	앞쪽	발등굽힘	발바닥굽힘근
무릎관절	앞쪽, 반대쪽 다리의 초기접지기(CL IC) 직전에 뒤쪽으로 이동	폄, 반대쪽 다리의 초기접지기 직전에 굽힘	없음
엉덩관절	뒤쪽	폄	없음

CL IC : contralateral Initial Contact

전유각기 (Pre-Swing)

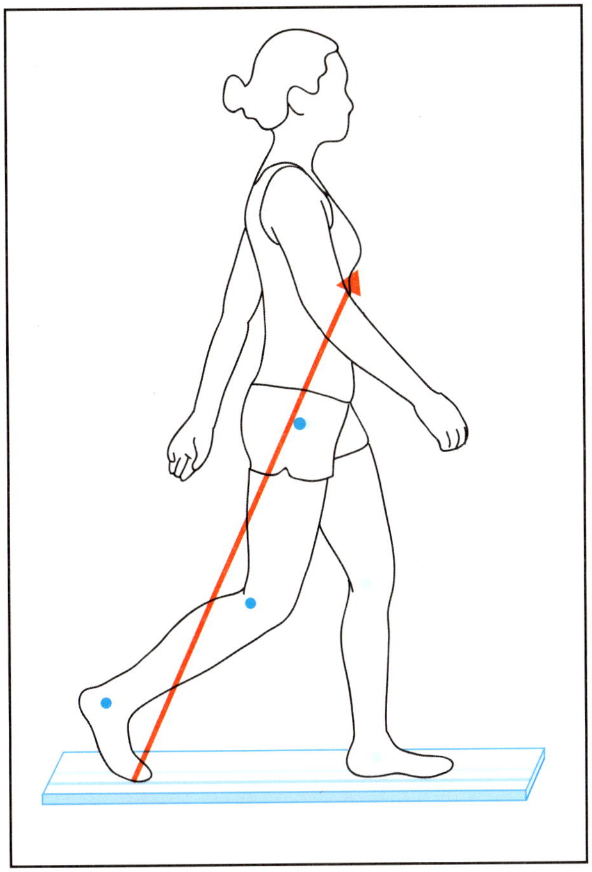

그림 4-13. 전유각기의 GRFV

표 4-8. 전유각기: 근육활성으로 인한 외적 모멘트			
관절/분절	GRFV 위치	외적 모멘트	근육 작용
발목관절	앞쪽	발등굽힘	발바닥굽힘근의 탄성반동
무릎관절	뒤쪽	굽힘	넙다리곧은근
엉덩관절	뒤쪽	폄을 감소시킴	긴모음근과 넙다리곧은근

4.6 관절에 의한 시상면 모멘트

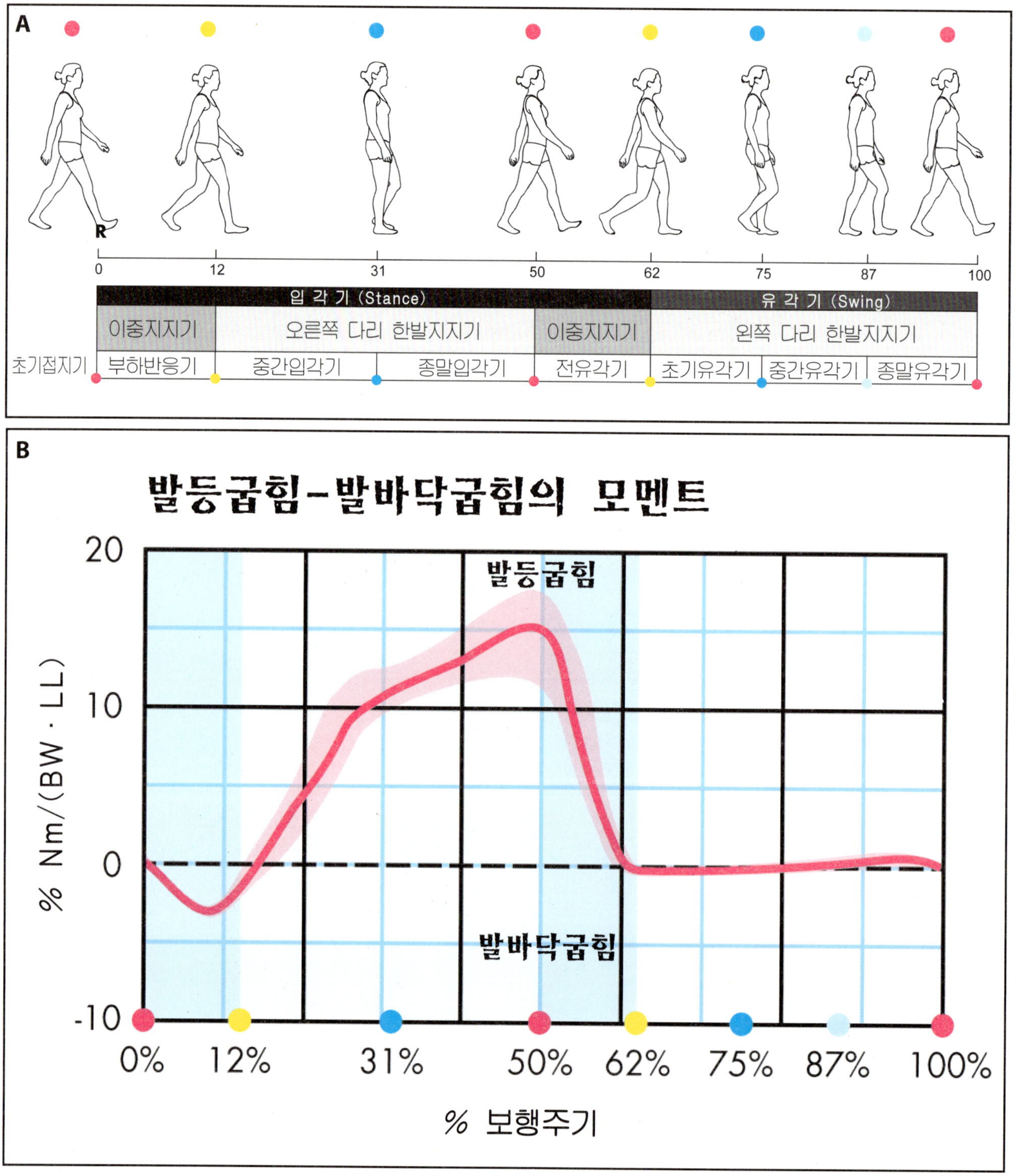

그림 4-14. (A) 보행주기의 단계들. (B) 발목의 DF/PF 모멘트

표 4-9	
보행 단계	외적 시상면 발목 모멘트
초기접지기와 부하반응기:	**최소 발바닥굽힘 모멘트** ● 발등굽힘근의 원심성 수축은 발바닥굽힘을 통제하고 정강뼈의 앞쪽 움직임을 일으킨다. 이것은 무릎의 굽힘에 영향을 준다(AT, 긴발가락폄근, 긴엄지폄근).
중간입각기:	**발등굽힘 모멘트** ● S, G, FDL, FHL의 원심성 활동 ● PT, 종아리근(FL과 FB)의 원심성 활동
종말입각기:	**최대 발등굽힘 모멘트** ● S, G, FDL, FHL의 가장 높은 활동 ● PT의 구심성 활동과 종아리근의 원심성 활동
전유각기:	**발등굽힘 모멘트의 감소** ● 초기 발바닥굽힘근이 빠르게 멈춘다. ● 발목이 발바닥굽힘할 때 발바닥굽힘근의 탄성 반동이 발등굽힘 모멘트를 계속 감소시킨다. ● 발등굽힘근의 활동 시작은 유각기 때의 발등굽힘 클리어런스를 준비한다.
초기유각기, 중간유각기 및 종말유각기:	**최소 발바닥굽힘 모멘트** ● 발등굽힘근의 활동은 발 클리어런스를 위해 중간유각기 때 발목을 중립위로 가져간다.
AT = 앞정강근, FDL = 긴발가락굽힘근, FHL = 긴엄지굽힘근, PT = 뒤정강근, FL = 긴종아리근, FB = 짧은종아리근	

4.7 발목 발등굽힘근의 모멘트와 EMG

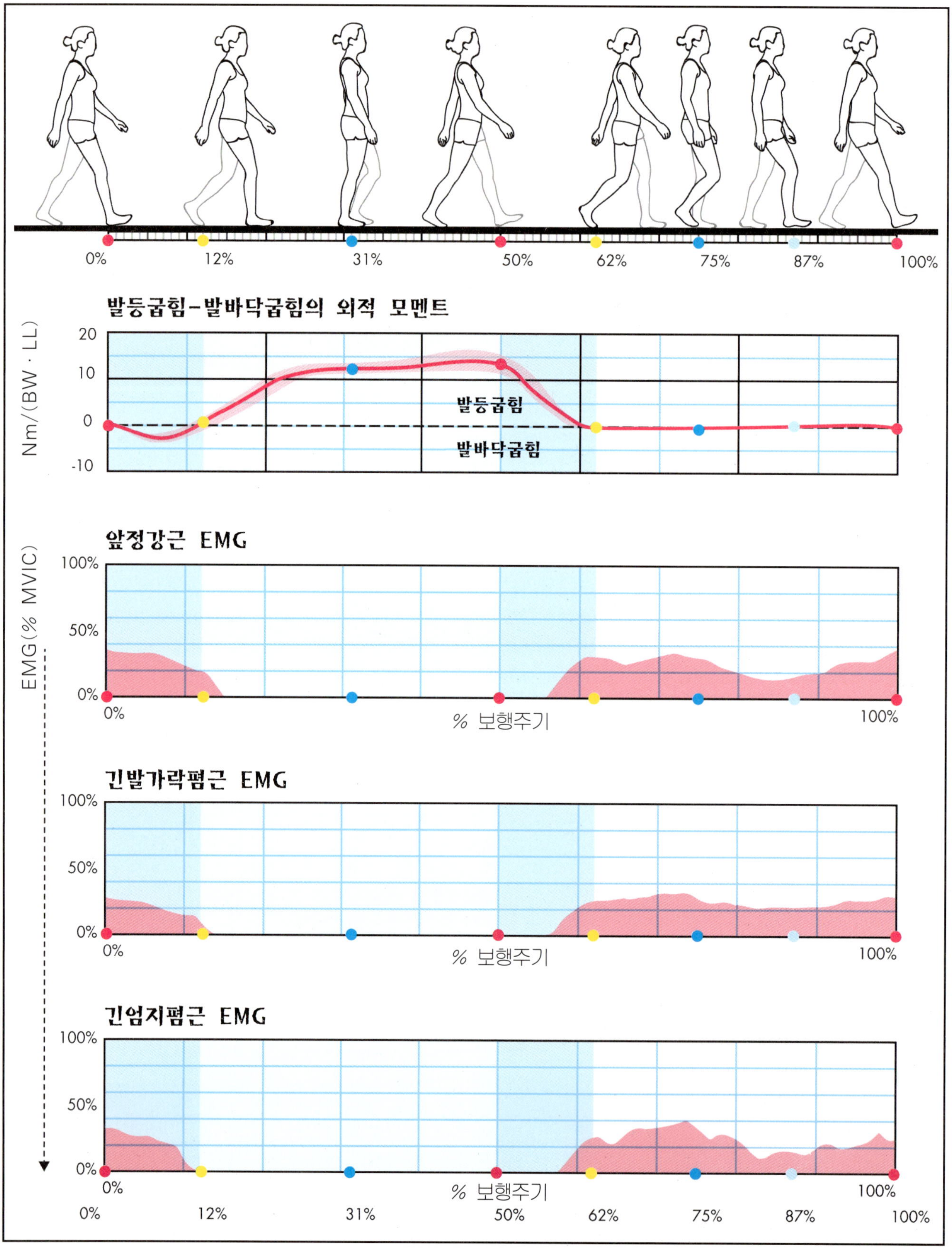

그림 4-15. 발목 발등굽힘근의 외적 모멘트와 EMG

4.8 발목 발바닥굽힘근의 모멘트와 EMG

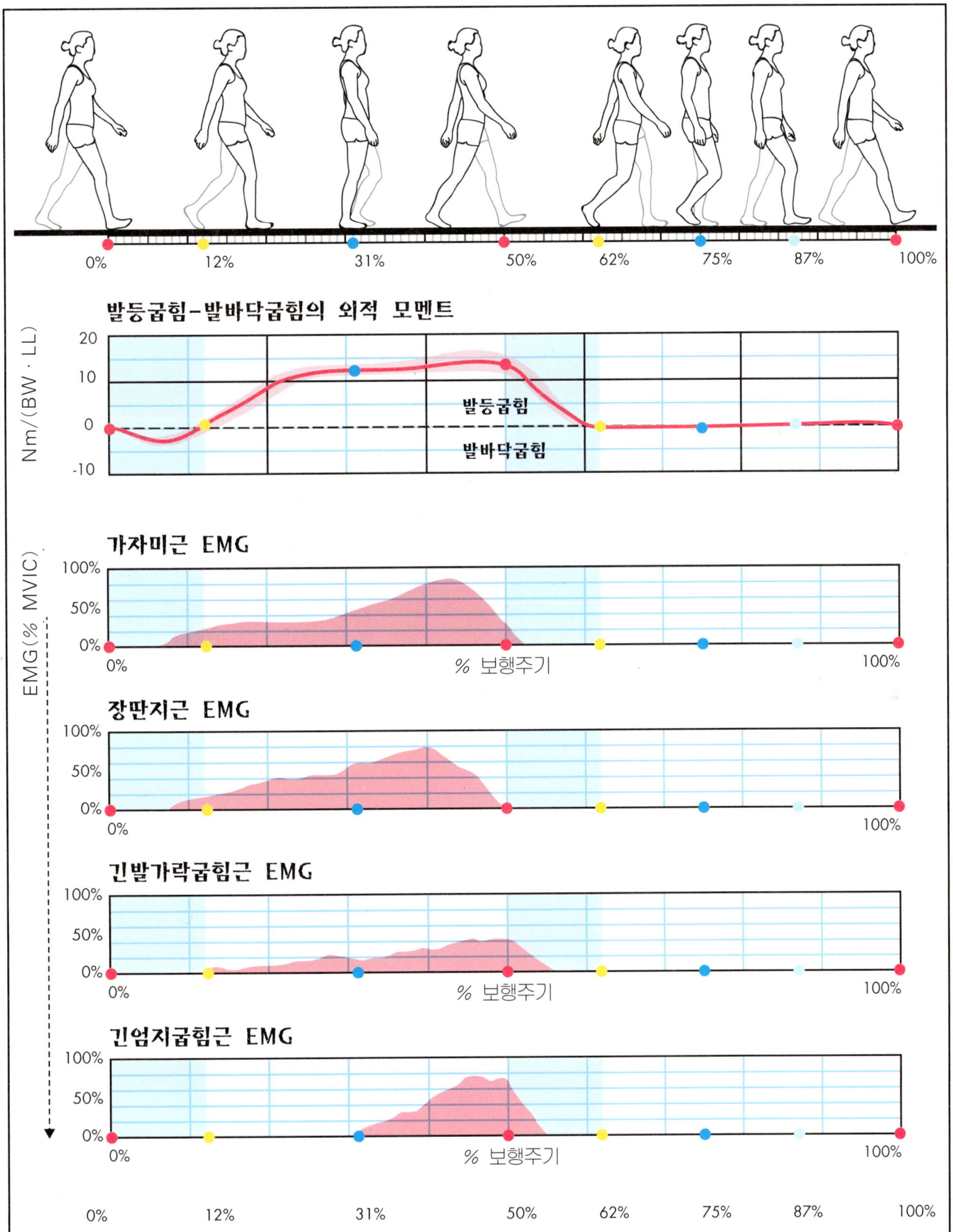

그림 4-16. 발목 발바닥굽힘근의 외적 모멘트와 EMG

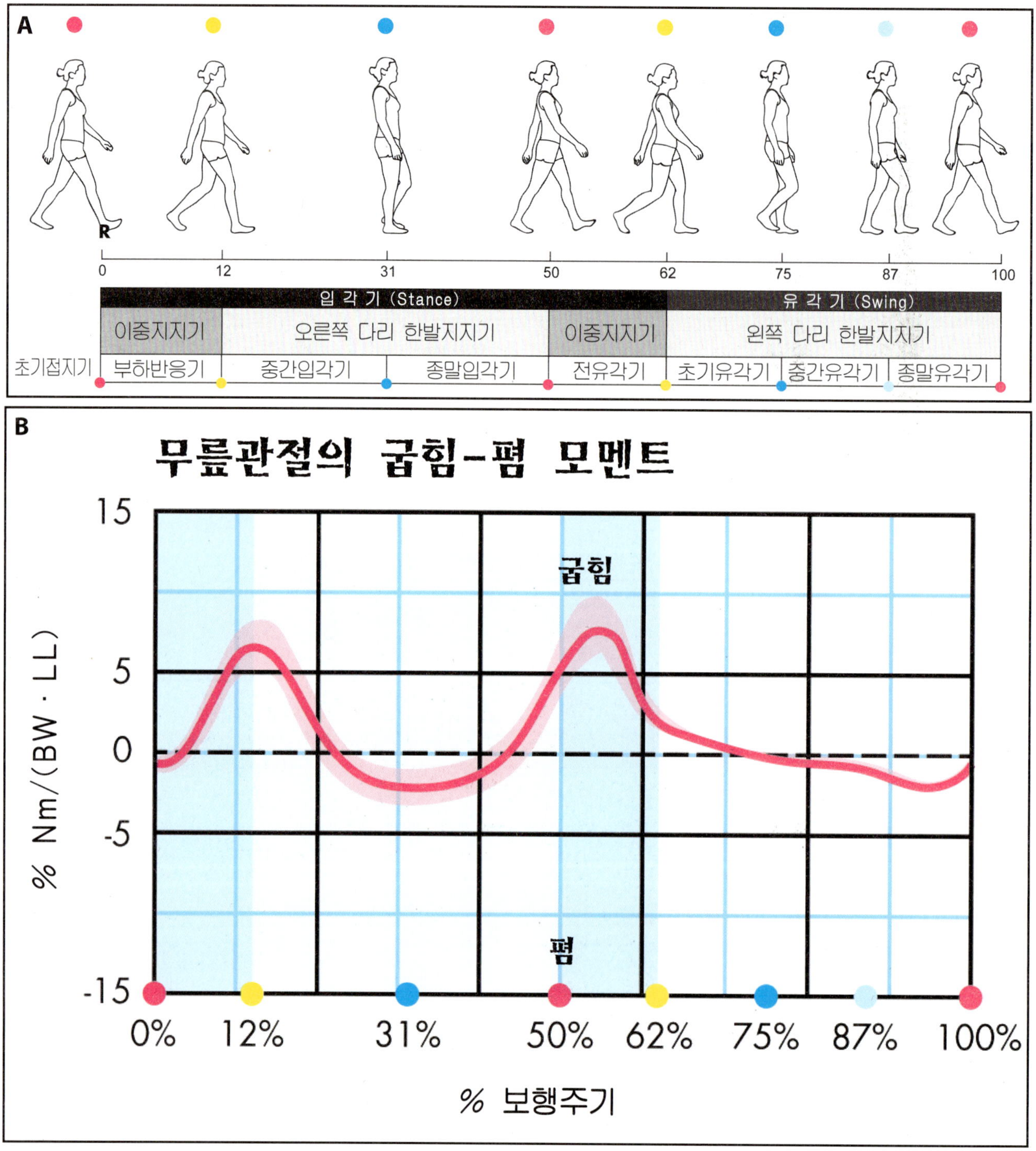

그림 4-17. (A) 보행주기의 단계들. (B) 무릎관절의 폄/굽힘 모멘트

표 4-10	
보행 단계	**외적 시상면 무릎 모멘트**[8]
초기접지기:	**폄 모멘트** ● 부하반응기를 준비하기 위해 넓은근이 활성화를 유지한다(VMO, VML, VI, VL).
부하반응기:	**굽힘 모멘트** ● 넓은근이 원심성 활동을 한다(VMO, VML, VI, VL).
중간입각기:	**굽힘 모멘트가 감소된 후, 폄 모멘트가 된다** ● 넓은근은 무릎을 폄하지만, GRFV가 무릎 앞쪽으로 이동할 때 활동을 멈춘다.
종말입각기:	**폄 모멘트가 감소된 후, 전유각기 무릎 굽힘을 시작하는 굽힘 모멘트가 증가한다.**
전유각기와 초기유각기:	**굽힘 모멘트** ● 넙다리곧은근은 무릎 굽힘을 감속시키기 위해 원심성 활동을 한다.
종말유각기:	**폄 모멘트** ● 넓은근(VMO, VML, VI, VL)은 초기접지기와 부하반응기를 준비하고, 다리를 감속시키는 뒤넙다리근의 활성을 상쇄시킨다.
VMO = 빗안쪽넓은근, VML = 긴안쪽넓은근, VI = 안쪽넓은근, VL = 가쪽넓은근	

4.9 무릎관절 폄근의 모멘트와 EMG

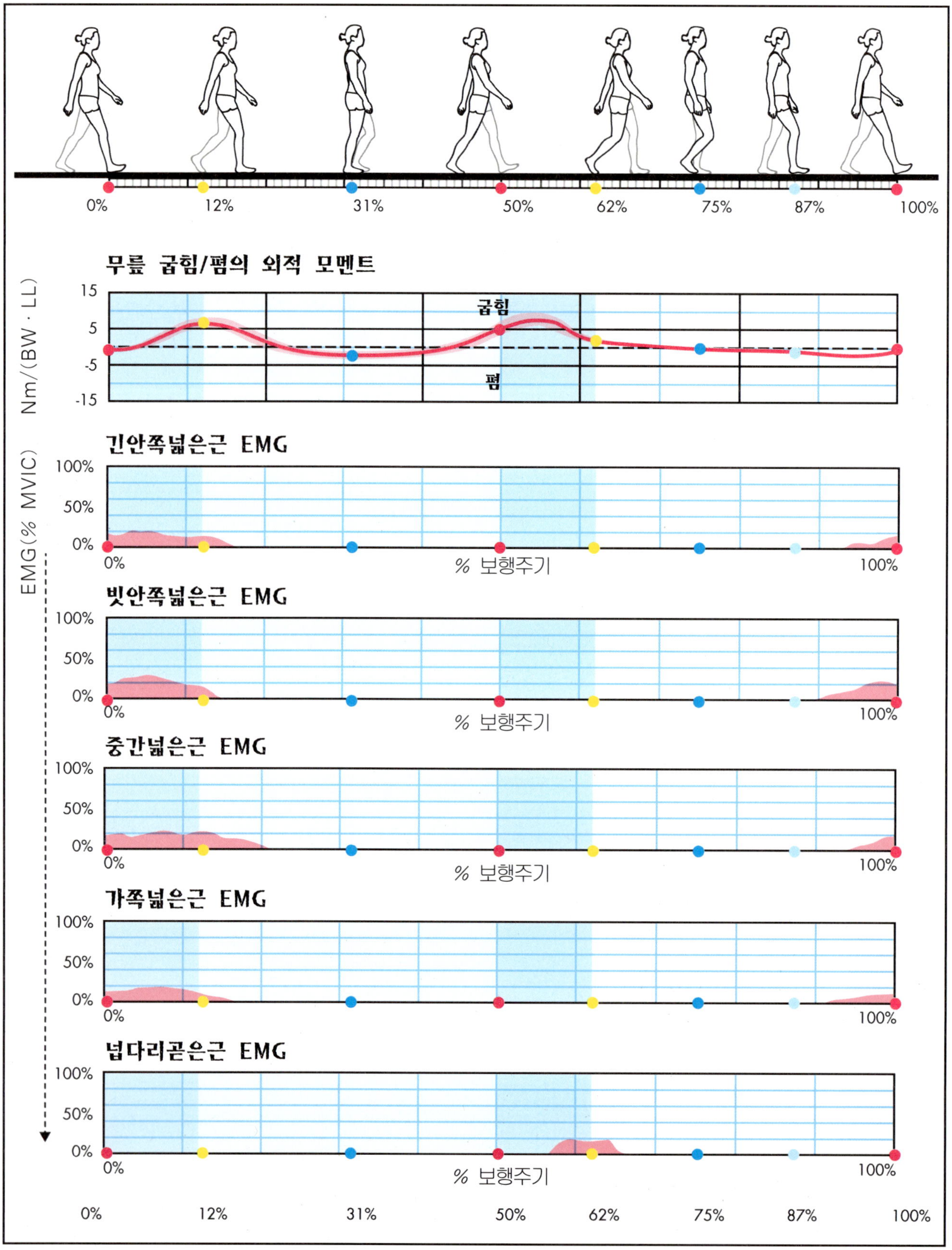

그림 4-18. 무릎 폄근의 외적 모멘트와 EMG

4.10 무릎관절 굽힘근의 모멘트와 EMG

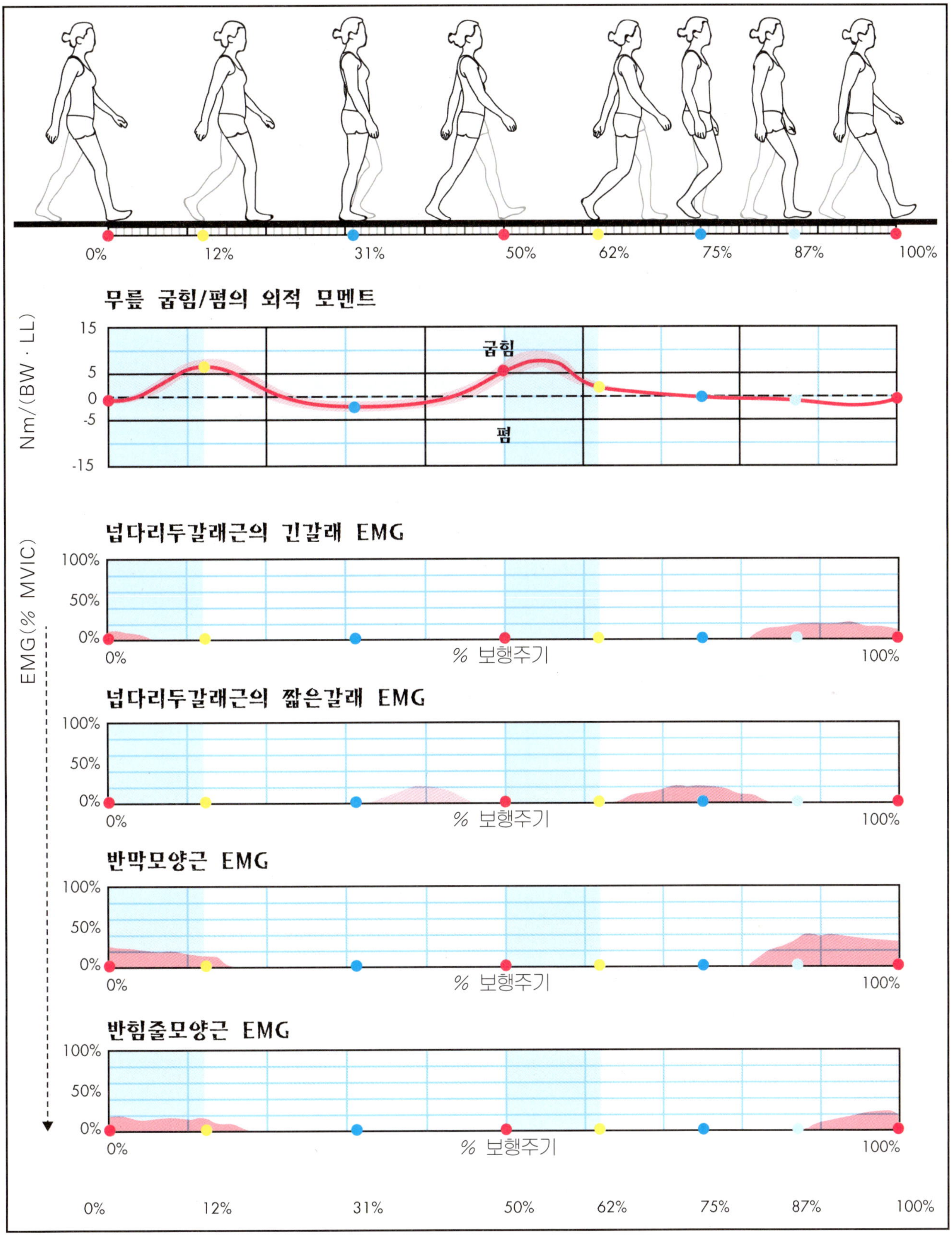

그림 4-19. 무릎 굽힘근의 외적 모멘트와 EMG

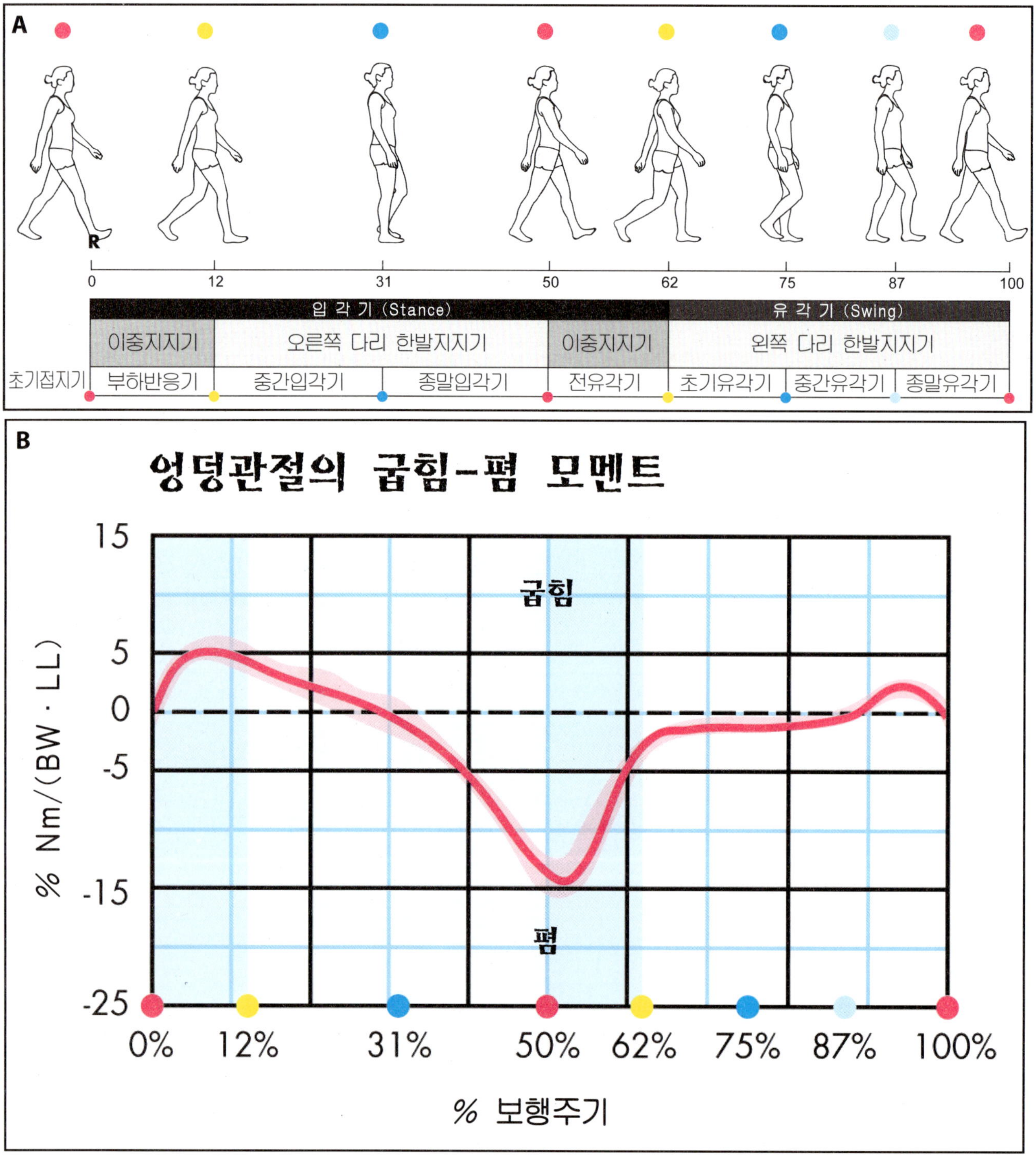

그림 4-20. (A) 보행주기의 단계들. (B) 엉덩관절의 폄/굽힘 모멘트

표 4-11

보행 단계	외적 시상면 엉덩관절 모멘트[8]
초기접지기와 부하반응기:	**굽힘 모멘트** ● 엉덩관절 폄근 활성화(Upper & lower G-max, adductor magnus, SM, ST, LHBF)
중간입각기:	**초기 굽힘 모멘트** **폄 모멘트** ● 엉덩관절이 모멘트에 의해 폄될 때, 엉덩관절의 앞쪽 구조물에 의해 수동으로 저항된다.
종말입각기:	**폄 모멘트** ● 엉덩관절의 앞쪽 구조물에 의해 수동으로 저항된다.
전유각기, 초기유각기와 중간유각기:	**폄 모멘트의 감소** ● 긴모음근이 전유각기 때 엉덩관절 굽힘을 일으키기 시작하고, 넙다리곧은근은 무릎 굽힘을 제한하는 한편, 엉덩관절을 굽힘하기 위해 전유각기의 후반부 때 활성화한다. 엉덩근과 넙다리빗근은 초기유각기와 중간유각기 때 활성화한다. 중간유각기의 후반부 때 LHBF와 SM은 초기접지기를 준비하기 위해 다리를 감속시킨다.
종말유각기:	**굽힘 모멘트** ● 초기접지기를 준비하기 위해 엉덩관절 폄근 활성이 다리를 감속시킨다(Upper & lower G-max, 큰모음근, SM, ST, LHBF).

G-max = 큰볼기근, SM = 반막모양근, ST = 반힘줄모양근, LHBF = 넙다리두갈래근의 긴갈래

4.11 엉덩관절 폄근의 모멘트와 EMG

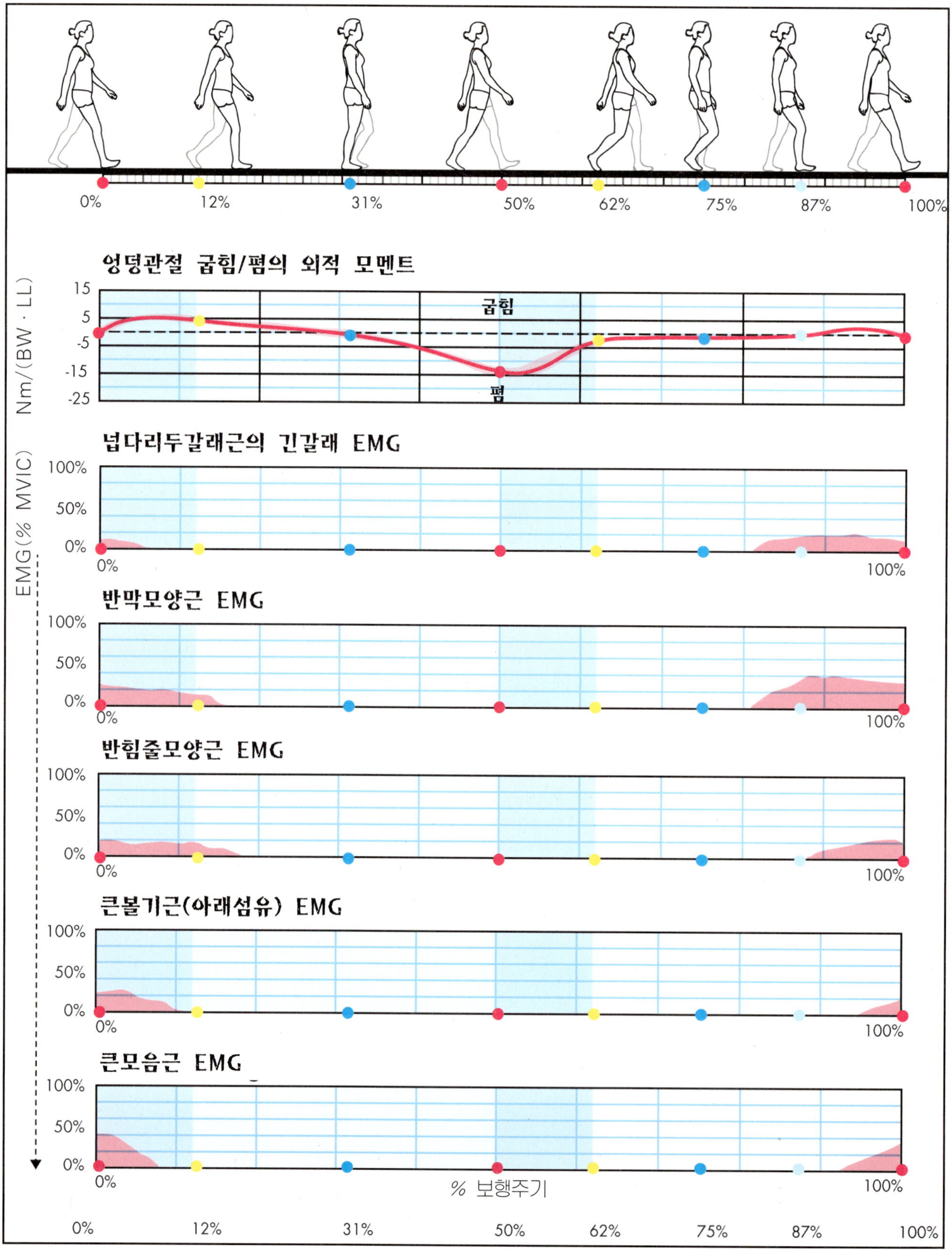

그림 4-21. 엉덩관절 폄근의 외적 모멘트와 EMG

4.12 엉덩관절 굽힘근의 모멘트와 EMG

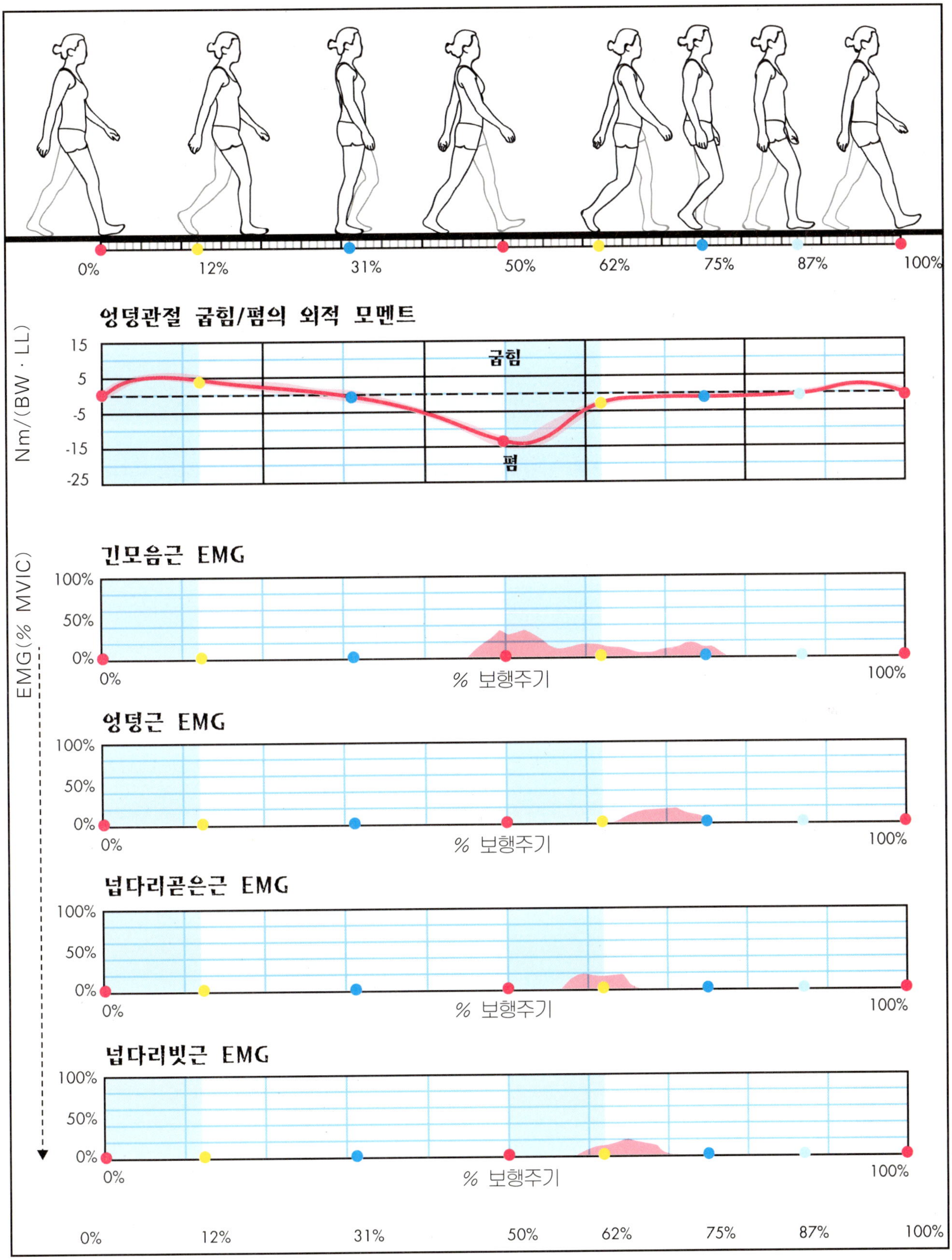

그림 4-22. 엉덩관절 굽힘근의 외적 모멘트와 EMG

4.13 이마면 운동역학

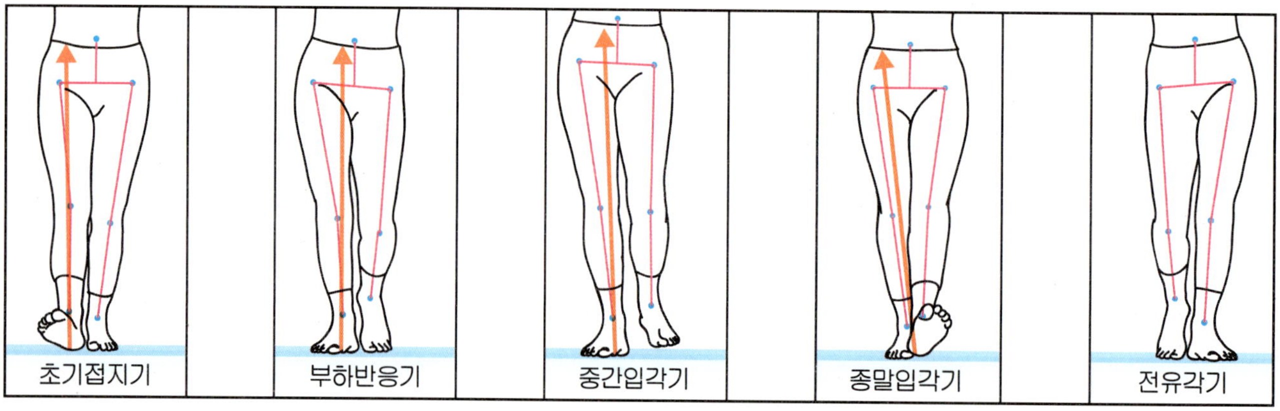

그림 4-23. 이마면 상에 그려진 GRFV

표 4-12. 초기접지기와 부하반응기의 모멘트와 EMG

관절/분절	GRFV 위치	외적 모멘트	근육 작용
목말밑관절	가쪽	가쪽번짐	안쪽번짐근(앞정강근과 뒤정강근)
무릎관절	안쪽	안굽이	없음
엉덩관절	안쪽	모음	벌림근

표 4-13. 중간입각기와 종말입각기의 모멘트와 EMG

관절/분절	GRFV 위치	외적 모멘트	근육 작용
목말밑관절	가쪽에서 안쪽으로	가쪽번짐에서 안쪽번짐으로	가쪽번짐근과 발바닥굽힘근(긴종아리근, 짧은종아리근, 뒤정강근, 긴엄지굽힘근, 긴발가락굽힘근, 가자미근, 장딴지근)
무릎관절	안쪽	안굽이	없음
엉덩관절	안쪽	모음	벌림근

4.14 발꿈치의 운동형상학과 안쪽번짐근/가쪽번짐근의 근육 활성

참고: 관찰적 분석에서, 가쪽번짐근은 정강뼈를 기준으로 발꿈치의 위치를 관찰함으로서 이루어진다. 가쪽번짐은 목말밑관절의 움직임이 아니다(목말뼈와 발꿈치뼈). 그러므로 관찰적 보행 분석을 할 때, 발꿈치뼈/정강뼈의 각도를 평가해야 한다. 이것은 이마면에서 주로 일어나는 3면의 목말밑관절 움직임이다. 우리는 운동형상학과 근육의 활성(EMG)을 함께 다루었다.

안쪽번짐근/가쪽번짐근의 EMG

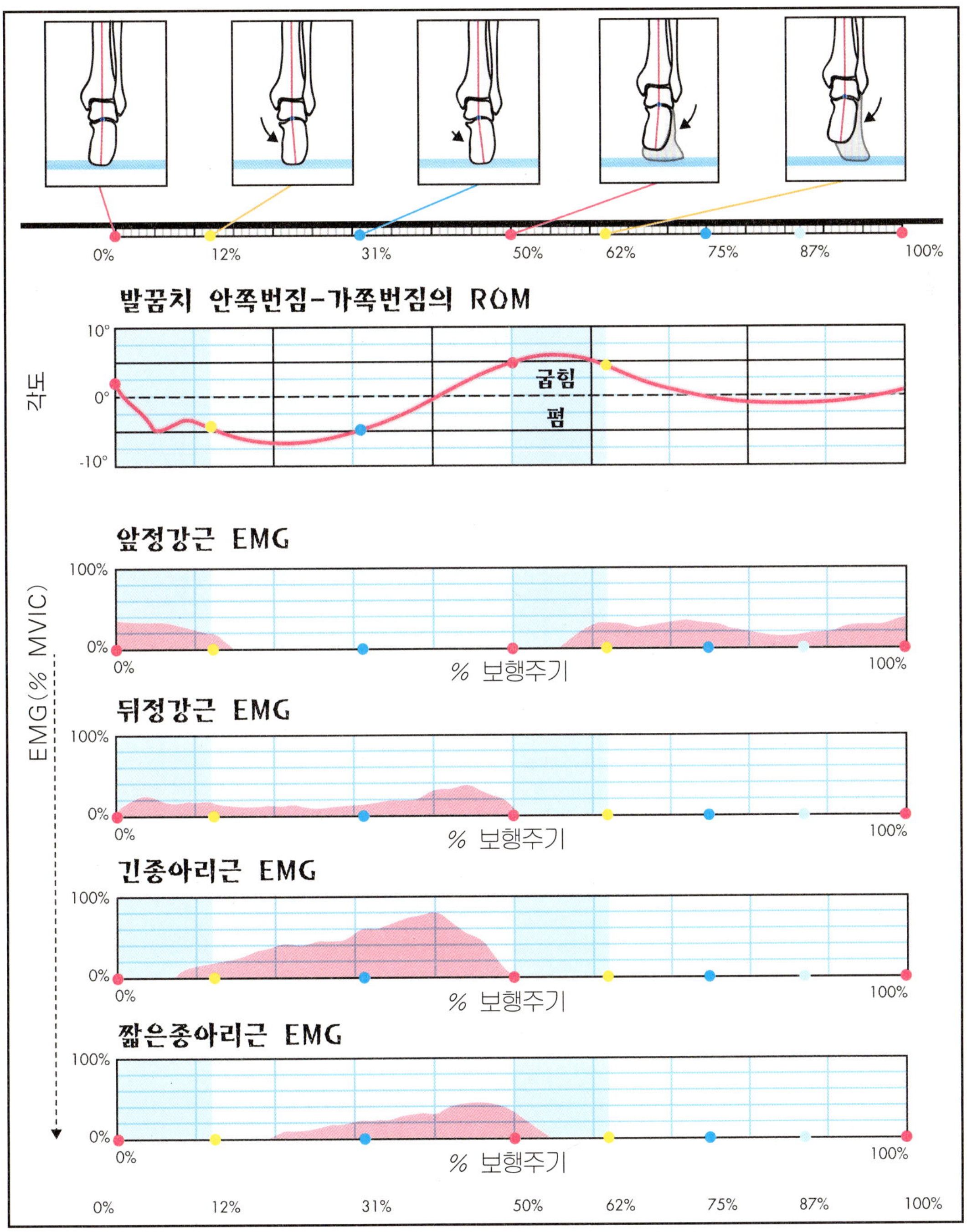

그림 4-24. 발꿈치 운동형상학과 안쪽번짐근/가쪽번짐근의 EMG

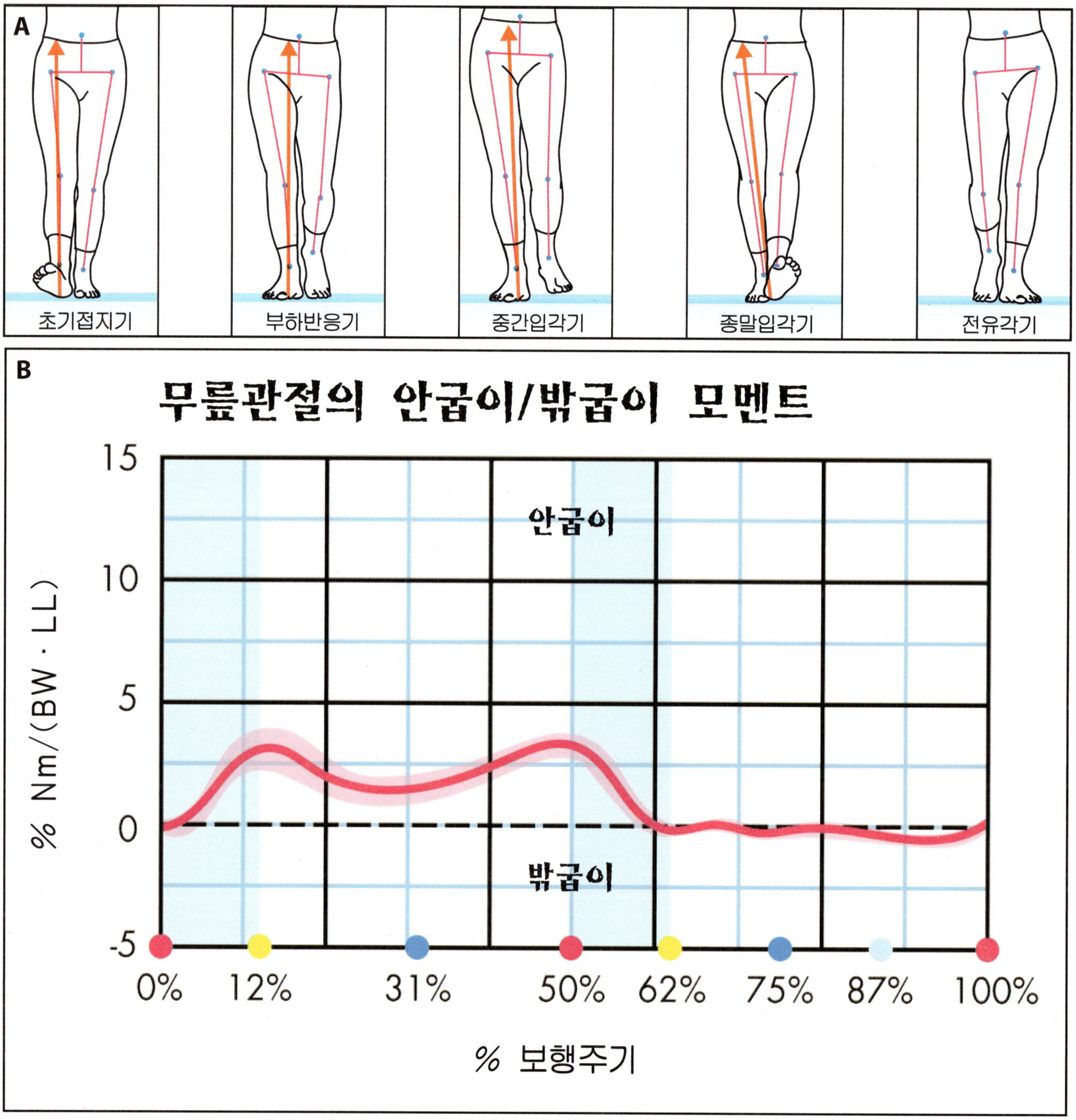

그림 4-25. (A) 이마면상의 벡터. (B) 이마면 무릎관절 안굽이/밖굽이 모멘트

표 4-14	
보행 단계	외적 시상면 무릎 모멘트
초기접지기:	중립위 모멘트
부하반응기:	중립위에서 안굽이/모음 모멘트로 증가 ● 가쪽무릎 구조물에 의해 수동으로 저항된다.
중간입각기:	안굽이/모음 모멘트 ● 가쪽무릎 구조물에 의해 수동으로 저항된다.
종말입각기:	안굽이/모음 모멘트 ● 가쪽무릎 구조물에 의해 수동으로 저항된다.
전유각기:	안굽이/모음 모멘트가 중립위로 감소된다.
초기유각기, 중간유각기 및 종말유각기:	중립위 모멘트 ● 초기접지기 때 약간의 밖굽이/벌림 모멘트가 중립위로 감소한다.

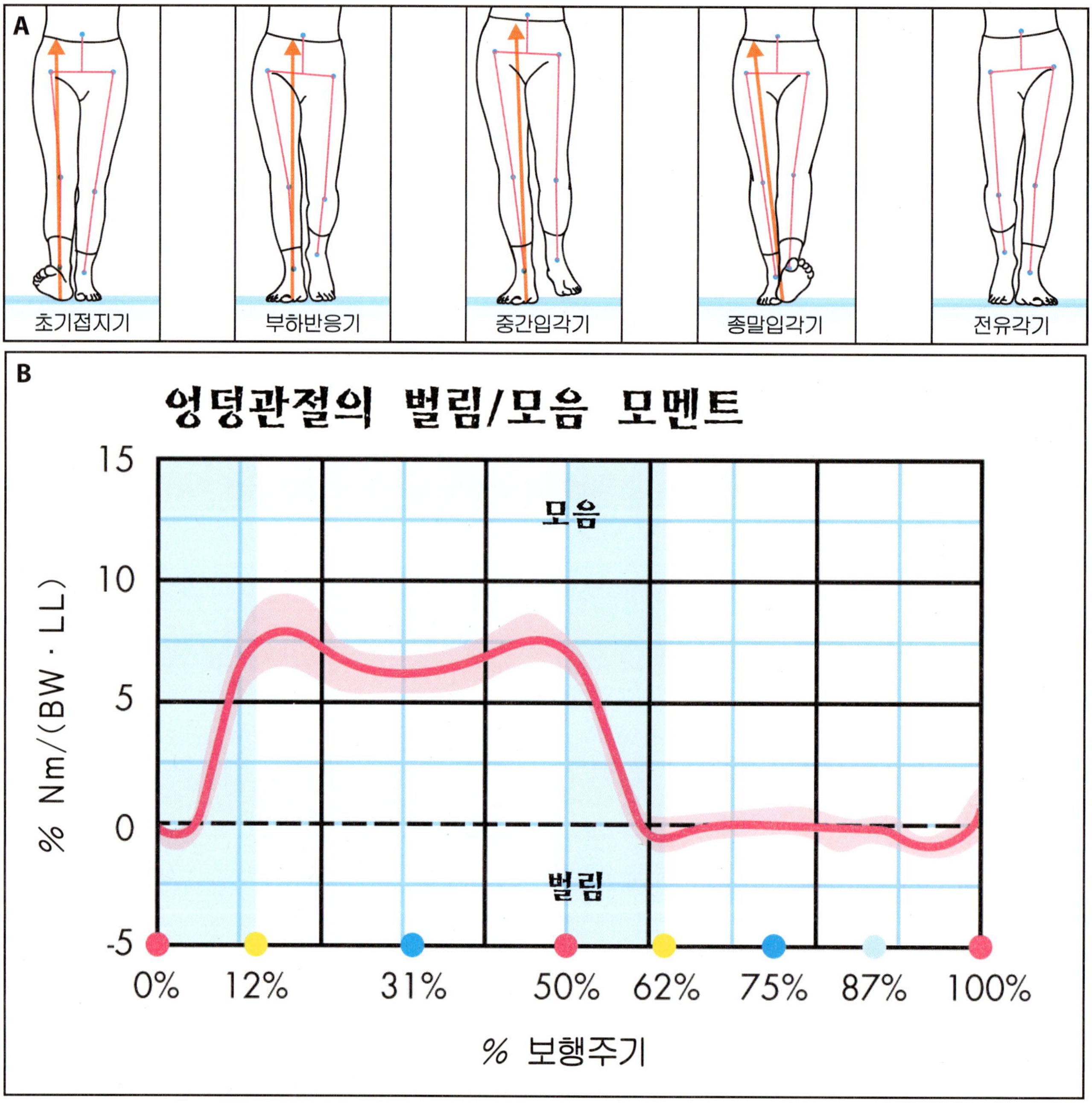

그림 4-26. (A) 이마면상의 벡터. (B) 이마면 엉덩관절 벌림/모음의 모멘트

표 4-15	
보행 단계	**외적 시상면 엉덩관절 모멘트**
초기접지기:	**중립위 모멘트** ● 부하반응기를 준비하기 위해 엉덩관절 벌림근이 활성한다(Upper G-max와 lower G-max, G-med, TFL).
부하반응기:	**모음 모멘트로 증가한다** ● 반대쪽 골반의 떨어짐을 최소화하기 위해 벌림근이 원심성 수축한다(Upper G-max와 lower G-max, G-med, TFL).
중간입각기:	**최대 모음 모멘트** ● 반대쪽 골반의 떨어짐을 최소화하기 위해 벌림근이 원심성 수축한다(Upper G-max, G-med, TFL).
종말입각기:	**2번째 최대 모음 모멘트** ● TFL이 작용하여 골반을 수평으로 유지한다.
전유각기:	**모음 모멘트 감소** ● 다리가 비부하될 때, 모음 모멘트가 빠르게 중립위로 감소한다.
초기유각기, *중간유각기 및 종말유각기:*	**중립위 모멘트**
g-med: 중둔근; TFL: 넙다리근막긴장근	

엉덩관절 벌림근의 EMG

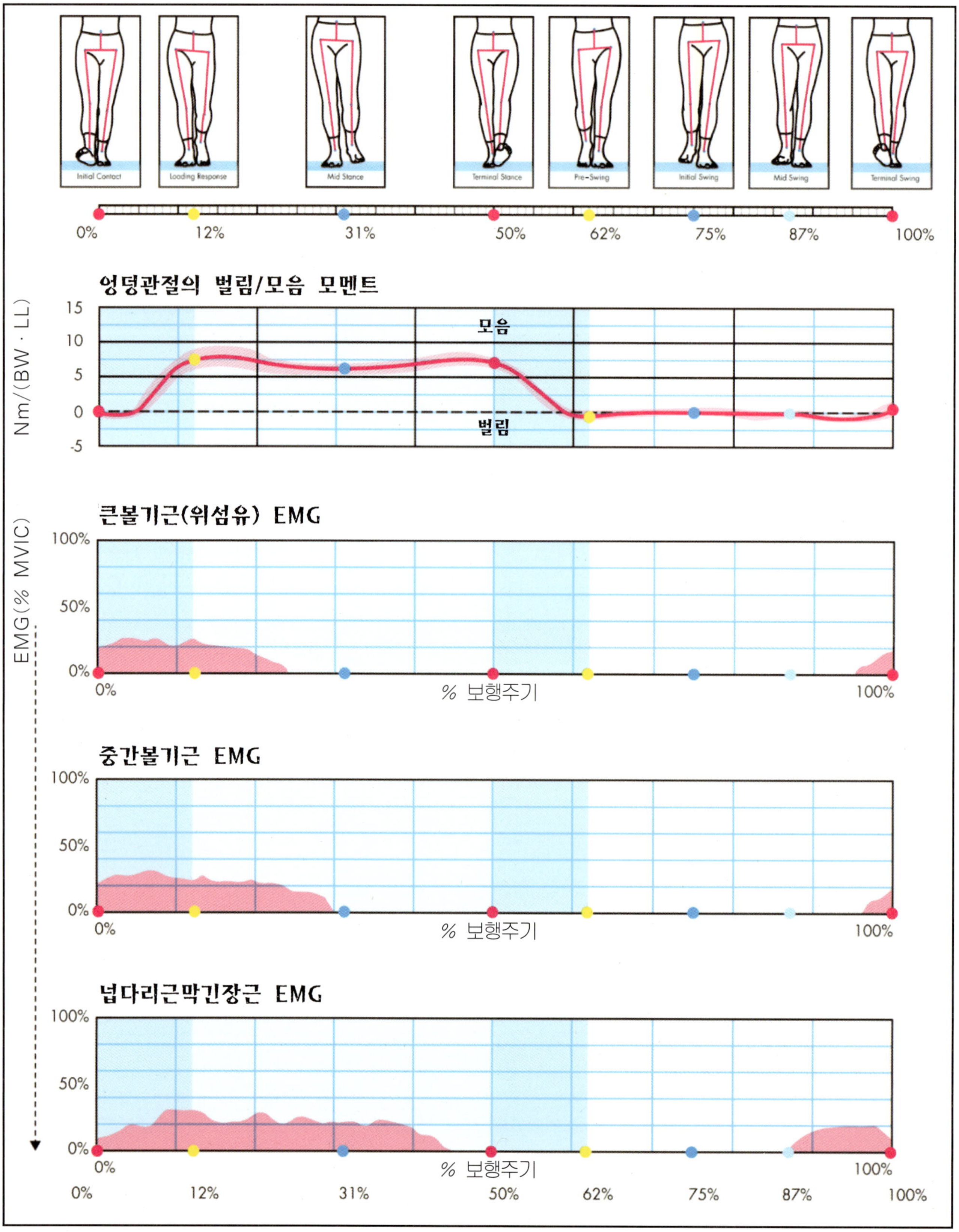

그림 4-27. 엉덩관절 벌림근의 모멘트와 EMG

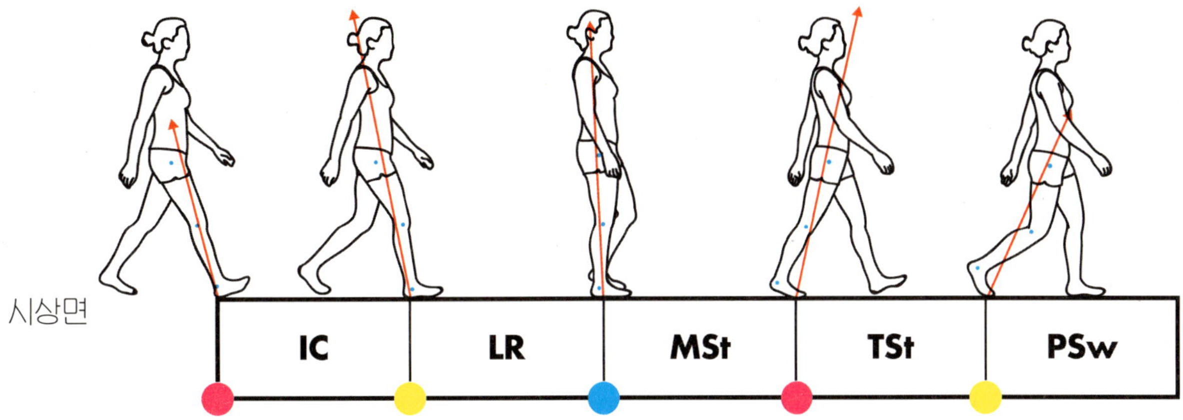

발목관절

	IC	LR	MSt	TSt	PSw
GRV	뒤쪽	뒤쪽	앞쪽	앞쪽	앞쪽
모멘트	발바닥굽힘	발바닥굽힘	발등굽힘	발등굽힘	발등굽힘
근육 작용	발등굽힘근	발등굽힘근	발바닥굽힘근	발바닥굽힘근	수동 반동

무릎관절

	IC	LR	MSt	TSt	PSw
GRV	앞쪽	뒤쪽	뒤쪽에서 앞쪽	앞쪽	뒤쪽
모멘트	약간의 폄	굽힘	굽힘에서 폄	폄	굽힘
근육 작용	넓은근	넓은근	굽힘 모멘트 동안에는 넓은근, 폄 모멘트 동안에는 작용하는 근육이 없음	무릎 뒤쪽 구조물	넙다리곧은근

엉덩관절

	IC	LR	MSt	TSt	PSw
GRV	앞쪽	앞쪽	앞쪽에서 뒤쪽	뒤쪽	뒤쪽
모멘트	굽힘	굽힘	굽힘에서 폄	폄	폄 감소
근육 작용	엉덩관절 폄근	엉덩관절 폄근	작용 근육 없음	없음	긴모음근과 넙다리곧은근

그림 4-28. 입각기 동안의 시상면 모멘트와 근육 작용에 대한 요약

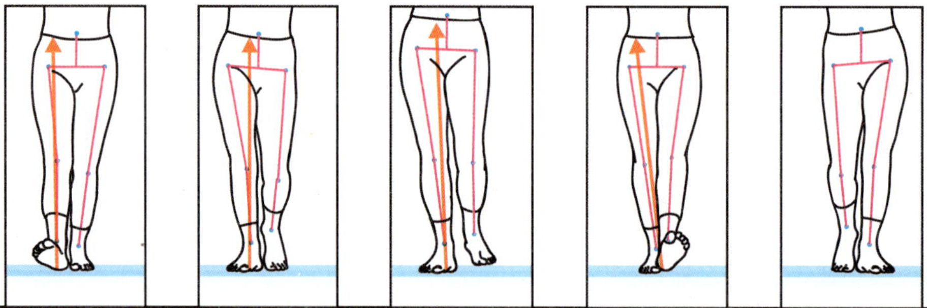

이마면

	IC	LR	MSt	TSt	PSw

목말밑관절

	IC	LR	MSt	TSt	PSw
GRV	가쪽	가쪽	가쪽에서 안쪽	안쪽	안쪽에서 중립위
모멘트	가쪽번짐	가쪽번짐	가쪽번짐에서 안쪽번짐	안쪽번짐	안쪽번짐
근육 작용	안쪽번짐근 (AT와 PT)	안쪽번짐근 (AT와 PT)	가쪽번짐근과 발바닥굽힘근 (FL,FB, PT,S,G, FHL,FDL)	가쪽번짐근과 발바닥굽힘근 (FL,FB, PT,S,G, FHL,FDL)	발바닥굽힘근 작용하지 않음. 시작 시 발등굽힘근 작용

무릎관절

	IC	LR	MSt	TSt	PSw
GRV	중립위에서 안쪽	안쪽	안쪽	안쪽	중립위
모멘트	중립위에서 안굽이	안굽이	안굽이	안굽이	중립위
근육 작용	없음	없음	없음	없음	없음

엉덩관절

	IC	LR	MSt	TSt	PSw
GRV	중립위에서 안쪽	안쪽	안쪽	안쪽	안쪽에서 중립위
모멘트	모음	모음	모음	모음	중립위
근육 작용	벌림근 (U G-max, G-med, G-min, TFL)	벌림근 (U G-max, G-med, G-min, TFL)	벌림근 (U G-max, G-med, G-min, TFL)	벌림근 (TFL)	없음

그림 4-29. 입각기 동안의 이마면 모멘트와 근육 작용에 대한 요약

그림 4-1, 4-2, 4-3, 4-4, 4-5, 4-7, 4-8 4-14, 4-17, 4-20, 4-25를 제외한 모든 그림의 출처는 다음과 같다: Perry J, Burnfield JM. Gait Analysis: Normal & Pathological Gait. 2nd ed. Thorofare, NJ: SLACK Incorporated; 2010; Kadaba MP, Ramakrishnan HK, Wootten ME, Gainey J, Gorton G, Cochran GV. Repeatability of kinematic, kinetic, and electromyographic data in normal adult gait. J Orthop Res. 1989;7[6]:849–860.

4.15 참고문헌

1. Whittington B, Silder A, Heiderscheit B, Thelen DG. The contribution of passive-elastic mechanisms to lower extremity joint kinetics during human walking. *Gait Posture.* 2008;27(4):628-634.
2. Fukunaga T, Kubo K, Kawakami Y, Fukashiro S, Kanehisa H, Maganaris CN. In vivo behaviour of human muscle tendon during walking. *Proc Biol Sci.* 2001;268(1464):229-233.
3. Jian Y, Winter D, Ishac M, Gilchrist L. Trajectory of the body COG and COP during initiation and termination of gait. *Gait Posture.* 1993;1(1):9-22.
4. Elble RJ, Moody C, Leffler K, Sinha R. The initiation of normal walking. *Mov Disord.* 1994;9(2):139-146.
5. Adams J. *Quanitative assessment of static and dynamic postural stability in normal adults* [thesis]. Los Angeles: Department of Biokinesiology and Physical Therapy, at University of Southern California; 1987.
6. Breniere Y, Do MC. Control of gait initiation. *J Mot Behav.* 1991;23(4):235-240.
7. Breniere Y, Do MC. When and how does steady state gait movement induced from upright posture begin? *J Biomech.* 1986;19(12):1035-1040.
8. Kadaba MP, Ramakrishnan HK, Wootten ME, Gainey J, Gorton G, Cochran GV. Repeatability of kinematic, kinetic, and electromyographic data in normal adult gait. *J Orthop Res.* 1989;7(6):849-860.

제 5 장

기능적 보행 측정

Functional Gait Measures

지역사회 삶의 참여에 요구되는 복합한 과제를 평가하고 정량화하기 위해 많은 보행의 기능 측정법과 활동 중심의 기능 측정법이 개발되어 왔다. 이들 기능 측정법은 참여자의 현 상태, 시간에 따른 변화, 중재에 대한 반응들을 기록하는데 유용하다. 복잡한 보행 과제로는 다음과 같은 것이 있다: 거리 교차로를 안전한 속도로 건너가는 것; 보행 속도를 필요에 따라 가속하고 감속하는 것; 다양한 지면을 보행하는 것; 장애물을 피해 가는 것; 여러 방향으로 머리를 돌리는 것; 그리고 보행을 멈추고, 회전하고, 방향을 전환하는 것 등. 다중 과제의 항목은 높은 수준의 성취를 반영한다.

*관찰적 보행분석*을 통해 정상 보행과 단계별 보행 편위를 관찰할 때, 기능 측정은 가동성 요구를 충족시킬 수 있는 참여자의 능력에 보행 편위가 어떤 영향을 주는지에 대한 정보를 제공한다. 대부분의 기능 측정은 다중 진단 그룹(근육뼈대계 질환, 신경계 질환 및 심폐계 질환 등)에서 이용될 수 있다. 본 장은 가장 흔하게 사용되는 보행 기능 측정에 대해 설명하고 평가할 것이다.

대개 기능 측정의 점수는 이전의 수행 수준이나 특정 집단의 모든 스펙트럼에 대한 표준 데이터를 비교한다. 항상 표준 수치가 이용되지 않는데, 그 이유는 이들 데이터의 설정에 요구되는 연구 디자인이 복잡하기 때문이다. “기준 수치(reference value)”라는 용어는 특정 진단 표본을 위한 표준 데이터를 의미한다.

심리측정적 특성은 통계의 강점이나 임상 측정의 약점과 관련된 정량적 성질이다. 임상의사결정에 이용되는 기능 측정은 신뢰도, 타당도 및 반응도를 포함하는 심리측정(psychometric)적 특성에 좌우된다.

5.1 신뢰도

관련된 모든 조건이 반드시 일정하게 유지될 때, 신뢰도는 다양한 도구 수행에서 얻어지는 일관성 있는 점수이다. 신뢰도의 종류로는 다른 시간대에 반복적으로 이루어지는 검사(검사–재검사), 동일 검사자에 의한 검사(검사내), 또는 다중 검사자(검사자간)에 의한 검사 등이 있다.

상관계수(예, Pearson 또는 Spearman 상관계수)를 이용해 신뢰도를 평가하는 것은 바람직하지 않다. 이것은 2개 등급 사이의 연관성만 제공하고, 그들 사이의 일치성을 설명하지 않기 때문이다. 부가적으로, 상관계수는 단지 2개 등급만을 비교할 수 있어, 다중 비교에는 적합하지 않다. 한편, 등급내 상관계수(ICC)는 다중 등급 사이의 연관성과 일치성을 모두 반영한다. 우리는 본 장의 목적에 맞게, 모든 심리측정 검사에 대해 재활측정 데이터의 리뷰어가 제시한 지침을 선택했다.

ICC의 강점은 다음과 같다:

ICC 〉 0.75	**훌륭함**
ICC = 0.40 – 0.74	**적절함**
ICC 〈 0.40	**부적절함**

5.2 타당도

타당도는 측정 의도가 무엇인지를 측정하는 검사이다. 타당도는 검사/측정이 어떻게 이용될 수 있는지를 알고자 할 때 꼭 필요하다. 몇몇 종류의 타당도들이 대부분의 임상 측정을 위해 존재하지만, 본장의 목적을 위해, 우리는 동시타당도(concurrent validity)만을 설명하는데, 그 이유는 그것의 객관성과 임상 직무에 직접 적용할 수 있기 때문이다.

동시타당도는 그 검사의 점수와 표준으로 간주되는 다른 검사나 또는 타당도가 설정된 검사 사이와의 상관관계 방향과 연관성 강점을 보여준다. 거의 동시에 2개 검사를 수행한다. 비율과 간격 척도를 위한 Pearson 적률 상관계수(r)를 이용하여 점수 사이의 관계를 일반적으로 표현하는 한편, Spearman'rho로 불리는, Kappa & Spearman 상관계수(r_s)는 명목형 데이터와 순서형 데이터를 위해 사용된다. 저자들이 평가하듯이, 상관관계의 강점은 다음과 같다:

상관계수 〉 0.6 **훌륭함**
상관계수 = 0.31–0.59 **적절함**
상관계수 〈 0.30 **부적절함**

5.3 최소감지변화 (MDC)

변화에 대한 반응성(responsiveness)은 변화를 정확하게 감지하는 기능 측정의 능력이다, 변화에 대한 반응성은 변화가 일어났을 때, 최소감지변화의 계산을 통해 일반적으로 평가된다. MDC는 참여자 점수의 가장 작은 변화로서, 측정오차를 넘어서는 진짜 변화를 의미한다.

비록 MDC가 측정 점수에 실제 변화를 고려하는 크기로 정의되지만, MDC는 참여자의 반응에서 이런 변화가 실제로 의미 있는지를 결정하는데 중요한 역할을 한다. 예를 들어, Timed Up & Go 검사를 했을 때, 0.5초의 향상은 참여자의 기능에서 볼 때 실제로 의미 있는 차이가 아닐 수 있다.

5.4 최소 임상 중요 차이 (MCID)

의미 있는 변화의 가장 일반적인 지표는 최소 임상 중요 차이(MCID)이다. MCID는 수행의 뚜렷한 향상으로서, 참여자가 인지하거나 임상가가 인지한 의미 있는 변화를 나타내는 점수의 최소 변화를 의미한다.

반응성은 효과 크기(effect size)와 표준반응평균(SRM), 또는 둘 다의 계산을 통해 반영될 수 있다. ES와 SRM을 이용한 수치는 측정 척도의 변화와 함께 다른 기능 측정의 반응성을 비교하는 능력이다. 일반적으로, 큰 효과 크기는 커다란 치료 효과를 나타낸다. 그래서 0.90s와 0.80s의 ES는 큰 것으로 간주되고, 반면 0.20s의 ES는 최소의 것으로 간주된다.

5.5 준거 점수 (Cut-Off Score)

기능 측정에 대한 준거 점수는 참여자를 그룹으로 나눌 때 도움을 준다. 예를 들어, 4개 항목 동적 보행지수의 준거 점수 10/12은 참여자가 낙상(넘어짐)할 위험이 있음을 의미한다.

이 기능 측정들에 대한 더 많은 데이터를 알고 싶으면, 독자들은 재활 측정 웹사이트를 방문하길 바란다.[1]

5.6 The Timed Up and Go 검사

웹사이트와의 연결:

http://www.rehabmesaures.org/PDF%20Library/Timed%20Up%20and%20Go%20Test%20 Instructions.pdf

목적

TUG 검사의 원래 목적은 노인을 대상으로한 전반적인 가동성과 낙상 위험을 검사하는 것이다. 이 검사법은 관절염, 파킨슨병, 안뜰계 문제, 뇌졸중 등을 가진 다른 집단의 사람에게 이용되어 왔다. 미국노인협회와 영국노인협회는 낙상에 대한 스크린 검사로 TUG을 추천하고 있다.

설명

이 검사의 대상자는 팔걸이가 있는 표준 의자에 앉은 후, 일어서고, 표적 마크나 원뿔 까지 3m를 걷는다. 그리고 표적 마크나 원뿔 주위를 돈 후, 의자로 돌아와서 그 의자에 앉아야 한다. 대상자는 할 수 있을 만큼 빠르고 안전하게 움직여야 한다. 점수는 동작을 시작한 후, 다시 의자로 돌아와서 엉덩이가 의자에 닿는 순간까지 걸리는 시간이다. 참여자는 한번의 연습만 수행하고, 검사에 임한다.

점수

시간(초)

평가 영역

균형(안뜰계와 비안뜰계), 기능적 가동성 및 보행

ICF 영역

활동(activity)

수행 시간

5분 이하

장비

- 팔걸이가 있는 표준 의자(의자높이는 약 46cm)
- 원뿔이나 다른 마크
- 초시계

기준 수치

몇몇 연구들은 지역사회 노인들을 대상으로 TUG의 기준 범위를 보고했다: 남성에 비해 여성이 평균적으로 조금 더 많은 시간을 소요했고, 또 연령이 증가할수록 더 많은 시간이 소요되었다.[4–7] Bohannon은 21개 연구에서 나온 데이터로 메타분석을 이용하여 60세 이상의 노인의 TUG 기준 수치를 보고했다(표 5.6.1).[5]

표 5.6.1. 지역사회 노인[5]에 대한 TUG 기준 수치

연령(세)	평균(초)	95% CI
60–69	8.1	7.1–9.0
70–79	9.2	8.2–10.2
80–89	11.3	10.0–12.7
CI: 신뢰구간		

최소감지변화(MDC)

표 5.6.2. TUG의 최소감지변화 수치

진단 그룹	최소감지변화(초)	참고문헌
알츠하이머병	4.09	Ries 등[8]
만성 뇌졸중	2.9	Flansbjer 등[9]
파킨슨병	11.3	Dal Bello-Haas 등[10]

최소 임상 중요 차이(MCID)

Write 등[11]은 엉덩관절 관절염 환자를 대상으로 TUG의 점수를 측정한 후, 9주의 물리치료실 이후에도 TUG 점수를 측정했다. 3개의 다른 통계학 계산 방법을 이용하여, MCID인 TUG 시간이 0.8초, 1.4초 및 1.2초 이상 감소되었음을 보고했다.[11]

준거 점수

준거 점수는 환자가 낙상 위험을 가졌는지를 확인하는데 주로 이용된다. 준거 점수는 사람에 따라 다르고, 또 진단명에 따라 다르다(표 5.6.3). 예를 들어, 20초의 준거 점수를 이용하면, 지역사회의 낙상자와 비낙상자를 구분하는데, TUG가 87%의 민감도와 특이도를 가졌다. 그러나 임상가는 낙상 위험을 확인할 때 TUG에 의존해서는 안되는데, 그 이유는 체계적 검토와 메타분석에서 보고된 것처럼, 준거 점수의 연구와 표본 집단 사이에 보고된 다양성 때문이다. 게다가 TUG는 좋은 기능을 가진 노인 중에서 낙상자를 확인하는 것에는 적합하지 않다. 그 이유는 TUG가 충분한 난이도(천정 효과)를 갖고 있지 않았기 때문이다.[16] TUG의 수행 시간을 측정하는 것 이외에도, 임상가는 앉은 자세에서 일어서고, 걷고, 팔을 흔들고, 회전하는 능력 등에 대한 중요한 임상 통찰력을 얻기 위해, 노인이 TUG을 어떻게 수행하는지를 관찰해야 한다.

표 5.6.3. 낙상 위험을 가리키는 준거 점수

집단/진단 그룹	준거 점수(초)	참고문헌
지역사회 노인	〉13.5	Shumway-Cook 등[12]
뇌졸중 노인 환자	〉14	Andersson 등[17]
과거에 낙상 클리닉에 참여한 노인	〉15	Whitney 등[18]
허약한 노인	〉32.6	Thomas 등[19]
다리 절단자	〉19	Dite 등[20]
파킨슨병	〉11.5	Nocera 등[21]
	〉7.95	Dibble 등[22]
엉덩관절 관절염	〉10	Arnold 등[23]
안뜰계 질환	〉11.1	Whitney 등[24]

심리측정적 특성

검사-재검사 신뢰도

지역사회에 거주하는 노인의 경우, 검사-재검사 신뢰도는 0.97의 ICC으로서 훌륭했다.[7] 재검사 신뢰도는 관절염(ICC=0.75),[25] 뇌졸중(ICC=0.96),[9] 외상성 뇌손상(ICC=0.86),[26] 파킨슨병(ICC=0.85)[27] 등을 포함한 다양한 진단 그룹에서도 기록된다.

검사자간(interrater) 신뢰도와 검사자내(intrarater) 신뢰도

다양한 질환을 가진 지역사회에 거주하는 노인의 경우, 검사자간 신뢰도는 훌륭했다(ICC=0.99). 퇴행성 관절염(ICC=0.87; 95% CI= 0.74-0.94),[11] 척수손상(r=0.973),[28] 파킨슨병(ICC=0.99)[29] 등의 다양한 진단 그룹에서도 검사자내 신뢰도가 훌륭했다.

TUG는 0.92-0.99[7,27]의 ICC를 가진 훌륭한 검사자내 신뢰도를 보였다. Nordin 등[30]은 스웨덴의 요양시설에 있는 노인들을 대상으로 TUG의 검사자내 신뢰도를 측정한 결과, 훌륭한 검사자내 신뢰도를 보였다고 했다(ICC=0.92; 95% CI= 0.86-0.95). Bonnie 등[29]은 20명의 파킨슨병 환자를 대상으로 하여 0.98의 ICC를 보고했다.

타당도

표 5.6.4. TUG의 동시타당도		
집단/진단그룹	**TUG와 관련된 측정**	**참고문헌**
여러 진단명을 가진 노인	BBS, r=−0.81 보행속도, r=−0.61 ADL의 Barthel 지수, r=−0.78	Podsiadlo 등[2]
	기능적 보행평가, r=−0.84	Wrisley and Kumar[31]
파킨슨병	Berg 균형 척도, r=−0.78 빠른 보행속도, r=−0.69 편안한 보행속도, r=−0.67 파킨슨병 환자	Brusse 등[32]
	Berg 균형 척도, r=−0.47	Bennie 등[29]
만성 뇌졸중	6MWT, r=0.92 편안한 보행속도, r=−0.86 빠른 보행속도, r=−0.91 계단 올라갈 때, r=0.86 계단 내려올 때, r=0.90	Flansbjer 등[9]
안뜰계 질환	기준선 측정에서 FTSST, r=0.53	Meretta 등[33]
골관절염	Kellengren-Lawrence 방사선 단계, r=0.628 KOOS(모든 차원), r=−0.52에서 −0.69	Sabirli 등[34]
척수손상	SCI-FAI 가동성, r=−0.724 10MWT, r=−0.646	Lemay 등[35]
BBS=Berg 균형 척도; ADL=일상생활동작; 6MWT=6분 보행검사; FTSST=5회 앉은 자세에서 일어서기 검사; KOOS=무릎손상골관절염 성과점수; SCI-FAI= 척수손상 기능보행 목록; 10MWT=10M 보행검사.		

변화에 대한 반응성/민감도

Lin 등[36]은 대만의 지역사회 노인 1200명을 대상으로 하여, 낙상 반응성의 작은 ES와 ADL 경사에 대한 중등도 ES를 보고했다. 다른 손에 대한 ADL 향상은 0.05의 작은 ES였다. French 등[37]은 무릎 골관절염 환자를 대상으로 0.33의 작은 ES라는 비슷한 결과를 보고했다.

5.7 The Timed Up and Go의 이중 과제

Timed Up and Go의 인지 과제와
Timed Up and Go의 손 기능 과제

목적

TUG의 이중 과제 검사는 노인을 대상으로 한 전반적인 가동성과 낙상의 위험을 검사하는 동적 측정이며, 이것은 TUG을 수행하는 동안 다른 과제(인지 과제 또는 손 기능 과제)를 함께 수행하는 것. TUG와 비슷하게, TUG 이중 과제도 낙상의 위험을 확인하기 위해 건강한 노인이나 여러 진단명을 받은 사람에게도 적용될 수 있다.

설명

TUG의 이중 과제 검사도 "팔걸이가 있는 표준 의자에 앉았다가 일어서고, 표적 마크나 원뿔까지 3m를 걷는다. 그리고 표적 마크나 원뿔 주위를 돈 후, 의자로 돌아와서 그 의자에 앉아야 한다"는 TUG 검사와 같은 기본 교육을 통해 이루어진다. TUG 인지 과제 검사는 TUG 검사를 수행하는 동안 20-100 사이의 아무 숫자를 선택한 후, 그 숫자에서 계속 3를 뺄셈하는 방식으로 이루어진다.[12,38] 이때 참여자는 큰소리를 내면서 숫자 계산을 한다. TUG 손기능 과제 검사는 참여자가 물이 든 컵을 잡고 걷는 검사이다.[12,38]

점수

시간(초)

평가 영역

균형(안뜰계와 비안뜰계), 기능적 가동성 및 보행

ICF 영역

활동(activity)

수행 시간

5분 미만

장비

- 팔걸이가 있는 표준 의자(의자높이는 약 46cm)
- 원뿔이나 다른 마크
- 초시계
- 물컵

기준 수치

단지 몇 개의 연구만이 건강한 사람과 여러 진단 그룹의 사람을 대상으로 TUG 이중과제 검사를 수행했다(표 5.7.1).

표 5.7.1. TUG 이중과제 검사의 기준 수치

집단/진단 그룹	TUG 평균(SD)	TUG 인지 검사 평균(SD)	TUG 손기능 검사 평균(SD)	참고문헌
지역사회 노인 (60–87세)	8.39(1.36)	9.82(2.39)	11.56(2.11)	Hofheinz 등[38]
낙상 경험이 없는 노인(평균 연령=78세; 연령 범위=65–85세)	8.4(1.7) 범위=6.4–12.6	9.7(2.3) 범위=6.2–14.6	9.7(1.6) 범위=6.9–12.6	Shumway-Cook 등[12]
낙상 경험이 있는 노인 (평균 연령=86.2세; 연령 범위=76–95세)	22.2(9.3) 범위=10.3–39	27.2(11) 범위=11–49.6	27.7(11.6) 범위=14–48	
안뜰계 장애	NA	12.08(2.07)	NA	Caixeta 등[39]
파킨슨병	16.4(3.8)	16.5(3.6)* 21.5(7.9)**	NA	Campbell 등[40]
건강한 노인 (평균 연령=76.4세; SD=7세)	9.85(1.44)	10.77(2.11)* 11.58(2.63)**	NA	

* 낮은 인지 요구(문장 반복)
** 높은 인지 요구(요일들을 거꾸로)
SD=표준편차

최소감지변화(MDC)

설정되지 않음

최소 임상 중요 차이(MCID)

설정되지 않음

준거 점수

TUG 검사와 TUG의 손 기능 검사사이에서의 4.5초 증가는 건강한 노인에서 더 큰 낙상 위험과 관련이 있었다.[41] TUG 손 기능의 14.5초 준거 점수는 노인을 90%의 예측 비율을 가진 낙상자로 분류했다.[12] TUG 인지 과제를 수행하는데 15초 이상 걸린 참여자는 87% 예측 비율을 가진 낙상자로 분류되었다.[12]

심리측정적 특성

신뢰도

지역사회 노인을 대상으로 한, 검사-재검사 신뢰도는 훌륭했다(r=0.98).[38] 지역사회 노인을 대상으로 한 검사자간 신뢰도와 검사자내 신뢰도도 훌륭했다(검사자간 신뢰도 ICC=0.99[12]; 검사자내 신뢰도 ICC=0.94[38]).

타당도

파킨슨병 환자의 경우, TUG 인지 기능 검사는 TUG 검사(42%)보다 낙상자의 좋은 예측타당도를 가졌다(71%). 다른 손 기능 검사와 인지 기능의 타당도가 표 5.7.2에 제시되어 있다.

표 5.7.2. TUG 이중 과제의 동시타당도

집단/진단 그룹	TUG 이중과제와 관련된 측정	참고문헌
노인	TUG 인지 검사 vs BBS, **좋은** 상관관계수($r=0.66$) TUG 손기능 검사 vs BBS, **좋은** 상관관계($r=-0.72$)	Hofheinz 등[38]
안뜰계 장애	TUG 인지 검사 vs MMSE, **낮은** 상관관계수($r_s=0.36$) TUG 인지 검사 vs Clock 검사, 상관관계 없음($r_s=-0.2$)	Caixeta 등[39]
MMSE: 최소-정신 상태 검사		

변화에 대한 반응성/민감도

설정되지 않음.

5.8 6분 보행검사

웹사이트와의 연결:

http://www.cscc.unc.edu/spir/public/UNLICOMMSMWSixMinuteWalkTestFormQxQ08252011.pdf

목적

6분 보행검사(6MWT)의 원래 목적은 호흡과 심장 문제를 가진 환자의 운동내성을 검사하는 것이었다.[42] 이 검사는 건강한 사람과 노인을 포함한 다른 집단을 대상으로 기능적 운동 능력의 수행 중심 측정으로서 사용되어 왔다.

설명

6MWT는 시간을 제한한 검사로서, 검사 영역내에서 6분 동안 걸었던 보행 거리를 평가한다. 검사 영역/보행통로는 실내에 있는 길고, 평편해야 하고, 또 딱딱한 지면을 갖추어야 한다. 미국흉부학회는 보행 경로를 30m로 하고, 3m 마다 색깔이 있는 테이프로 표시하고, 전환점을 원뿔로 표시하도록 제안했다.[43] 검사자는 참여자에게 짧은호흡, 근육통, 어지럼, 협심증 증상을 경험했다면, 보고하도록 지시하고 즉각 검사를 중단해야 한다. 그리고 검사 동안 필요하다면 언제든지 휴식을 취할 수 있다고 참여자에게 교육시킨다. 만약 참여자가 6분의 보행을 완수할 수 없다면, 그 동안 걸었던 거리를 사용한다. 참여자는 검사 동안 보조장비를 이용할 수도 있다.

점수

6분 동안의 보행거리, 휴식의 횟수와 기간 등

평가 영역

최대하 유산소 능력과 보행

ICF 영역

활동

수행 시간

6–30분

장비

- 초시계
- 거리를 측정하는 바퀴
- 기계적 랩 카운터
- 전향점을 표시하는 2개의 원뿔
- 의자
- 허파와 심장의 기능장애를 가진 환자의 경우에는, 생체징후 모니터, 맥박산소측정기, Borg 척도, 산소 공급 장치, 응급 도움의 접근성 등이 중요하다. 이런 환자의 경우는 미국흉부학회지침을 따라야 한다.[43]

기준 수치

2개 연구에서 나온 기준 수치가 표 5.8.1에 제시되어 있다.[7,44] Lusardi 등[44]에 의해 보고된 일반적으로 낮은 점수는 보조장비를 사용했던 사람들 때문에 발생했고, 한편 Steffen 등[7]은 독립적으로 보행했던 사람만을 포함시켰다.

표 5.8.1. 지역사회 노인을 위한 6분 보행 검사 기준 수치: 거리(m)와 평균(SD)			
성별	연령(세)	Steffen 등[7] n=96	Lusardi 등[44] n=76
남성	60–69	572(92)	498(0)
	70–79	527(85)	475(93)
	80–89	417(73)	320(80)
	90–101	–	296(15)
여성	60–69	538(92)	405(110)
	70–79	471(75)	406(95)
	80–89	392(85)	282(123)
	90–101	–	261(81)

표 5.8.2. 6분 보행 검사 기준 수치: 거리(m)		
진단 그룹	기술적 통계	참고문헌
만성 심부전	평균범위=310–427, 심장질환의 심각도에 의존	Cahalin 등[45]
만성 폐쇄성 폐질환	평균=380, 범위=160–600	Casanova 등[46]
만성 뇌졸중	평균=408, SD=132, 범위=133–700(GPS를 이용하여 실외에서 측정됨) 평균=413, SD=127, 범위=129–664(실내에서 측정됨)	Wevers 등[47]
GPS: Global positioning system		

최소감지변화 (MDC)

표 5.8.3. 6분 보행 검사의 최소감지변화(MDC) 수치		
집단/진단 그룹	MDC	참고문헌
노인	58.21m	Perera 등[48]
만성 폐쇄성 폐질환	54m	Redelmeier 등[49]
만성 뇌졸중	34.37m	Eng 등[50]
	36.6m 또는 13% 변화	Flansbjer 등[9]
척수손상	5.8m 또는 22% 변화	Lam 등[51]
파킨슨병	82m	Steffen and Seney[27]
골관절염	61.34m	Kennedy 등[25]

최소 임상 중요 차이(MCID)

표 5.8.4. 6분 보행 검사의 최소 임상 중요 차이(MCID): 진단 그룹		
집단/진단 그룹	MCID	참고문헌
지역사회 노인	50m	Perera 등[48]
만성 뇌졸중	50m	Perera 등[48]
만성 폐쇄성 폐질환	54m	Rasekaba 등[52]
척수손상	0.10 m/s 의 보행속도	Forrrest 등[53]

준거 점수

350 m 미만의 거리는 만성 폐쇄성 폐질환(COPD), 만성 심부전, 허파동맥성 고혈압에서의 사망률 증가와 관련된다.[52]

심리측정적 특성

신뢰도

표 5.8.5. 6분 보행검사의 신뢰도

집단/진단 그룹	신뢰도 측정	참고문헌
지역사회 노인	**훌륭한** 검사-재검사 신뢰도 (ICC=0.95)	Steffen 등[7]
만성 뇌졸중	**훌륭한** 검사-재검사 신뢰도 (ICC=0.99)	Eng 등[50]
	훌륭한 검사-재검사 신뢰도 (ICC=0.99)	Flansbjer 등[9]
	훌륭한 6분 보행검사:검사-재검사 신뢰도 실외(ICC=0.96) 실내(ICC=0.98)	Wevers 등[47]
	적절한 검사자내 신뢰도 (ICC=0.74) **적절한** 검사자간 신뢰도 (ICC=0.78)	Kosak and Smith 54
척수손상	**훌륭한** 검사자내 신뢰도 (ICC=0.99) **훌륭한** 검사자간 신뢰도 (ICC=0.99)	Scivoletto 등[55]
알츠하이머 질환	**훌륭한** 검사-재검사 신뢰도 (ICC=0.982-0.987)	Ries 등[8]
	훌륭한 검사자내 신뢰도 (ICC=0.76-0.9) **훌륭한** 검사자간 신뢰도 (ICC=0.97-0.99)	Tappen 등[56]
골관절염	**훌륭한** 검사-재검사 신뢰도 (ICC=0.94)	Kennedy 등[25]
외상성 뇌손상	**훌륭한** 검사-재검사 신뢰도 (ICC=0.94)	Mossberg 등[57]
	훌륭한 검사-재검사 신뢰도 (ICC=0.96)	van Loo 등[58]

타당도

표 5.8.6. 다른 기능적 측정과 함께 한 6분 보행검사의 동시타당도		
집단/진단 그룹	**6분 보행검사와 관련된 측정**	**참고문헌**
노인	의자 일어서기, **적절함**(r=0.67) 서기 자세의 균형, **적절함**(r=0.52) 보행속도, **적절함**(r=−0.73)	Harada 등[59]
척수손상	10 m 보행 검사, **훌륭함**(r=−0.95) TUG, **적절함**(r=−0.88) SCI 를 위한 보행지수 II, **나쁨**(r=0.60)	Lam 등[51]
	TUG, **훌륭함**(r=−0.88) 10 m 보행 검사, **훌륭함**(r=−0.95)	van Hedel 등[28]
만성 뇌졸중	TUG, **훌륭함**(r=−0.89) 10 m 보행 검사(편안한 보행속도), **훌륭함**(r=0.84) 10 m 보행 검사(빠른 보행속도), **훌륭함**(r=0.94) 계단오르기, **훌륭함**(r=−0.82) 계단내려가기, **훌륭함**(r=−0.80)	Flansbjer 등[9]
급성 뇌졸중	2분 보행 검사, **훌륭함**(r=0.997) 12분 보행 검사, **훌륭함**(r=0.994)	Kosak and Smith[54]
SCI=척수손상		

변화에 대한 반응성/민감도

아급성 뇌졸중 환자를 포함한, 노인 그룹 데이터의 2차 분석을 토대로 하여, Parera 등[48]은 6MWT에서의 작은 의미있는 변화가 20m임을 권장했고, 실질적으로 의미있는 변화는 적어도 50m임을 권장했다.

5.9 2분 보행검사

웹사이트와의 연결

http://www.rehabmesaures.org/PDF%20Library/2%20Minute%20Walk%20Test%20Instructions.pdf

목적

2분 보행검사(2MWT)는 6분 보행검사와 비슷하게 시간이 제한된 검사이다. 이 검사법은 6분 보행검사를 수행할 수 없는 심폐기능장애를 가진 노인을 위한 검사이다.

설명

2MWT는 2분 동안 걷는 거리(m)를 측정한다. 검사 영역/보행통로는 길고, 평편해야 하고, 또 딱딱한 지면을 갖추어야 한다. 검사자는 참여자에게 짧은호흡, 근육통, 어지럼, 협심증 증상을 경험했다면, 보고하도록 지시하고 즉각 검사를 중단해야 한다. 그리고 검사 동안 필요하다면 언제든지 휴식을 취할 수 있다고 참여자에게 교육시킨다. 만약 참여자가 2분의 보행을 완수할 수 없다면, 그 동안 걸었던 거리를 사용한다. 참여자는 검사 동안 보조장비를 이용할 수도 있다. 그러나 장비의 사용은 타당성을 비교할 수 있도록 검사와 검사에서 일관성을 유지해야 한다.

점수

2분 동안의 보행거리, 휴식의 횟수와 기간 등

평가 영역

기능적 가동성, 보행 및 최대하 유산소 능력

ICF 영역

활동

수행 시간

5분 이하

장비

- 초시계
- 거리를 측정하는 바퀴
- 기계적 랩 카운터
- 전향점을 표시하는 2개의 원뿔
- 의자

기준 수치

표 5.9.1. 2분 보행검사의 기준 수치		
집단/진단 그룹	평균(SD): 미터	참고문헌
장기요양시설의 노인 ***은퇴시설의 노인***	77.5(25.6) 150.4(23.1)	Connelly and Thomas[60]
다발성 경화증	144(49) 범위=92–630	Gijbels 등[61]
척수손상 ***하지마비*** ***사지마비***	109.3(48.6) 범위=11–212 115.9(48) 범위=43–214	Lemay and Nadeau[35]
만성 뇌졸중	149(48) 범위=30–223	Gijbels 등[62]

최소감지변화(MDC)

표 5.9.2. 2분 보행검사의 MDC		
집단/진단 그룹	MDC: 미터	참고문헌
노인	12.2	Connelly and Thomas[60]
만성 뇌졸중	13.4	Hiengkaew 등[63]
다발성 경화증	19.21	bels 등[61]
신경학적 손상 환자	16.4	Rossier and Wade[64]
하지 절단	34.3	Resnik and Borgia[65]

최소 임상 중요 차이(MCID)

설정되지 않음

준거 점수

설정되지 않음

심리측정적 특성

검사-재검사 신뢰도

2분 보행검사는 노인(ICC=0.95),[60] 뇌졸중 환자(ICC=0.98),[63] 하지 절단자(ICC=0.83),[65] 신경학적 손상(ICC=0.97),[64] 만성 폐쇄성 폐질환(ICC=0.99)[66]에게 있어서 훌륭한 검사-재검사 신뢰도를 가진다.

검사자간(interrater) 신뢰도와 검사자내(intrarater) 신뢰도

급성 뇌졸중 환자와 만성 뇌졸중 환자에게 있어서, 2분 보행검사는 훌륭한 검사자간 신뢰도를 보였다(ICC=0.92).[67] 만성 뇌졸중 환자에서는, 검사자간 신뢰도와 검사자내 신뢰도 모두가 훌륭했다(ICC=0.85).[63] 검사자간 신뢰도(ICC=0.98-0.99)와 검사자내 신뢰도(ICC=0.90-0.96)[68] 모두는 정강뼈를 절단한 환자에게서도 훌륭했다. 다발성 경화증 환자에서는, 검사자간 신뢰도와 검사자내 신뢰도 모두가 나쁜 신뢰도를 보였다.[61]

타당도

표 5.9.3. 다른 기능적 측정과 함께 한 2분 보행검사의 동시타당도

집단/진단 그룹	2MWT와 관련된 측정	참고문헌
노인	BBS, **훌륭한** 상관관계(r=0.88)	Connelly 등[60]
다발성 경화증	EDDS, **적절한** 상관관계(r=0.61) MSWS-12, **좋은** 상관관계(r=0.72)	Gijbels 등[62]
뇌졸중	FIM, **적절한** 상관관계(r=0.59)	Miller 등[67]

EDDS=Kurtzke Extended Disability Status Scale; MSWS-12=다발성 경화증 보행 척도-12; FIM=기능적 독립검사

표 5.9.4. 다른 기능적 측정과 함께 한 2분 보행검사의 구조타당도		
집단/진단 그룹	**2MWT와 관련된 측정**	**참고문헌**
노인	6MWT, **훌륭한** 상관관계(r=0.93) TUG, **훌륭한** 상관관계(r=−0.87)	Connelly 등[60]
입원 노인환자 n=52; 평균연령=79.9세 (SD=7.7)	FIM, **적절한** 상관관계(r=0.47–0.59) TUG, **훌륭한** 상관관계(r=0.81–0.88) 수정된 Barthel 지수, **적절한** 상관관계(r=0.35–0.42) FRT, **적절한** 상관관계(r=0.41–0.51)	Brooks 등[69]
뇌졸중	6MWT, **훌륭한** 상관관계(r=0.997)	Kosak and Smith[70]
만성 폐쇄성 폐질환	6MWT, **훌륭한** 상관관계(r=0.937) VO2max, **적절한** 상관관계(r=0.454) VO2max/kg, **적절한** 상관관계(r=0.555)	Leung 등[66]
하지 절단 평균연령=45세 (SD=7)	이동능력지수, **훌륭한** 상관관계(r=0.71, P〈0.01)	Salavati 등[71]
다발성 경화증	6MWT, **훌륭한** 상관관계(r=0.97, P〈0.01)	Gijbels 등[62]
척수손상	10MWT(r=0.932, P〈0.01) TUG(r=0.623, P〈0.01) BBS(r=0.781, P〈0.01)	Lemay and Nadeau[35]
FRT=기능적 뻗기 검사; VO2max = 최대산소소비		

변화에 대한 반응성/민감도

2분 보행검사는 노인,[72] 하지절단자,[73] 뇌졸중 환자,[70] COPD 환자,[66] 다발성 경화증,[74] 관상동맥우회술 환자[75] 등에서 반응성을 보여 왔다. Leung 등[66]은 COPD 환자를 대상으로 5주 허파재활을 하여, 의미있는 향상을 얻어냈다(2분 보행검사에서 0.6의 효과 크기와 함께, 17.2 m(SD=13.8의 거리 증가).

5.10 동적 보행 지수

웹사이트와의 연결

http://www.dartmouth-hitchock.org/dhmc-internet-upload/file_collection/gait_0109.pdf

목적

동적 보행지수(DGI)는 다양한 동적 조건 동안, 다양한 과제 요구에 반응하면서 보행균형을 유지하는 개인의 능력을 평가한다. 원래 DGI는 지역사회 노인을 대상으로 한 낙상의 가능성을 평가하기 위해 개발되었다.[76,77]

설명

DGI는 다음과 같이, 다양한 요구와 함께 8개 보행과제로 구성되어 있다: (1) 평지 보행, (2) 보행과 속도의 변화, (3) 머리를 수평으로 돌리면서 보행, (4) 머리를 수직으로 움직이면서 보행, (5) 빠르게 방향 전환을 할 때의 보행 균형 유지, (6) 장애물을 넘는 보행, (7) 장애물을 돌아가는 보행, 그리고 (8) 계단 보행.
가장 높은 점수는 24점이다.

점수

8개의 각 항목에 대한 점수는 4점 척도(0-3점)이다:
3점 = 기능장애가 없음, 2점 = 최소 손상, 1점 = 중등도 손상, 0점 = 심한 손상.

평가 영역

보행, 균형(안뜰계와 비안뜰계) 및 기능적 가동성

ICF 영역

활동

수행 시간

10분 이하

장비

- 6m 보행 통로
- 구두 상자
- 2개의 장애물
- 계단

기준 수치

Vereek 등[78]은 6개월 동안 낙상한 적이 없는 318명의 비증상 성인(20세 이상)을 대상으로 DGI 기준 수치를 보고했다(표 5.10.1). DGI의 점수는 70-80대 연령에서 뚜렷한 감소를 보였고(중앙값 점수: 22, 범위=13-24점), 60-70대 연령에서는 다소 작은 감소를 보였다(중앙값 점수 23.2, 범위는 21-24점).[78]

표 5.10.1. 동적 보행지수의 기준 수치[78]

연령대	N	DGI 평균	SD	범위
20–30	74	24	0.2	23–24
30–40	45	24	0.2	23–24
40–50	41	23.9	0.4	22–24
50–60	39	23.9	0.4	22–24
60–70	60	23.2	0.9	21–24
70–80	59	22	2	13–24

최소감지변화 (MDC)

표 5.10.2. 동적 보행지수(DGI)의 최소감지변화

집단/진단 그룹	MDC	참고문헌
지역사회 노인	2.9점	Romero 등[79]
다발성 경화증	4.19–5.54점*	Cattaneo 등[80]
만성 뇌졸중	2.6점*	Jonsdottir and Cattaneo[81]
뇌졸중	4점; % 변화=16.6%	Lin 등[82]
파킨슨병	2.9점; MDC=13.3%	Huang 등[83]
안뜰계 장애	3.2점*	Hall and Herdman[84]

*MDCs는 측정의 표준오차로부터 계산되었다: 재활 측정 데이터베이스:www.rehabmeasure.org의 리뷰어에 의해

최소 임상 중요 차이 (MCID)

Pardasaney 등[85]은 무작위로 통제된 시도의 데이터를 철저하게 2차 분석하여, 노인 집단(65세 이상, 28%는 80세 이상)에 대한 1.90의 MCID를 보고했다. 대상자를 DGI 점수에 따라 나누었을 때, 21/24 이하의 DGI 점수를 가진 대상자에서는 MCID는 1.80점이었고, 21/24 이상의 점수를 가진 대상자에서는 0.60이었다.[85]

준거 점수

기능적으로 훌륭한 지역사회 노인을 대상으로 한 몇몇의 연구들은 DGI가 천장 효과(ceiling effect)를 가졌다고 보고했다.[78,86,87]

표 5.10.3. 동적 보행지수(DGI)의 MCID		
집단/진단 그룹	준거 점수	참고문헌
지역사회 노인	19 이하(민감도 59%; 특이도 64%)	Shumway-Cook 등[76]
	19 이하(민감도 67%; 특이도 86%)	Wrisley and Kumar[31]
파킨슨병	19 이하(민감도 64%; 특이도 85%)	Dibble 등[22]
	18.5 이하(민감도 68%; 특이도 78%)	Landers 등[88]
다발성 경화증	12 이하(민감도 45%; 특이도 80%)	Cattaneo 등[89]
안뜰계 장애	19/24 이하는 6개월 전에 낙상을 보고한 것보다 2.58 배이었다.	Whitney 등[90]

심리측정적 특성

검사-재검사 신뢰도

DGI는 파킨슨병 환자(ICC=0.84),[83] 다발성 경화증 환자(ICC=0.85),[80] 안뜰계 장애 환자(ICC=0.86),[80] 뇌졸중 환자(ICC=0.94)[82] 등의 총 점수에서 훌륭한 검사-재검사 신뢰도를 가졌다.

검사자간(interrater) 신뢰도와 검사자내(intrarater) 신뢰도

DGI의 Danish 버전으로 이용하여, Jonsson 등[91]은 균형장애를 가진 입원 환자와 지역사회 노인을 평가했을 때, 훌륭한 검사자간 신뢰도와 검사자내 신뢰도를 가졌다. 지역사회 노인에 대한 검사자간 신뢰도는 0.82였고, 입원 환자에 대한 검사자내 신뢰도는 0.90이었다. ICC는 각각 0.92와 0.90이었다.[91] DGI는 다발성 경화증 환자를 대상으로 했을 때 훌륭한 검사자간 신뢰도를 가졌고(ICC=0.98),[92] 뇌졸중 환자를 대상으로 했을 때도 훌륭한 검사자간 신뢰도를 가졌다(ICC=0.96).[81] 그러나 DGI는 안뜰계 장애 환자에서만 중등도의 검사자간 신뢰도를 가졌다(전체 κ=0.64).[93] DGI의 검사자내 신뢰도는 다발성 경화증 환자에서 훌륭했다(ICC=0.76–0.98).[92]

동시타당도

표 5.10.4. 다른 기능 측정과 함께, 동적 보행지수(DGI)의 동시타당도		
집단/진단 그룹	**DGI와 관련된 측정**	**참고문헌**
지역사회 노인	균형 자가-인지 검사, **훌륭함**(r=0.76) BBS, **훌륭함**(r=0.67) 보조장비 이력, **훌륭함**(r=−0.44) 불균형 이력, **적절함**(r=−0.46)	Shumway-Cook 등[76]
파킨슨병	UPDRS-운동 세부 척도 점수, **적절함**(r=−0.567) 낙상 이력, **훌륭함**(r=0.643)	Cakit 등[94]
다발성 경화증	BBS, **훌륭함**(r_s=0.78) TUG, **훌륭함**(r_s=−0.80) ABC, **적절함**(r_s=−0.5) DHI, **나쁨**(r_s=−0.39)	Cattaneo 등[89] Cattaneo 등[80]
안뜰계 장애	BBS, **훌륭함**(r=−0.71)	Whitney 등[90]
급성 뇌졸중(3회 평가: 치료 1주후, 2달 후 및 5달 후)	DGI-4와 FGA, **훌륭함**(rs〉0.91) 10MWT, **훌륭함**(r_s=0.61–0.87)	Lin 등[82]
만성 뇌졸중	BBS, **훌륭함**(r=0.83) ABC, **적절함**(r=0.68)	Jonsdottir and Cattaneo[81]
UPDRS-운동=Unified Parkinson's Disease Rating Scale; ABC=활동별 균형 자신감척도; DHI=어지럼 핸디캡 목록; DGI-4=4개 항목 동적 보행지수; FGA= 기능적 보행 평가.		

변화에 대한 반응성/민감도

DGI는 16주간 운동한 지역사회 노인을 대상으로 했을 때 나쁜 반응성을 가졌고, 0.27의 작은 ES를 가졌다.[85] 낮은 기준선 점수(〈 21/24)를 가진 참여자에게서는, ES가 0.64였다.[85] 재활 후 2주의 한 급성 뇌졸중 환자와 만성 뇌졸중 환자는 0.56의 작은 ES과 함께 중등도의 반응성이 보고되었다. 재활 후 5개월쯤의 뇌졸중 환자는 ES가 0.62으로 증가했다.[82]

5.11 동적 보행 지수의 변형

4개 항목 동적 보행지수(DGI-4)

목적

DGI-4의 목적은 다양한 과제 요구에 반응하면서 보행 균형을 유지하는 개인의 능력을 평가하기 때문에 원래 DGI와 비슷하다. 원래 8개 항목의 DGI 중에서 4개의 항목만 포함하고 있다. DGI-4는 빠르게 수행을 하고, 장비를 사용하지 않는다.[95]

설명

DGI-4는 평지에서의 보행 과제로 구성되어 있다: (1) 평지 보행, (2) 보행과 속도의 변화, (3) 머리를 수평으로 돌리면서 보행, (4) 머리를 수직으로 움직이면서 보행. 가장 높은 점수는 12점이다.

Scoring

4개의 각 항목에 대한 점수는 4점 척도(0–3점)이다: 3점=기능장애가 없음; 2점=최소 손상; 1점=중등도 손상; 0점=심한 손상.

평가 영역

보행, 균형(안뜰계와 비안뜰계) 및 기능적 가동성

ICF 영역

활동

수행 시간

5분 이하

장비

없음

기준 수치

균형과 안뜰계 장애를 가진 대상자(n=123)에서, 낙상을 경험하지 않은 사람(평균=9.0)은 6개월 안에 낙상을 경험한 사람(평균=7.1)에 비해 높은 DGI-4 점수를 가졌다.[95]

준거 점수

12점 중에서 12점 미만의 점수는 그 사람이 균형 문제를 가졌음을 의미한다.[95] DGI-4에서 10점 미만의 점수는 낙상의 위험을 의미하고,[95] 9점 이하의 점수는 낙상자와 비낙상자를 확인함에 있어 56%의 민감도와 62%의 특이도를 가진다.[95]

심리측정적 특성

DGI-4의 심리측정적 특성은 원래 8-DGI[95] 검사와 비교될 수 있거나 더 우위에 있었다. DGI-4도 안뜰계 장애 환자에게 있어 국제 낙상 효율성 척도(FES-I)와 상관관계가 있었다(r_s=-.055).[96]

수정된 동적 보행지수(mDGI)

자료와의 연결

이 양식은 아래의 원문에 있는 부록에서 이용할 수 있다.

Shumway-Cook A, Taylor CS, Matsuda PN, Studer MT, Whetten BK. Expanding the scoring system for the Dynamic Gait Index. Phys Ther. 2013;93(11):1493-1506.

목적

수정된 동적 보행지수(mDGI)는 원래 8개 항목 DGI의 확장판이고, 큰 범위의 점수를 제공한다. DGI의 점수화 이외에, 이 검사는 보조 수준(LOA), 보행패턴(GP), 8개 각 항목의 시간 등을 점수화한다. 검사는 4개의 환경 차원를 가진다: 공간, 자세, 지형 및 밀도.

설명

8개 항목 DGI의 과제를 그대로 mDGI에서도 사용했고, 절차를 명확하게 하기 위해 그리고 새로운 점수 시스템을 장려하기 위해 작은 변화를 제공한다. 이들 변화는 다음과 같다:

- 모든 과제를 위해 6.1m 보도를 사용했다.
- 페이스 과제의 변화는 가속 단계("당신이 안전하게 할 수 있는 상황에서 빠르게 보행하시오")를 포함하고 있지만, 과제의 어디에서도 감속 단계를 포함하지 않는다.
- 방해물의 치수는 76cm의 길이, 12cm의 폭, 5cm의 두께로 되어 있다. 첫 번째 장애물은 시작지점에서 2.4m(8피트)에 배치된다. 두 번째 장애물은 첫 번째 장애물로부터 2.4m 떨어져서 배치된다(시작지점으로부터는 약 4.9m(16피트) 떨어진 지점이다).
- 축회전 과제는 보행을 멈추는 것이 아니라 시작 지점으로 다시 돌아오기 위해 경로의 중간 지점에서 보행의 방향을 바꾸는 것이다.
- 계단 보행의 수행은 내려오는 것은 측정하지 않고, 올라가는 것만 측정한다.

점수

8개 항목 DGI의 점수가 각 항목당 0–3점으로 단일 점수로 제한된 반면, mDGI는 각 항목에 대해 3개의 분리 점수를 다음과 같이 제공한다:

- **시간:** 6.1m의 보도에서 이루어지는 각 과제를 완수하는데 걸리는 시간–4점 수준 척도로 전환 (질문에 따라 달라짐).
- **LOA:** 3점 수준 척도
  - 2 = 보조 없음
  - 1 = 보조장비 사용(보장구/부목의 사용은 아님)
  - 0 = 다른 사람의 신체 보조를 필요함(접촉 보호를 포함)
- **GP:** 4점 수준 척도
  - 3 = 정상: 균형 문제가 없음
  - 2 = 약간의 손상: 가벼운 보행 편위
  - 1 = 중등도 손상: 중등도의 보행 편위, 균형 문제가 있지만, 독립적으로 회복가능함
  - 0 = 심한 손상: 심한 보행 편위, 균형 소실이 있고, 독립적으로 회복할 수 없음

총 mDGI 점수 = 0 – 64점

- 시간에 대한 총 점수 = 0 – 24점
- LOA에 대한 총 점수 = 0 – 16점
- GP에 대한 총 점수 = 0 – 24점

평가 영역

보행, 균형(안뜰계와 비안뜰계) 및 기능적 가동성

ICF 영역

활동

수행 시간

10분 이하

장비

- 6.1 m(20 피트)의 보도
- 줄자
- 초시계
- 시작점, 보도의 10피트 지점과 20피트 지점을 표시하는 테이프
- 2개의 사각형 방해물(반고체 형태): (길이 76 cm, 폭 12 cm, 두께 5 cm)

기준 수치

표 5.11.1. 수정된 동적 보행지수(mDGI)의 기준 수치[97]

측정	손상된 가동성 그룹			통제그룹		
	n	*X*	*SD*	*n*	*X*	*SD*
mDGI의 총점수	698	40.74	14.53	117	53.16	14.01
수행 양상의 점수						
시간 점수	701	12.30	6.49	117	18.44	6.34
보행 패턴 점수	702	15.94	4.78	118	20.10	5.16
보조수준(LOA) 점수	705	12.52	5.08	118	14.48	3.38
과제 점수						
보통 페이스	857	5.55	1.73	138	6.84	1.59
페이스 변화	856	5.38	1.88	138	6.83	1.61
수평 머리 회전	856	4.95	1.91	138	6.46	1.93
수직 머리 회전	857	5.08	1.92	138	6.46	2.08
축 회전	857	5.22	1.89	138	6.53	1.89
장애물 넘어가기	854	5.03	2.23	136	6.48	2.33
장애물 돌아가기	856	5.53	1.80	138	6.92	1.50
계단 보행	702	4.75	2.19	118	6.31	2.36

최소감지변화(MDC)

5개 진단 그룹(뇌졸중, 안뜰계 장애, 외상성 뇌손상, 보행 이상 및 파킨슨병)을 위한 mDGI, 95% MDC는 총 7.0점 이었다(시간에 대한 점수는 3.1, GP에 대한 점수는 4.0, LOA에 대한 점수는 2.4점).[98] 신경학적 장애가 없는 대조군에서 MDC는 총점에서 5.5점(시간 2.5, GP 3.2, LOA 1.9)이었다.[98]

심리측정적 특성

mDGI의 검사-재검사 신뢰도는 시간(r=0.91), GP(r=0.91) 및 LOA(r=0.87)에 대해서 훌륭했다.[97] LOA에 대한 검사자간 신뢰도는 강한 일치성을 가졌고(κ=0.84-1.00), GP에 대한 신뢰도는 중등도-강했고(κ=0.59-0.88), 시간에 대한 신뢰도는 강했다(κ=0.90-0.98).[97]

기능적 보행 평가(FGA)

자료와의 연결

이 양식은 아래의 원문에 있는 부록에서 이용할 수 있다.

Wrisley DM, Marchetti GF, Kuharsky DK, Whitney SL. Reliability, internal consistency, and validity of data obtained with the functional gait assessment. Phys Ther. 2004;84(10):906–918.

목적

FGA는 DGI의 확장판으로서 다양한 보행 과제 동안 자세 안정성을 평가한다. FGA는 DGI의 천장 효과를 줄이기 위해 검사 시 높은 난이도를 제공한다.

설명

검사는 10개 항목으로 구성되며, DGI의 8개 항목 중 7개 항목을 포함하고 있고, 난이도가 높은 3개의 새로운 항목(좁은 기저면, 후방 보행 및 눈을 감은 상태의 보행 등)을 추가하고 있다. 평가는 보조장비의 사용과 관계없이 이루어질 수 있다.

점수

각 항목은 4점 척도로 이루어진다: 0–3점

- 0 = 심한 손상
- 1 = 중등도 손상
- 2 = 가벼운 손상
- 3 = 정상 보행

최고 점수 = 30

평가 영역

보행, 균형(안뜰계와 비안뜰계) 및 기능적 가동성

ICF 영역

활동

수행 시간

10분 이하

장비

- 초시계
- 표시된 보행 영역: 길이 6.1 m(20 피트); 폭 30.5 cm(12 인치)
- 장애물 높이 2.86 cm(9인치): 적어도 2개의 신발 상자를 쌓은 높이
- 난간이 있는 계단

기준 수치

표 5.11.2. 노인에 대한 FGA의 기준 수치[99]

연령(세)	N	평균	SD	95% CI
40-49	27	28.9	1.5	28.3 - 29.5
50-59	33	28.4	1.6	27.9 - 29.0
60-69	63	27.1	2.3	26.5 - 27.7
70-79	44	24.9	3.6	23.9 - 26.0
80-89	33	20.8	4.7	19.2 - 22.6
총	200	26.1	4	25.5 - 26.6

CI = 신뢰구간

최소감지변화(MDC)

뇌졸중 환자를 대상으로 외래 재활 후 5개월 때 측정된 FGA 점수는 평균 4.2점(임상적으로 5점)이었는데, 이것은 95% 신뢰구간에서 실제 변화로서 될 수 있다.

최소 임상 중요 차이(MCID)

Marchetti 등[100]은 안뜰계 장애 환자의 후향 분석에서, 기회 변화를 초과하는 치료 전과 치료 후의 변화를 6점으로 측정했다. 이런 변화는 ABC와 DHI에 의해 측정된 것처럼, 자가보고 장애의 향상과 유의한 관련성이 있었다.

준거 점수

22/30의 점수는 지역사회 노인의 낙상자와 비낙상자를 예측함에 있어 100%의 민감도와 72%의 특이도를 제공했다.[31]

심리측정적 특성

신뢰도

표 5.11.3. FGA의 신뢰도		
집단/진단 그룹	상관계수	참고문헌
노인	검사자간 신뢰도, **훌륭함** (ICC=0.93)	Walker 등[99]
안뜰계 장애	검사자간 신뢰도, **훌륭함** (ICC=0.84) 검사자내 신뢰도, **훌륭함** (ICC=0.83)	Wrisley 등[31]
파킨슨병	물리치료사에 의해 수행된 검사-재검사 신뢰도, **훌륭함** (ICC=0.91) 학생에 의해 수행된 검사-재검사 신뢰도, **훌륭함** (ICC=0.80) 검사자간 신뢰도, **훌륭함** (ICC=0.93)	Leddy 등[101]
급성 뇌졸중과 만성 뇌졸중	검사-재검사 신뢰도, **훌륭함** (ICC=0.95)	Lin 등[90]
아급성 뇌졸중	검사자간 신뢰도, **훌륭함** (ICC=0.94) 검사자내 신뢰도, **훌륭함** (ICC=0.97)	Thieme 등[102]

타당도

표 5.11.4. 다른 기능적 측정과 함께, FGA의 동시타당도		
집단/진단 그룹	**FGA와 관련된 측정**	**참고문헌**
지역사회 노인	BBS, **훌륭함**(r=0.84) TUG, **훌륭함**(r=0.84) ABC, **적절함**(r=0.53)	Wrisley 등[31]
파킨슨병	BBS, **훌륭함**(r=0.77) PDQ-39 가동성 세부단락, **훌륭함**(r=-0.66) 자세 불안정 보행 장애 점수, **훌륭함**(r=-0.57) 느린운동 합성 점수, **적절함**(r=-0.55) 보행 동결 점수, **적절함**(r=-0.54) 기능적 뻗기, **적절함**(r=0.52) 9-구멍 페그 검사, **적절함**(r=-0.52)	Ellis 등[103]
뇌졸중	10MWT와 PASS, **훌륭함**(r=-0.66~0.83) 기능적 보행 범주, **훌륭함**(r=0.83) 보행속도, **훌륭함**(r=0.82) BBS, **훌륭함**(r=0.93) 리버미드 가동성 지수, **훌륭함**(r=0.85) Barthel 지수, **훌륭함**(r=0.71)	Thieme 등[102]
안뜰계 장애	인지 어지럼 증상, **훌륭함**(r=-0.70) 어지럼 핸드캡 목록, **훌륭함**(r=-0.64) ABC, **훌륭함**(r=0.64) 지난 4개월 동안의 낙상 횟수, **훌륭함**(r=-0.66) DGI, **훌륭함**(r=0.80) TUG, **적절함**(r=-0.50)	Wrisley 등[31]
PDQ-39=파킨슨병 설문지-39; PASS=뇌졸중 환자를 위한 자세평가척도		

변화에 대한 반응성/민감도

FGA는 재활 후 2개월과 5개월에서 급성 뇌졸중 환자와 만성 뇌졸중 환자에서의 변화를 감지함에 있어 중등도의 반응성을 보였다. ES는 재활 후 2달에서는 0.50이었고, 5달 후에서는 0.54였다.[90]

5.12 360° 회전 검사

목적

360° 회전 검사는 동적 균형을 평가한다. 참여자는 완전하게 회전(360°)을 하고, 검사자는 시간(초)이나 걸음 횟수를 기록한다. 회전의 방향은 어느 방향이라도 관계가 없다.[104]

설명

참여자는 바닥에 테이프로 표시된 특정 지점에서 선 자세를 취한다. 이때 참여자는 검사자를 마주보고 서서 양 발을 어깨넓이 만큼 벌리고 서서 양 팔을 편안하게 몸통 옆에 붙인다. 검사자는 참여자에게 어느 방향으로든 걸음을 걸으면서 회전하도록 주문한다. "go"라는 지시어로 검사를 시작하고, 다시 시작지점으로 돌아올 때 검사를 멈춘다. 참여자는 같은 방향으로 2회 연속 시도한다. 검사자는 2회 시도의 평균값을 기록한다.

점수

시간(초) 또는 걸음의 횟수

평가 영역

균형과 보행

ICF 영역

활동

수행 시간

5분 이하

장비

- 초시계
- 자

기준 수치

표 5.12.1. 지역사회 노인을 위한 360° 회전 검사의 기준 수치[105]		
그룹	평균(초)	표준편차
비낙상자 그룹: n = 372, 연령 = 71(9.3)	2.2	0.9
낙상자 그룹: n = 139, 연령 = 75(11)	2.7	1.5

표 5.12.2. 파킨슨병 환자를 위한 360° 회전 검사의 기준 수치			
Hoehn과 Yahr 단계	**360° 회전 시간(초)**	**360° 걸음 횟수**	**참고문헌**
2(n=8) 3(n=7)	평균=6.0(2.5) 범위=3.8–15.9	평균=9.5(2.9) 범위=5.5–18.5	Schenkman 등[106]
2–3 n=15	"OFF" 상태(Levodopa) 평균=5.3(1.6) "ON" 상태(Levodopa) 평균=5.1(1.9)	NA	Franzen 등[107]
1–1.5	평균=3.33(0.98)	6.33(0.93)	Schenkman 등[108]
2	평균=3.91(1.37)	7.55(1.96)	
2.5	평균=4.81(1.58)	8.66(2.66)	
3	평균=7.34(3.60)	11.04(3.61)	
n 수=150			

최소감지변화(MDC)

Shiu 등[109]은 만성 뇌졸중 환자가 환측으로 회전을 했을 때 0.76초의 MDC를 보였고, 비환측으로 회전했을 때 1.22초의 MDC를 보였다.

최소 임상 중요 차이(MCID)

설정되지 않음

준거 점수

3.8초 이상의 시간은 지역사회 노인에서 증가된 ADL 의존성과 관련된다(연령 ≥ 70세).[104]

심리측정적 특성

신뢰도

표 5.12.3. 360° 회전 검사의 신뢰도

신뢰도의 종류	그룹	상관계수	참고문헌
검사-재검사 신뢰도	지역사회 노인 (n=199, 연령 ≥ 55세)	360° 회전 검사(걸음수), **훌륭함**(ICC=0.92)	Tager 등[110]
	파킨슨병	360° 회전 검사(초), **훌륭함**(ICC=0.77) 360° 회전 검사(걸음수), **훌륭함**(ICC=0.80)	Schenkman 등[106]
	만성 뇌졸중 (n=72)	360° 회전 검사(초), **훌륭함**(ICC=0.94, 환측) (ICC=0.824, 비환측)	Shu[109]
검사자내 신뢰도	낙상 이력과 다양한 진단 (n=38, 평균 연령=73세)	BBS에 대한 360° 회전 항목: 시간 1, **훌륭함**(ICC=0.89) 시간 2, **훌륭함**(ICC=0.94)	Berg[111]
	만성 뇌졸중 (n=72)	360° 회전 검사(초): 시간 1, **훌륭함** (ICC=0.952; 환측) 시간 2, **훌륭함** (ICC=0.927; 비환측)	Shu[109]
검사자간 신뢰도	만성 뇌졸중 (n=72)	360° 회전 검사(초), **훌륭함**(ICC=0.991; 환측), **훌륭함**(ICC=0.993; 비환측)	Shu[109]

타당도

표 5.12.4. 360° 회전 검사의 타당도		
집단/진단 그룹	**360° 회전 검사와 관련된 측정**	**참고문헌**
지역사회 노인: *n=195,* ***평균연령****=80.9(SD=5.9)*	일자서기 검사, **적절함**(r=0.46) 보행속도, **훌륭함**(r=0.70) 시간내 의자에서 일어서기, **나쁨**(r=0.26)	Shubert 등[112]
노인: *n=10,* ***평균연령****=63.06(SD=6.3)*	180° 회전 검사(초), **훌륭함**(r=0.67) 180° 회전 검사(걸음수), **훌륭함**(r=0.76)	Dite 등[113]
파킨슨병: *n=34,* *Hoen과 Yahr 단계* ***평균****=2.07(SD=0.79)*	CS-PFP(초), **적절함**(r=-0.53) CS-PFP(걸음수), **적절함**(r=-0.54)	Schenkman 등[106]
만성 뇌졸중*(n=72)*	BBS, **훌륭함**(r=-0.758) 10MWT, **훌륭함**(r=0.662) TUG, **훌륭함**(r=-0.759)	Shu[109]
CS-PFP: Continuous Scale-Physical Functional Performance		

변화에 대한 반응성/민감도

Gill 등[114]은 노인을 대상으로 기준선과 1년 후의 신체 수행과 ADL 의존성의 시작에서의 변화 사이의 연관성을 연구했다. ADL 의존성은 1년 후에 그룹의 12%(n=96)에서 개발되었다.

이들 사람은 독립을 유지하는 사람들(평균=0.37[3.57]초)이 360 회전 검사를 수행하는 것과 비교되었을 때 더 오래 걸렸다(평균 2.3[8.80]초).

5.13 4개 사각형 스텝 검사(FSST)

웹사이트와의 연결

http://www.rehabmeasures.org/PDF%20Library/Four%20Step%20Square%20Test%20Instructions.pdf

목적

4개 사각형 스텝 검사(FSST)는 동적 균형을 평가한다. 이것은 시간이 제한된 스텝핑 검사로서, 체중을 한쪽 발에서 다른 쪽 발로 이동하거나 또는 낮은 물체 위로 올라가거나, 만들어진 발판 위에서 전방, 후방, 측방 등으로 방향을 바꿈으로서 기저면을 변화시키는 능력을 검사한다.

설명

플러스 모양의 그리드(grid)를 바닥 위에 올려놓거나, 바닥 위에 4개의 지팡이나 플라스틱 파이프를 이용하여 4개의 사분원을 만들 수도 있다. 참여자는 뒤쪽-왼쪽 사분원(첫번째 사각형)에 서서 시작한다. 두 번째 사각형 안에 서기 위해 첫 번째 막대를 건너서 앞쪽으로 발을 내딛는다. 세 번째 사각형(앞쪽-오른쪽 사각형) 안에 서기 위해 오른쪽으로 발을 내딛는다. 그리고 네 번째 사각형(뒤쪽-오른쪽 사각형) 안에 서기 위해 발을 뒤쪽으로 내딛는다. 그런 다음 다시 시작한 첫 번째 사각형으로 돌아오기 위해, 왼쪽으로 발을 내딛는다. 그런 다음, 참여자는 반대 방향(반시계 방향)으로 움직여서, 원래 시작한 뒤쪽-왼쪽 사각형으로 돌아온다. 참여자를 교육시키는 방법은 다음과 같다: "바닥에 놓인 막대를 건드리지 말고, 가능하면 빠르게 순서에 맞게 움직이도록 지시한다. 양발이 하나의 사각형 안에 놓여야 한다고 지시한다. 만약 가능하면, 동작을 수행하는 동안 얼굴은 정면으로 하도록 지시한다."

점수

연습을 한 번 후, 참여자는 2회에 걸쳐 수행한다. 그리고 가장 빠른 속도의 시간을 선택하여 기록한다. 첫발이 두 번째 사각형 안에 닿을 때부터 시간을 재고, 마지막 발이 첫 번째 사각형에 닿을 때 시간의 측정을 끝낸다.

평가 영역

균형과 스테핑에 요구되는 일상활동

ICF 영역

활동

수행 시간

5분 이하

장비

- 초시계
- 4개 지팡이, 막대 또는 파이프

기준 수치

표 5.13.1. 4개 사각형 스텝 검사(FSST)의 기준 수치

집단/진단 그룹	시간(초) 평균(SD)	참고문헌
정강뼈가 절단된 노인	재발 낙상: 32.6(10.1) 비재발성 낙상: 17.6(8.3)	Dite 등[115]
급성 뇌졸중	20.8(15.0) 범위= 6.1–60.1	Blennerhassett and Jayalath[116]
파킨슨병	약물 복용: 9.6, 범위=8.73–10.62 약물 비복용: 11.02, 범위=9.42–12.56	Duncan and Earhart 등[117]

최소감지변화(MDC)

설정되지 않음

최소 임상 중요 차이(MCID)

설정되지 않음

준거 점수

표 5.13.2. 4개 사각형 스텝 검사: 준거 검수(낙상 위험 지표)

집단/진단 그룹	준거 점수(초)	참고문헌
노인	〉15	Dite, Temple[115]
급성 뇌졸중	〉15	Blennerhassett, Jaylath[116]
파킨슨병	〉9.68	Duncan, Earhart 등[117]
정강뼈 절단자	〉24	Dite 등[20]
안뜰계 장애	〉12	Whitney 등[118]

심리측정적 특성

신뢰도

표 5.13.3. 4개 사각형 스텝 검사(FSST)의 신뢰도

집단/진단 그룹	상관계수	참고문헌
노인	검사–재검사, **훌륭함**(ICC=0.98) 검사자간 신뢰도, **훌륭함**(ICC=0.99)	Dite, Temple[115]
안뜰계 장애	검사–재검사, **훌륭함**(ICC=0.93)	Whitney 등[118]
파킨슨병	약물 복용: 검사–재검사, **훌륭함**(ICC=0.78) 약물 비복용: 검사–재검사, **훌륭함**(ICC=0.90) 검사자간 신뢰도, **훌륭함**(ICC=0.99)	Duncan, Earhart 등[117]

타당도

표 5.13.4. 4개 사각형 스텝 검사(FSST)의 타당도		
집단/진단 그룹	FSST와 관련된 측정	참고문헌
노인	스텝 검사, **훌륭함**(r=–0.83) TUG, **훌륭함**(r=0.88) FRT, **양호함**(r=–0.47)	Dite and Temple[115]
파킨슨병	MDS-UPDRS Ⅲ, **좋음**(r_s=0.61) Mini Best(r=–0.65) 5회 앉은 자세에서 일어서기(r_s=0.58) 6MWT(r_s=–0.52) 9 구멍 페그 검사, **좋음**(r_s=0.65) 보행 동결 설문지(r_s=0.44)	Duncan and Earhart 등[117]
안뜰계 장애	TUG, **적절함**(r=0.69) 보행속도, **적절함**(r=0.65) DGI, **적절함**(r=–0.51) 어지럼 핸드캡 목록, **나쁨**(r=–0.13) ABC, **나쁨**(r=–0.12)	Whitney 등[118]
급성 뇌졸중	스텝 검사, **훌륭함**(r_s=0.86)	Blennerhassett and Jayalath[116]
MDS-UPDRS: Movement Disorder Society Unified Parkinson's Disease Rating Scale		

변화에 대한 반응성/민감도

재활 4주 후, 기준선에서 최소의 도움으로 적어도 50 m를 걸을 수 있었던 뇌졸중 환자는 0.33의 ES를 보였다.[116]

5.14 기능적 보행 분류(FAC)

웹사이트와의 연결

http://www.rehabmeasures.org/PDF%20Library/Functional%20Ambulation%20Category%20Test%20Instructions.pdf

목적

기능적 보행 분류(FAC)는 보행 검사이며, 사람의 도움에 대한 필요성과 보행 보조장비의 사용과 관계없이 대상자를 6개 기능 범주로 분류한다. 이것은 원래 뇌졸중 환자를 위해 설계된 것이다.[119,120]

설명

평가자는 보행하는 참여자를 관찰하여, 0–5점으로 분류한다. 0점은 참여자가 기능적으로 보행할 수 없음을 의미하고, 반면 5점은 어떤 지면에서도 독립적으로 보행할 수 있는 독립 보행자를 의미한다.[119]

점수

- 0: 참여자는 보행할 수 없거나 2명 이상의 보조를 필요로 한다.
- 1: 참여자는 1명의 견고한 도움을 계속적으로 필요로 한다. 보조자는 참여자의 체중을 운반하고, 균형으로 도움을 주어야 한다.
- 2: 참여자는 1명의 지속적이거나 간헐적인 지지를 필요로 한다. 보조자는 균형과 협응으로 참여자를 돕는다.
- 3: 참여자는 1명의 보조자를 필요로 하지만, 그 보조자는 구두 감독으로 참여자에게 도움을 주거나 신체 접촉 없이 참여자를 돕는 정도이다.
- 4: 참여자는 평지에서 독립적으로 보행할 수 있지만, 계단 보행, 경사로 또는 고르지 못한 지면을 걸을 때는 도움을 필요로 한다.
- 5: 참여자는 독립적으로 보행할 수 있다.

평가 영역

보행과 기능적 가동성

ICF 영역

활동

수행 시간

2분 이하

장비

없음

기준 수치

Kollen 등[121]은 급성 뇌졸중 환자를 대상으로 뇌졸중 후 4주에서 26주까지 매주 측정하여 FAC와 보행속도를 점수화했다. 3-5점의 FAC 점수를 가진 환자의 데이터만을 포함시켰는데, 이들 환자는 도움이 필요없기 때문이다. 3점의 FAC 점수를 가진 것으로 평가된 환자들은 0.19-0.45 m/s의 보행속도를 가졌고, 4점의 환자는 0.48-0.90 m/s의 보행 속도를 가졌고, 반면 5점의 점수를 가진 사람은 0.92-1.11 m/s의 보행속도를 보였다.[121]

표 5.14.1. 급성 뇌졸중 환자의 FAC 점수와 해당 보행속도[121]

FAC 점수	대상자의 명수	뇌졸중 후의 주수와 보행속도												
		4	5	6	7	8	9	10	12	14	16	18	20	26
3	11	0.45	0.43	0.37	0.45	0.33	0.39	0.38	0.35	0.33	0.29	0.30	0.30	0.19
4	12	0.73	0.90	0.80	0.63	0.65	0.64	0.58	0.57	0.50	0.50	0.49	0.48	0.48
5	2	1.08	0.92	1.04	1.04	1.06	1.02	1.11	1.07	1.06	1.04	1.00	1.02	0.92

최소감지변화(MDC)

설정되지 않음

최소 임상 중요 차이(MCID)

설정되지 않음

준거 점수

4점 이상의 준거 점수는 뇌졸중 후 6개월 된 지역사회 보행자를 예측했고, 100%의 민감도와 78%의 특이도를 가졌다.[122]

심리측정적 특성

신뢰도

Mehrholz 등[122]은 뇌졸중 후 30-60일 사이의 55명을 대상으로 연구하여, 훌륭한 검사-재검사 신뢰도(k=0.95)와 훌륭한 검사자간 신뢰도(k=0.95)를 얻었다.

타당도

표 5.14.2. 다른 기능적 측정과 함께, 기능적 보행 분류의 동시타당도		
진단 그룹	**FAC와 관련된 측정**	**참고문헌**
만성 뇌졸중	보행속도, **좋음**(r=0.67) 분속수, **좋음**(r=0.62)	Holden 등[123]
급성 뇌졸중	RMI, **좋음**(r_s=0.686) 6MWT, **훌륭함**(r_s=0.949) 보행속도, **훌륭함**(r_s=0.952) 걸음길이, **훌륭함**(r_s=0.952)	Mehrholz 등[122]
RMI=리버미드 가동성 지수		

변화에 대한 반응성/민감도

FAC 점수는 6개월 뇌졸중 재활 프로그램 중 첫 2주 내 1.016의 SRM으로서 유의하게 변했다. FAC 점수는 재활 프로그램의 끝 무렵에서 0.699의 SRM으로 지속적으로 유의하게 증가했다.[121] 이것은 FAC가 뇌졸중 환자에게 있어 보행 수행 결과의 변화를 측정하는데 이용될 수 있음을 의미한다.[121]

Kollen 등[121]은 낮은 기능을 가진 뇌졸중 환자에서는 FAC의 반응성이 감소되었음을 알아냈다. 또한 그들은 더 빠른 속도에서 시간의 경과에 따른 보행속도의 변화가 FAC 기준을 더 낮은 점수로 이동시킬 수 있음을 경고했다.[121]

5.15 수정된 보행 이상 비율 척도(GARS-M)

웹사이트와의 연결

http://mobile-pt.com/files/GAIT_ABNOMALITY_RATING_SCALE.pdf

목적

수정된 보행 이상 비율 척도(GARS-M)는 지역사회 노인과 취약한 노인을 낙상 위험이 있는지를 예측하기 위해 개발되었다.[124] GARS-M은 원래 16개 항목인 보행 이상 비율 척도(GARS)의 축소 버전(7개 항목)이다. GARS는 너싱홈에 있는 노인을 대상으로 개발되었다.[125] GARS에서 삭제된 항목들은 시각적으로 평가하기가 어려웠고, 낮은 검사자간 신뢰도를 보였을 뿐 만 아니라, 낙상자와 비낙상자 사이를 구분하는 좋은 척도가 아니었다.[124] GARS-M의 독특한 측면인 보행 가변성은 노인의 낙상 위험 증가와 연결되어 왔다.[126]

설명

참여자는 평지에서 8m 거리를 보행한 후 다시 원래 위치로 돌아온다. 이때 보행속도는 참여자가 임의적으로 선택한다. 이런 참여자의 보행 모습을 비디오테이프로 촬영한다. 비디오에 기록된 보행을 검사한 후, 각 7개의 항목을 4점 척도(0-3점)로 점수화한다. 0=정상, 1=약간 손상, 2=중등도 손상, 3=심한 손상을 의미한다.

총 점수는 0-21점이다. 가장 높은 점수는 낙상의 위험이 높고 손상이 매우 심한다는 것을 의미한다.

점수

대상자 보행의 다음 7개 항목은 비디오테이프를 통해 슬로우 모션으로 평가된다: (1) 보행 가변성, (2) 조심성, (3) 비틀거림, (4) 초기접지기, (5) 엉덩관절 ROM, (6) 어깨관절의 폄, (7) 팔-발꿈치닿기의 동시화.

평가 영역

균형과 보행

ICF 영역

활동

수행 시간

10분 이하

장비

비디오 기록 장치

기준 수치

VanSwearningen 등[124]은 52명의 지역사회 취약 남성 노인을 대상(평균연령=74.8세, 범위=61-95세)으로 낙상 경험이 있는 사람과 낙상 경험이 없는 사람의 평균 총 점수와 세부 평균점수를 보고했다. 이들 대상자는 일자형 지팡이 이외의 다른 보조장비없이 보행할 수 있는 사람이었다(표 5.15.1).

표 5.15.1. 지역사회 노인을 위한 수정된 보행 이상 비율 척도의 기준 수치

GARS-M 점수	재발성 낙상(N=36)		비재발성 낙상(N=16)		모두(N=52)	
	X	*SD*	*X*	*SD*	*X*	*SD*
	9.0	4.59	3.8	3.37	7.42	4.87

최소감지변화(MDC)

설정되지 않음

최소 임상 중요 차이(MCID)

설정되지 않음

준거 점수

9점의 준거 점수는 지역사회 취약 남성 노인을 대상으로 하여 낙상자와 비낙상자를 구분하였고, 62.3%의 민감도와 87.1%의 특이도를 가졌다.[126]

심리측정적 특성

신뢰도

3명의 평가자가 지역사회 취약 노인을 대상으로 GARS-M을 2회 시도했다. 각 평가자의 검사자내 신뢰도는 각각 ICC=0.968, ICC=0.950, ICC=0.984였고, 검사자간 신뢰도는 0.577과 0.603의 Kappa 통계를 보였다.[124]

Hale 등[127]은 중등도에서 심한 지적 장애를 가진 9명을 대상으로 ICC=0.7의 **좋은** 검사자내 신뢰도를 얻었다. 장애를 가진 대상자 그룹의 GARS-M 점수가 좋음에서 훌륭함의 검사자내 신뢰도(ICC=0.989)와 검사자간 신뢰도(ICC=0.878)로 정량화되었다.[128]

동시타당도

Huang 등[129]은 GARS-M 점수와 전산화된 보행통로(Gait-Mat Ⅱ[E.Q., Inc])에서 기록된 입각기 시간을 비교함으로써 다양한 진단명을 가진 여성 노인 그룹에서 GARS-M 척도의 타당도를 얻었다. 관찰적 평가는 81%의 민감도와 53%의 특이도를 가졌다.[129]

온걸음길이와 보행속도는 지역사회 노인의 경우에 있어 GARS-M과 **훌륭한** 음성 상관관계를 가졌다(각각 r=-0.754와 r=-0.679).[124] 한편, 더 높은 GARS-M 점수는 더 짧은 온걸음길이와 더 느린 보행속도에 해당한다.[124]

평균 GARS-M 점수는 재발성 낙상 경험이 있는 취약한 노인과 재발성 낙상 경험이 없는 취약한 노인을 구분했다(각각 평균 GARS-M 점수는 9.0과 3.8이었다).

변화에 대한 반응성/민감도

설정되지 않음.

5 .16 참고문헌

1. Rehabilitation Measures Database. http://www.rehabmeasures.org/rehabweb/allmeasures.aspx?PageView=Shared. Published 2010. Accessed March 10, 2016.
2. Podsiadlo D, Richardson S. The timed "Up & Go": a test of basic functional mobility for frail elderly persons. *J Am Geriatr Soc.* 1991;39(2):142-148.
3. Guideline for the prevention of falls in older persons. American Geriatrics Society, British Geriatrics Society, and American Academy of Orthopaedic Surgeons Panel on Falls Prevention. *J Am Geriatr Soc.* 2001;49(5):664-672.
4. Bischoff HA, Stahelin HB, Monsch AU, et al. Identifying a cut-off point for normal mobility: a comparison of the timed 'up and go' test in community-dwelling and institutionalised elderly women. *Age Ageing.* 2003;32(3):315-320.
5. Bohannon RW. Reference values for the timed up and go test: a descriptive meta-analysis. *J Geriatr Phys Ther.* 2006;29(2):64-68.
6. Pondal M, del Ser T. Normative data and determinants for the timed "up and go" test in a population-based sample of elderly individuals without gait disturbances. *J Geriatr Phys Ther.* 2008;31(2):57-63.

7. Steffen TM, Hacker TA, Mollinger L. Age- and gender-related test performance in community-dwelling elderly people: six-minute walk test, Berg balance scale, timed up & go test, and gait speeds. *Phys Ther.* 2002;82(2):128-137.
8. Ries JD, Echternach JL, Nof L, Gagnon Blodgett M. Test-retest reliability and minimal detectable change scores for the timed "up & go" test, the six-minute walk test, and gait speed in people with Alzheimer disease. *Phys Ther.* 2009;89(6):569-579.
9. Flansbjer UB, Holmback AM, Downham D, Patten C, Lexell J. Reliability of gait performance tests in men and women with hemiparesis after stroke. *J Rehabil Med.* 2005;37(2):75-82.
10. Dal Bello-Haas V, Klassen L, Sheppard MS, Metcalfe A. Psychometric properties of activity, self-efficacy, and quality-of-life measures in individuals with Parkinson's disease. *Physiother Can.* 2011;63(1):47-57.
11. Wright AA, Cook CE, Baxter GD, Dockerty JD, Abbott JH. A comparison of 3 methodological approaches to defining major clinically important improvement of 4 performance measures in patients with hip osteoarthritis. *J Orthop Sports Phys Ther.* 2011;41(5):319-327.
12. Shumway-Cook A, Brauer S, Woollacott M. Predicting the probability for falls in community-dwelling older adults using the timed up & go test. *Phys Ther.* 2000;80(9):896-903.
13. Barry E, Galvin R, Keogh C, Horgan F, Fahey T. Is the timed up and go test a useful predictor of risk of falls in community dwelling older adults: a systematic review and meta-analysis. *BMC Geriatr.* 2014;14:14.
14. Beauchet O, Fantino B, Allali G, Muir SW, Montero-Odasso M, Annweiler C. Timed up and go test and risk of falls in older adults: a systematic review. *J Nutr Health Aging.* 2011;15(10):933-938.
15. Rydwik E, Bergland A, Forséén L, Fräändin K. Psychometric properties of timed up and go in elderly people: a systematic review. *Physical & Occupational Therapy in Geriatrics.* 2011;29(2):102-125.
16. Schoene D, Wu SM, Mikolaizak AS, et al. Discriminative ability and predictive validity of the timed up and go test in identifying older people who fall: systematic review and meta-analysis. *J Am Geriatr Soc.* 2013;61(2):202-208.
17. Andersson AG, Kamwendo K, Seiger A, Appelros P. How to identify potential fallers in a stroke unit: validity indexes of 4 test methods. *J Rehabil Med.* 2006;38(3):186-191.
18. Whitney JC, Lord SR, Close JC. Streamlining assessment and intervention in a falls clinic using the timed up and go test and physiological profile assessments. *Age Ageing.* 2005;34(6):567-571.
19. Thomas JI, Lane JV. A pilot study to explore the predictive validity of 4 measures of falls risk in frail elderly patients. *Arch Phys Med Rehabil.* 2005;86(8):1636-1640.
20. Dite W, Connor HJ, Curtis HC. Clinical identification of multiple fall risk early after unilateral transtibial amputation. *Arch Phys Med Rehabil.* 2007;88(1):109-114.
21. Nocera JR, Stegemoller EL, Malaty IA, et al. Using the timed up & go test in a clinical setting to predict falling in Parkinson's disease. *Arch Phys Med Rehabil.* 2013;94(7):1300-1305.
22. Dibble LE, Lange M. Predicting falls in individuals with Parkinson's disease: a reconsideration of clinical balance measures. *J Neurol Phys Ther.* 2006;30(2):60-67.
23. Arnold CM, Faulkner RA. The history of falls and the association of the timed up and go test to falls and near-falls in older adults with hip osteoarthritis. *BMC Geriatr.* 2007;7:17.
24. Whitney SL, Marchetti GF, Schade A, Wrisley DM. The sensitivity and specificity of the timed "up & go" and the dynamic gait index for self-reported falls in persons with vestibular disorders. *J Vestib Res.* 2004;14(5):397-409.
25. Kennedy DM, Stratford PW, Wessel J, Gollish JD, Penney D. Assessing stability and change of four performance measures: a longitudinal study evaluating outcome following total hip and knee arthroplasty. *BMC Musculoskelet Disord.* 2005;6:3.
26. Katz-Leurer M, Rotem H, Lewitus H, Keren O, Meyer S. Functional balance tests for children with traumatic brain injury: within-session reliability. *Pediatr Phys Ther.* 2008;20(3):254-258.
27. Steffen T, Seney M. Test-retest reliability and minimal detectable change on balance and ambulation tests, the 36-item short-form health survey, and the unified Parkinson's disease rating scale in people with parkinsonism. *Phys Ther.* 2008;88(6):733-746.
28. van Hedel HJ, Wirz M, Dietz V. Assessing walking ability in subjects with spinal cord injury: validity and reliability of 3 walking tests. *Arch Phys Med Rehabil.* 2005;86(2):190-196.
29. Bennie S, Bruner K, Dizon A, Fritz H, Goodman B, Peterson S. Measurement of balance: comparison of the timed "up and go" test and functional reach test with the Berg balance scale. *J Phys Ther Sci.* 2003;15(2):93-97.
30. Nordin E, Lindelof N, Rosendahl E, Jensen J, Lundin-Olsson L. Prognostic validity of the timed up-and-go test, a modified get-up-and-go test, staff's global judgement and fall history in evaluating fall risk in residential care facilities. *Age Ageing.* 2008;37(4):442-448.

31. Wrisley DM, Kumar NA. Functional gait assessment: concurrent, discriminative, and predictive validity in community-dwelling older adults. *Phys Ther.* 2010;90(5):761-773.
32. Brusse KJ, Zimdars S, Zalewski KR, Steffen TM. Testing functional performance in people with Parkinson's disease. *Phys Ther.* 2005;85(2):134-141.
33. Meretta BM, Whitney SL, Marchetti GF, Sparto PJ, Muirhead RJ. The five times sit to stand test: responsiveness to change and concurrent validity in adults undergoing vestibular rehabilitation. *J Vestib Res.* 2006;16(4-5):233-243.
34. Sabirli F, Paker N, Bugdayci D. The relationship between knee injury and osteoarthritis outcome score (KOOS) and timed up and go test in patients with symptomatic knee osteoarthritis. *Rheumatol Int.* 2013;33(10):2691-2694.
35. Lemay JF, Nadeau S. Standing balance assessment in ASIA D paraplegic and tetraplegic patients: concurrent validity of the Berg balance scale. *Spinal Cord.* 2010;48(3):245-250.
36. Lin MR, Hwang HF, Hu MH, Wu HD, Wang YW, Huang FC. Psychometric comparisons of the timed up and go, one-leg stand, functional reach, and Tinetti balance measures in community-dwelling older people. *J Am Geriatr Soc.* 2004;52(8):1343-1348.
37. French HP, Fitzpatrick M, FitzGerald O. Responsiveness of physical function outcomes following physiotherapy intervention for osteoarthritis of the knee: an outcome comparison study. *Physiotherapy.* 2011;97(4):302-308.
38. Hofheinz M, Schusterschitz C. Dual task interference in estimating the risk of falls and measuring change: a comparative, psychometric study of four measurements. *Clin Rehabil.* 2010;24(9):831-842.
39. Caixeta GC, Dona F, Gazzola JM. Cognitive processing and body balance in elderly subjects with vestibular dysfunction. *Braz J Otorhinolaryngol.* 2012;78(2):87-95.
40. Campbell CM, Rowse JL, et al. The effect of cognitive demand on timed up and go performance in older adults with and without Parkinson disease. *J Neurol Phys Ther.* 2003;27(1):2-7.
41. Maranhao-Filho PA, Maranhao ET, Lima MA, Silva MM. Rethinking the neurological examination II: dynamic balance assessment. *Arq Neuropsiquiatr.* 2011;69(6):959-963.
42. Elazzazi A, Chapman N, Murphy E, White R. Measurement of distance walked and physiologic responses to a 6-minute walk test on level ground and on a treadmill: a comparative study. *J Geriatr Phys Ther.* 2012;35(1):2-7.
43. Brooks D, Solway S, Gibbons WJ. ATS statement on six-minute walk test. *Am J Respir Crit Care Med.* 2003;167(9):1287.
44. Lusardi MM, Pellecchia GL, Schulman M. Functional performance in community living older adults. *J Geriatr Phys Ther.* 2003;26(3):14-22.
45. Cahalin LP, Mathier MA, Semigran MJ, Dec GW, DiSalvo TG. The six-minute walk test predicts peak oxygen uptake and survival in patients with advanced heart failure. *Chest.* 1996;110(2):325-332.
46. Casanova C, Cote CG, Marin JM, et al. The 6-min walking distance: long-term follow up in patients with COPD. *Eur Respir J.* 2007;29(3):535-540.
47. Wevers LE, Kwakkel G, van de Port IG. Is outdoor use of the six-minute walk test with a global positioning system in stroke patients' own neighbourhoods reproducible and valid? *J Rehabil Med.* 2011;43(11):1027-1031.
48. Perera S, Mody SH, Woodman RC, Studenski SA. Meaningful change and responsiveness in common physical performance measures in older adults. *J Am Geriatr Soc.* 2006;54(5):743-749.
49. Redelmeier DA, Bayoumi AM, Goldstein RS, Guyatt GH. Interpreting small differences in functional status: the six minute walk test in chronic lung disease patients. *Am J Respir Crit Care Med.* 1997;155(4):1278-1282.
50. Eng JJ, Dawson AS, Chu KS. Submaximal exercise in persons with stroke: test-retest reliability and concurrent validity with maximal oxygen consumption. *Arch Phys Med Rehabil.* 2004;85(1):113-118.
51. Lam T, Noonan VK, Eng JJ. A systematic review of functional ambulation outcome measures in spinal cord injury. *Spinal Cord.* 2008;46(4):246-254.
52. Rasekaba T, Lee AL, Naughton MT, Williams TJ, Holland AE. The six-minute walk test: a useful metric for the cardiopulmonary patient. *Intern Med J.* 2009;39(8):495-501.
53. Forrest GF, Hutchinson K, Lorenz DJ, et al. Are the 10 meter and 6 minute walk tests redundant in patients with spinal cord injury? *PLoS One.* 2014;9(5):e94108.
54. Kosak M, Smith T. Comparison of the 2-, 6-, and 12-minute walk tests in patients with stroke. *J Rehabil Res Dev.* 2004;41(1):103.
55. Scivoletto G, Tamburella F, Laurenza L, Foti C, Ditunno JF, Molinari M. Validity and reliability of the 10-m walk test and the 6-min walk test in spinal cord injury patients. *Spinal Cord.* 2011;49(6):736-740.
56. Tappen RM, Roach KE, Buchner D, Barry C, Edelstein J. Reliability of physical performance measures in nursing home residents with Alzheimer's disease. *J Gerontol A Biol Sci Med Sci.* 1997;52(1):M52-55.

57. Mossberg KA. Reliability of a timed walk test in persons with acquired brain injury. *Am J Phys Med Rehabil.* 2003;82(5):385-390; quiz 391-382.
58. van Loo MA, Moseley AM, Bosman JM, de Bie RA, Hassett L. Test-re-test reliability of walking speed, step length and step width measurement after traumatic brain injury: a pilot study. *Brain Inj.* 2004;18(10):1041-1048.
59. Harada ND, Chiu V, Stewart AL. Mobility-related function in older adults: assessment with a 6-minute walk test. *Arch Phys Med Rehabil.* 1999;80(7):837-841.
60. Connelly DM, Thomas BK, Cliffe SJ, Perry WM, Smith RE. Clinical utility of the 2-minute walk test for older adults living in long-term care. *Physiother Can.* 2009;61(2):78-87.
61. Gijbels D, Alders G, Van Hoof E, et al. Predicting habitual walking performance in multiple sclerosis: relevance of capacity and self-report measures. *Mult Scler.* 2010;16(5):618-626.
62. Gijbels D, Eijnde BO, Feys P. Comparison of the 2- and 6-minute walk test in multiple sclerosis. *Mult Scler.* 2011;17(10):1269-1272.
63. Hiengkaew V, Jitaree K, Chaiyawat P. Minimal detectable changes of the Berg balance scale, Fugl-Meyer assessment scale, timed "up & go" test, gait speeds, and 2-minute walk test in individuals with chronic stroke with different degrees of ankle plantarflexor tone. *Arch Phys Med Rehabil.* 2012;93(7):1201-1208.
64. Rossier P, Wade DT. Validity and reliability comparison of 4 mobility measures in patients presenting with neurologic impairment. *Arch Phys Med Rehabil.* 2001;82(1):9-13.
65. Resnik L, Borgia M. Reliability of outcome measures for people with lower-limb amputations: distinguishing true change from statistical error. *Phys Ther.* 2011;91(4):555-565.
66. Leung AS, Chan KK, Sykes K, Chan KS. Reliability, validity, and responsiveness of a 2-min walk test to assess exercise capacity of COPD patients. *Chest.* 2006;130(1):119-125.
67. Miller PA, Moreland J, et al. Measurement properties of a standardized version of the two-minute walk test for individuals with neurological dysfunction. *Physiother Can.* 2002;5(4):241-248.
68. Brooks D, Hunter JP, Parsons J, Livsey E, Quirt J, Devlin M. Reliability of the two-minute walk test in individuals with transtibial amputation. *Arch Phys Med Rehabil.* 2002;83(11):1562-1565.
69. Brooks D, Davis AM, Naglie G. Validity of 3 physical performance measures in inpatient geriatric rehabilitation. *Arch Phys Med Rehabil.* 2006;87(1):105-110.
70. Kosak M, Smith T. Comparison of the 2-, 6-, and 12-minute walk tests in patients with stroke. *J Rehabil Res Dev.* 2005;42(1):103-107.
71. Salavati M, Mazaheri M, Khosrozadeh F, Mousavi SM, Negahban H, Shojaei H. The Persian version of locomotor capabilities index: translation, reliability and validity in individuals with lower limb amputation. *Qual Life Res.* 2011;20(1):1-7.
72. Brooks D, Davis AM, Naglie G. The feasibility of six-minute and two-minute walk tests in in-patient geriatric rehabilitation. *Can J Aging.* 2007;26(2):159-162.
73. Brooks D, Parsons J, Hunter JP, Devlin M, Walker J. The 2-minute walk test as a measure of functional improvement in persons with lower limb amputation. *Arch Phys Med Rehabil.* 2001;82(10):1478-1483.
74. Gijbels D, Dalgas U, Romberg A, et al. Which walking capacity tests to use in multiple sclerosis? A multicentre study providing the basis for a core set. *Mult Scler.* 2012;18(3):364-371.
75. Brooks D, Parsons J, Tran D, et al. The two-minute walk test as a measure of functional capacity in cardiac surgery patients. *Arch Phys Med Rehabil.* 2004;85(9):1525-1530.
76. Shumway-Cook A, Baldwin M, Polissar NL, Gruber W. Predicting the probability for falls in community-dwelling older adults. *Phys Ther.* 1997;77(8):812-819.
77. Shumway-Cook A, Gruber W, Baldwin M, Liao S. The effect of multidimensional exercises on balance, mobility, and fall risk in community-dwelling older adults. *Phys Ther.* 1997;77(1):46-57.
78. Vereeck L, Wuyts F, Truijen S, Van de Heyning P. Clinical assessment of balance: normative data, and gender and age effects. *Int J Audiol.* 2008;47(2):67-75.
79. Romero S, Bishop MD, Velozo CA, Light K. Minimum detectable change of the Berg Balance Scale and Dynamic Gait Index in older persons at risk for falling. *J Geriatr Phys Ther.* 2011;34(3):131-137.
80. Cattaneo D, Jonsdottir J, Repetti S. Reliability of four scales on balance disorders in persons with multiple sclerosis. *Disabil Rehabil.* 2007;29(24):1920-1925.
81. Jonsdottir J, Cattaneo D. Reliability and validity of the dynamic gait index in persons with chronic stroke. *Arch Phys Med Rehabil.* 2007;88(11):1410-1415.
82. Lin JH, Hsu MJ, Hsu HW, Wu HC, Hsieh CL. Psychometric comparisons of 3 functional ambulation measures for patients with stroke. *Stroke.* 2010;41(9):2021-2025.
83. Huang SL, Hsieh CL, Wu RM, Tai CH, Lin CH, Lu WS. Minimal detectable change of the timed "up & go" test

and the dynamic gait index in people with Parkinson disease. *Phys Ther.* 2011;91(1):114-121.
84. Hall CD, Herdman SJ. Reliability of clinical measures used to assess patients with peripheral vestibular disorders. *J Neurol Phys Ther.* 2006;30(2):74-81.
85. Pardasaney PK, Latham NK, Jette AM, et al. Sensitivity to change and responsiveness of four balance measures for community-dwelling older adults. *Phys Ther.* 2012;92(3):388-397.
86. Balasubramanian CK. The community balance and mobility scale alleviates the ceiling effects observed in the currently used gait and balance assessments for the community-dwelling older adults. *J Geriatr Phys Ther.* 2015;38(2):78-89.
87. Pardasaney PK, Ni P, Slavin MD, et al. Computer-adaptive balance testing improves discrimination between community-dwelling elderly fallers and nonfallers. *Arch Phys Med Rehabil.* 2014;95(7):1320-1327. e1321.
88. Landers MR, Backlund A, Davenport J, Fortune J, Schuerman S, Altenburger P. Postural instability in idiopathic Parkinson's disease: discriminating fallers from nonfallers based on standardized clinical measures. *J Neurol Phys Ther.* 2008;32(2):56-61.
89. Cattaneo D, Regola A, Meotti M. Validity of six balance disorders scales in persons with multiple sclerosis. *Disabil Rehabil.* 2006;28(12):789-795.
90. Whitney SL, Hudak MT, Marchetti GF. The dynamic gait index relates to self-reported fall history in individuals with vestibular dysfunction. *J Vestib Res.* 2000;10(2):99-105.
91. Jonsson LR, Kristensen MT, Tibaek S, Andersen CW, Juhl C. Intra- and interrater reliability and agreement of the Danish version of the Dynamic Gait Index in older people with balance impairments. *Arch Phys Med Rehabil.* 2011;92(10):1630-1635.
92. McConvey J, Bennett SE. Reliability of the Dynamic Gait Index in individuals with multiple sclerosis. *Arch Phys Med Rehabil.* 2005;86(1):130-133.
93. Wrisley DM, Walker ML, Echternach JL, Strasnick B. Reliability of the dynamic gait index in people with vestibular disorders. *Arch Phys Med Rehabil.* 2003;84(10):1528-1533.
94. Cakit BD, Saracoglu M, Genc H, Erdem HR, Inan L. The effects of incremental speed-dependent treadmill training on postural instability and fear of falling in Parkinson's disease. *Clin Rehabil.* 2007;21(8):698-705.
95. Marchetti GF, Whitney SL. Construction and validation of the 4-item dynamic gait index. *Phys Ther.* 2006;86(12):1651-1660.
96. Morgan MT, Friscia LA, Whitney SL, Furman JM, Sparto PJ. Reliability and validity of the Falls Efficacy Scale-International (FES-I) in individuals with dizziness and imbalance. *Otol Neurotol.* 2013;34(6):1104-1108.
97. Shumway-Cook A, Taylor CS, Matsuda PN, Studer MT, Whetten BK. Expanding the scoring system for the Dynamic Gait Index. *Phys Ther.* 2013;93(11):1493-1506.
98. Matsuda PN, Taylor CS, Shumway-Cook A. Evidence for the validity of the modified dynamic gait index across diagnostic groups. *Phys Ther.* 2014;94(7):996-1004.
99. Walker ML, Austin AG, Banke GM, et al. Reference group data for the functional gait assessment. *Phys Ther.* 2007;87(11):1468-1477.
100. Marchetti GF, Lin CC, Alghadir A, Whitney SL. Responsiveness and minimal detectable change of the dynamic gait index and functional gait index in persons with balance and vestibular disorders. *J Neurol Phys Ther.* 2014;38(2):119-124.
101. Leddy AL, Crowner BE, Earhart GM. Functional gait assessment and balance evaluation system test: reliability, validity, sensitivity, and specificity for identifying individuals with Parkinson disease who fall. *Phys Ther.* 2011;91(1):102-113.
102. Thieme H, Ritschel C, Zange C. Reliability and validity of the functional gait assessment (German version) in subacute stroke patients. *Arch Phys Med Rehabil.* 2009;90(9):1565-1570.
103. Ellis T, Cavanaugh JT, Earhart GM, Ford MP, Foreman KB, Dibble LE. Which measures of physical function and motor impairment best predict quality of life in Parkinson's disease? *Parkinsonism Relat Disord.* 2011;17(9):693-697.
104. Gill TM, Williams CS, Tinetti ME. Assessing risk for the onset of functional dependence among older adults: the role of physical performance. *J Am Geriatr Soc.* 1995;43(6):603-609.
105. Dai B, Ware WB, Giuliani CA. A structural equation model relating physical function, pain, impaired mobility (IM), and falls in older adults. *Arch Gerontol Geriatr.* 2012;55(3):645-652.
106. Schenkman M, Cutson TM, Kuchibhatla M, Chandler J, Pieper C. Reliability of impairment and physical performance measures for persons with Parkinson's disease. *Phys Ther.* 1997;77(1):19-27.
107. Franzen E, Paquette C, Gurfinkel VS, Cordo PJ, Nutt JG, Horak FB. Reduced performance in balance, walking and turning tasks is associated with increased neck tone in Parkinson's disease. *Exp Neurol.* 2009;219(2):430-438.

108. Schenkman M, Ellis T, Christiansen C, et al. Profile of functional limitations and task performance among people with early- and middle-stage Parkinson disease. *Phys Ther.* 2011;91(9):1339-1354.
109. Shiu CH, Ng SS, Kwong PW, Liu TW, Tam EW, Fong SS. Timed 360 degrees Turn Test for Assessing People With Chronic Stroke. *Arch Phys Med Rehabil.* 2016;97(4):536-544.
110. Tager IB, Swanson A, Satariano WA. Reliability of physical performance and self-reported functional measures in an older population. *J Gerontol A Biol Sci Med Sci.* 1998;53(4):M295-300.
111. Berg K. Measuring balance in the elderly: preliminary development of an instrument. *Physiother Can.* 1989;41(6):304-311.
112. Shubert TE, Schrodt LA, Mercer VS, Busby-Whitehead J, Giuliani CA. Are scores on balance screening tests associated with mobility in older adults? *J Geriatr Phys Ther.* 2006;29(1):35-39.
113. Dite W, Temple VA. Development of a clinical measure of turning for older adults. *Am J Phys Med Rehabil.* 2002;81(11):857-866; quiz 867-858.
114. Gill TM, Williams CS, Mendes de Leon CF, Tinetti ME. The role of change in physical performance in determining risk for dependence in activities of daily living among nondisabled community-living elderly persons. *J Clin Epidemiol.* 1997;50(7):765-772.
115. Dite W, Temple VA. A clinical test of stepping and change of direction to identify multiple falling older adults. *Arch Phys Med Rehabil.* 2002;83(11):1566-1571.
116. Blennerhassett JM, Jayalath VM. The Four Square Step Test is a feasible and valid clinical test of dynamic standing balance for use in ambulant people poststroke. *Arch Phys Med Rehabil.* 2008;89(11):2156-2161.
117. Duncan RP, Earhart GM. Four square step test performance in people with Parkinson disease. *J Neurol Phys Ther.* 2013;37(1):2-8.
118. Whitney SL, Marchetti GF, Morris LO, Sparto PJ. The reliability and validity of the Four Square Step Test for people with balance deficits secondary to a vestibular disorder. *Arch Phys Med Rehabil.* 2007;88(1):99-104.
119. Holden MK, Gill KM, Magliozzi MR. Gait assessment for neurologically impaired patients. Standards for outcome assessment. *Phys Ther.* 1986;66(10):1530-1539.
120. Sanchez-Blanco I, Ochoa-Sangrador C, Lopez-Munain L, Izquierdo-Sanchez M, Fermoso-Garcia J. Predictive model of functional independence in stroke patients admitted to a rehabilitation programme. *Clin Rehabil.* 1999;13(6):464-475.
121. Kollen B, Kwakkel G, Lindeman E. Time dependency of walking classification in stroke. *Phys Ther.* 2006;86(5):618-625.
122. Mehrholz J, Wagner K, Rutte K, Meissner D, Pohl M. Predictive validity and responsiveness of the functional ambulation category in hemiparetic patients after stroke. *Arch Phys Med Rehabil.* 2007;88(10):1314-1319.
123. Holden MK, Gill KM, Magliozzi MR, Nathan J, Piehl-Baker L. Clinical gait assessment in the neurologically impaired. Reliability and meaningfulness. *Phys Ther.* 1984;64(1):35-40.
124. VanSwearingen JM, Paschal KA, Bonino P, Yang JF. The modified Gait Abnormality Rating Scale for recognizing the risk of recurrent falls in community-dwelling elderly adults. *Phys Ther.* 1996;76(9):994-1002.
125. Wolfson L, Whipple R, Amerman P, Tobin JN. Gait assessment in the elderly: a gait abnormality rating scale and its relation to falls. *J Gerontol.* 1990;45(1):M12-M19.
126. VanSwearingen JM, Paschal KA, Bonino P, Chen TW. Assessing recurrent fall risk of community-dwelling, frail older veterans using specific tests of mobility and the physical performance test of function. *J Gerontol A Biol Sci Med Sci.* 1998;53(6):M457-M464.
127. Hale L, McIlraith L, Miller C, Stanley-Clarke T, George R. The interrater reliability of the modified gait abnormality rating scale for use with people with intellectual disability. *J Intellect Dev Disabil.* 2010;35(2):77-81.
128. Vandenberg JM, George DR, O'Leary AJ, Olson LC, Strassburg KR, Hollman JH. The modified gait abnormality rating scale in patients with a conversion disorder: a reliability and responsiveness study. *Gait Posture.* 2015;41(1):125-129.
129. Huang WN, VanSwearingen JM, Brach JS. Gait variability in older adults: observational rating validated by comparison with a computerized walkway gold standard. *Phys Ther.* 2008;88(10):1146-1153

제 6 장

병적 보행

Pathological Gait

6.1 관찰적 보행 분석의 소개

관찰적 보행 분석(OGA)은 편위를 정확하게 확인하고, 각 편위의 원인에 대한 가설을 개발하는 직무를 필요로 하는 중요한 스킬이다. Rancho Los Amigos 국립재활센터(Downey, California)의 물리치료실과 병태운동학실은 Jacquelin Perry 박사의 지도아래서, 178개의 체크 포인트를 가진 Full Body Gait Analysis 양식을 개발했다.[1] 이 양식을 통해 관찰적 보행 분석 동안 큰 편위나 작은 편위를 확인할 수 있다. Full Body Gait Analysis 양식을 단순화하려는 노력을 통해, 본 책의 저자들은 중요한 큰 편위를 그대로 확인할 수 있는 새로운 축약 양식(66개의 체크 포인트를 가진 JAKC OGA 양식)을 개발했다. 이 양식도 성별과 연령에 따라 비교(% 정상)[4] 할 수 있는 보행속도(6번째 생체징후),[2,3] 온걸음길이, 분속수를 측정한다. 일단 보행편위를 기록하면, 각 편위의 원인을 확인하는 것으로 문제해결 접근법을 시작하고, 유용한 보상 대체로부터 1차 결손과 2차 결손을 구분한다. 임상가들은 먼저 편위 원인에 대한 가설을 개발하고, 이 가설을 바탕으로 검진을 계획하고 수행한다. 그런 다음, 손상, 활동제한과 참여제한(ICF)[5]을 확인하기 위해, 환자/클라이언트와 가족의 정보를 가지고 검진의 결과를 평가한다. 클라이언트와 가족과 함께, 임상가들은 현실적인 치료 목표와 중재 계획을 설정한다.

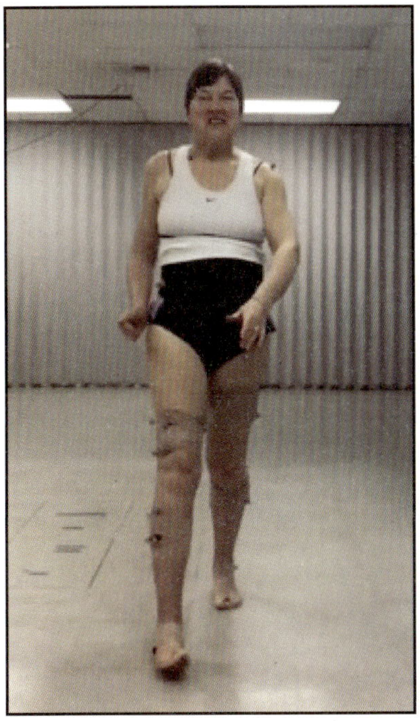

그림 6-1. 이마면 관찰적 보행 분석

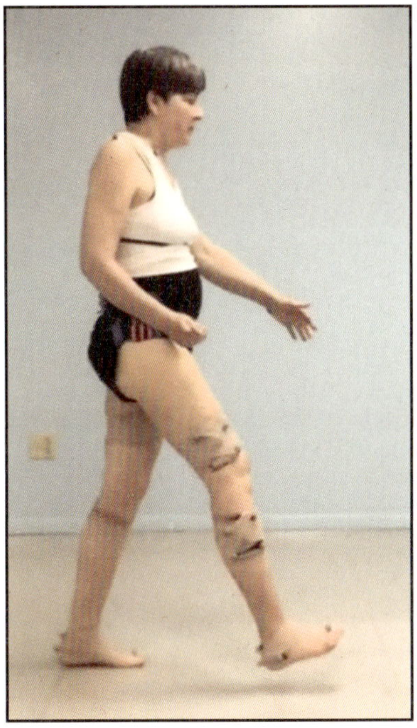

그림 6-2. 시상면 관찰적 보행 분석

6.2 개요: 관찰적 보행 분석

a. 환자/클라이언트의 보행을 이마면과 시상면에서 관찰한다. 여러분은 기록장치로서 비디오테이프를 선택할 수 있다. 클라이언트를 이마면과 시상면에서 촬영할 수 있도록 2대의 비디오 기록장치를 서로에 대해 90° 로 설치한다(6.3 단락 참고).
b. 큰 편위를 확인하고(JAKC OGA 양식을 이용하여), 사용된 보조장비를 기록한다.
c. 치료 결과에 대한 측정 기준선으로서 시간적 변수와 공간적 변수(10M 보행검사)를 결정한다.
  i. 속도(수치와 % N)
  ii. 분속수(수치와 % N)
  iii. 온걸음길이(수치와 % N)
d. 관찰된 편위의 원인(손상)에 대한 가설을 개발한다(6.4 단락 참고).
e. 가설을 바탕으로, 손상, 활동제한과 참여제한을 확인하기 위해 임상 검진을 계획하고 수행한다.
f. 검진 결과를 평가하고, 편위의 원인(손상, 2차 편위 또는 보상 전략)을 확인한다.
g. 가족과 환자/클라이언트와 함께, 합리적인 목표를 설정하고, 적응장비, 보조장비, 의수족, 보호장비, 지지장비 등의 사용을 포함한 치료 계획을 개발하고 수행한다.
h. 환자/클라이언트를 재검진하고, 치료 중재의 효율성을 평가한다.

6.3 큰 보행 편위를 결정하는 절차

a. 환자/클라이언트를 직접 관찰하거나, 환자/클라이언트에게 비디오 촬영에 대한 동의를 얻는다.
  i. 신발이나 보장구의 영향이 없는 보행을 위해, 환자/클라이언트는 맨발로 걸어야 한다.
  ii. 가능하면 많은 신체 부위를 관찰할 수 있도록 몸에 밀착되는 옷을 최소한으로 입어야 한다. 이때 피검자들이 검사 시의 복장에 불편을 느껴서는 안 된다. 추천 복장으로는 스포츠 브라, 자전거 복장, 수영복, 체조 복장 등
b. 클라이언트에게 편안한 속도로 걷도록 지시한다. 가능하면 빠르고 안전한 속도.
c. 여러 측면(앞, 뒤, 오른쪽, 왼쪽)에서 환자의 보행을 관찰한다. 가능하면 비디오 촬영을 한다.
d. 활동제한과 참여제한에 영향을 줄 수 있는 뚜렷한 보행 편위를 확인한다.
e. 분석을 위해 기준 다리를 결정한다(더 많이 침범된 쪽).
f. JAKC OGA 양식에 편위를 체크한다.
  i. 발에서 시작해 점차 위쪽으로 진행한다.
g. 필수 과제(체중 수용, 한발지지 및 유각기 다리의 전진)의 측면에서 편위를 확인한다.

6.4 관찰된 보행 편위의 원인

원인은 다음과 같을 수 있다:

a. **1차 원인:** 손상에 의해 직접 발생한 편위

  i. ICF 분류 시스템은 손상을 "신체 기관 수준에서 생리적, 심리적, 또는 해부학 구조나 기능에서의 소실이나 이상"으로 정의한다.

  ii. 보행에 영향을 주는 대부분의 손상은 관찰적 분석을 위한 4개의 주요 범주에 해당될 것이다.

    1. 변형
    2. 약증
    3. 손상된 운동조절
    4. 통증

  iii. 예

    1. 장딴지 근육의 약증으로 인한 중간입각기 동안의 과도한 발등굽힘
    2. 엉덩관절 벌림근의 약증으로 인한 반대쪽 골반의 떨어짐

b. **2차 손상:** 이웃한 관절의 비정상 자세로 인해 초래되는 편위

  i. 예

    1. 장딴지 근육의 약증보다는 오히려 무릎관절 굽힘 구축으로 인해 발생한 중간입각기에서의 과도한 발등굽힘. 무릎관절 굽힘 구축이 1차 편위이다.
    2. 발바닥굽힘 구축보다는 종말유각기 때의 부적절한 무릎 폄으로 인해 초기접지기 때 발앞쪽 닿기가 일어남. 완전한 무릎관절 폄의 부족이 이 편위의 원인이다.

c. **보상:** 손상의 직접적인 결과가 아니라, 손상에 적응하는 자세 움직임으로 인한 편위

  i. 예

    1. 토우 클리어런스를 확보하기 위해, 약한 발등굽힘근을 보상하는 중간유각기 때의 과도한 엉덩관절 굽힘
    2. 약한 엉덩관절 벌림근을 보상하는 입각기 때의 동측 몸통 기울임.

6.5 근육뼈대 질환자의 손상

- 통증
- 뼈대 변형
- 근육 약증(근력이나 파워의 감소)
- 가동범위(근육/관절의 뻣뻣함, 구축, 저가동성)
- 관절 느슨
- 감각 결손(가벼운 촉각, 고유수용성 감각)
- 손상된 운동조절
  - 움직임 속도

    - 타이밍
    - 협응
    - 균형과 자세조절
- 손상된 심장 기능(지구력)
- 손상된 순환 기능
- 손상된 호흡 기능
- 손상된 호르몬과 영양 요소
- 손상된 심리사회적 요소

진단 그룹

- 손상
    - 염좌, 좌상, 힘줄증, 골절, 탈구, 과사용, 말초신경손상 등
- 퇴행성 질환(골관절염)
- 체계성 질환(류마티스 관절염)
- 소아마비 이력
- 척추이분증
- Guillain–Barre 증후군
- 근이영양증

6.6 중추신경계 질환자의 손상

1차 손상

a. 운동 시스템 손상
- 근육 약증
- 운동신경 고리의 문제
    - 과긴장증
        - 경직
        - 강직
        - 과반사
    - 저긴장증
- 협응 손상
    - 활동과 시퀀스 손상
        - 비정상 협력작용
        - 동시 활성화

        - ◆ 손상된 관절사이의 협응
    - ○ 타이밍 손상
        - ◆ 움직임의 시작과 끝
        - ◆ 협응조절 장애(운동측정장애)
        - ◆ 불수의적 움직임
    - ○ 무긴장증
    - ○ 연합운동
    - ○ 떨림
    - ○ 무도증과 무정위증

b. 감각계 손상
- ● 몸감각 결손
    - ○ 2점 식별 감각
    - ○ 고유수용성 감각
    - ○ 통증
    - ○ 온각
- ● 시각 결손
- ● 안뜰계 결손

c. 인지와 지각 손상
- ● 신체상 손상
- ● 공간지각 손상
- ● 실행증
- ● 집중
- ● 지남력
- ● 기억
- ● 문제 해결
- ● 의식 수준

진단 그룹

- ● 뇌졸중
- ● 다발성 경화증
- ● 척수손상
- ● 외상성 또는 후천적 뇌손상
- ● 파킨슨병
- ● 뇌성마비
- ● 근위축성 축삭 경화증

6.7 큰 편위와 손상: 발목, 발 및 발가락

JAKC OGA 양식

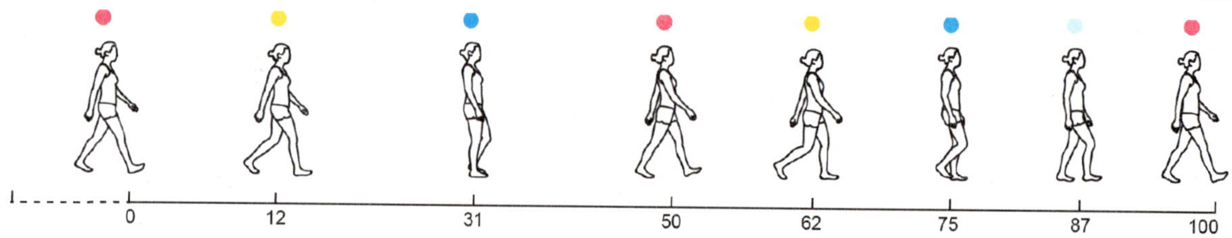

	입각기 (Stance)				유각기 (Swing)	
과제	체중 수용		한발지지		유각기 다리 전진	
단계	IC	LR	MSt	TSt	PSw / ISw	MSw / TSw
발목	○ 발앞쪽 닿기 ○ 발바닥 전체 닿기 ○ 감소된 발꿈치닿기	○ 풋 슬랩	○ 빠른 발꿈치 들기	○ 발꿈치 들기 없음	/ ○ 발가락 끌기	○ 발가락 끌기 /
	○ 부적절한 발등굽힘	○ 부적절한 발바닥굽힘	○ 부적절한 발등굽힘		○ 부적절한 발등굽힘 ○ 반대쪽 발 발바닥굽힘(도약)	
발꿈치	○ 과도한 안쪽번짐 ○ 과도한 가쪽번짐	○ 과도한 안쪽번짐 ○ 과도한 가쪽번짐	○ 과도한 안쪽번짐 ○ 과도한 가쪽번짐		○ 과도한 안쪽번짐	
발가락			○ 과도한 IP 관절 굽힘(갈고리발가락)			
				○ 부적절한 MTP 폄		

그림 6-3. JAKC OGA 양식: 발목, 발, 발가락의 편위

각 필수 과제에서의 큰 편위

체중수용:

한발지지:

유각기 다리의 전진:

표 6-1. 보행편위의 정의(발목, 발 및 발가락)

편위 "구식용어"	정의
발앞쪽 닿기(Fore Ft)	발가락이 먼저 지면에 닿는 것
발바닥 전체 닿기(Flat Ft)	발바닥 전체가 지면에 동시에 닿는 것
감소된 발꿈치 닿기 (Abb HC)	초기접지기 때 발꿈치의 간격만이 좁은 것
풋슬랩	발꿈치닿기 후, 매우 빠르게 발바닥굽힘되는 것. 종종 발바닥이 지면을 때림으로써 소리가 난다.
부적절한 발등굽힘	정상 발등굽힘보다 적은 경우
부적절한 발바닥굽힘	정상 발바닥굽힘보다 적은 경우
과도한 안쪽번짐(Iv) *"휜발"*	정상 발꿈치 안쪽번짐이나 발앞쪽 안쪽번짐보다 큰 경우
과도한 가쪽번짐(Ev) *"평발"*	정상 발꿈치 가쪽번짐이나 발앞쪽 가쪽번짐보다 큰 경우
빠른 발꿈치 들기	중간입각기 때 발꿈치들기를 하는 경우
발꿈치 들기 없음	종말입각기 때 발꿈치가 일어나지 않는 경우
부적절한 발허리발가락관절 폄	종말입각기나 전유각기 때 MTP의 폄이 정상 보다 적게 일어나는 경우
과도한 마디뼈사이관절 굽힘 *"갈고리발가락"*	MTP 폄과 IP의 굽힘이 정상보다 큰 경우, 또는 MTP 폄 없이 IP의 굽힘이 정상보다 큰 경우
발가락 끌기	초기유각기나 중간유각기 때 발가락이 지면에 닿는 경우
반대쪽 발 도약(발바닥굽힘)	유각기 동안 기준 다리가 앞쪽으로 전진하는 동안, 반대쪽 입각기 다리의 발앞쪽 체중부하가 길어지면서 그 발목관절이 과도하게 발바닥굽힘되는 것

표 6-2. 발목, 발 및 발가락의 편위와 손상

편위: 발목	보행단계	원인
감소된 발꿈치닿기 *(Abb HC)* *발바닥 전체 닿기* *(Flat Ft)*	초기접지기	1차 원인 ● 약한 발등굽힘근(MMT 〈 3/5) ● 발바닥굽힘 구축/저가동성 ● 손상된 운동조절(비정상 발바닥굽힘근 활동) 2차 원인 ● 종말유각기 때의 부적절한 무릎 폄 ● 무릎 굽힘 구축 ● 손상된 운동조절(비정상 뒤넙다리근 활동) 보상 ● 약한 넙다리네갈래근(무릎 굽힘 모멘트를 감소시킴)으로 인한 발꿈치 로커의 효과를 줄이거나 피하기 위해
발앞쪽 닿기(Fore Ft)	초기접지기	1차 원인 ● 부적절한 발등굽힘 참고 ● 부적절한 무릎 폄 참고 ● 부적절한 발등굽힘과 부적절한 무릎 폄의 복합 보상 ● 짧은 다리를 위한 조정 ● 발꿈치 통증을 피하기 위해
풋 슬랩	부하반응기	1차 원인 ● 초기접지기에서 발꿈치닿기 일어날 때 약한 발등굽힘근(MMT 3/5) (계속)

표 6-2(계속). 발목, 발 및 발가락의 편위와 손상		
편위: 발목	**보행단계**	**원인**
부적절한 발등굽힘	초기 접지기	1차 원인 ● 약한 발등굽힘근(MMT 〈 3/5) ● 손상된 운동조절(비정상 발바닥굽힘근 활동) ● 발바닥굽힘 구축/저가동성 ● 발목 통증, 관절삼출물
	중간입각기와 종말입각기	1차 원인 ● 발바닥굽힘 구축(강직) ● 손상된 운동조절(발바닥굽힘근 경직과 폄근 협력작용) ● 발목 통증, 관절삼출물, 발목융합 보상 ● 외적 DF 모멘트를 줄이는 약한 발바닥굽힘근으로 인한 발목 로커를 피하기 위해
	유각기	1차 원인 ● 약한 발등굽힘근(MMT 〈 3/5) ● 발바닥굽힘 구축/저가동성 ● 손상된 운동조절(비정상 발바닥굽힘근 활동)
부적절한 발바닥굽힘	부하반응기	2차 원인 ● 감소되거나 부재한 발꿈치 로커
빠른 발꿈치들기	중간입각기	1차 원인 ● 뼈대 변형 ● 손상된 운동조절(발바닥굽힘근의 과활동) ● 발바닥굽힘 구축/저가동성 2차 원인 ● 과도한 무릎 굽힘 보상 ● 짧은 기준 다리를 조정하는 수의적 발바닥굽힘

(계속)

표 6-2(계속). 발목, 발 및 발가락의 편위와 손상

편위: 발목	보행단계	원인
발꿈치 들기 없음	종말입각기	1차 원인 ● 약한 발바닥굽힘근(MMT 〈 4/5) ● 앞발(forefoot) 통증 2차 원인 ● 부적절한 발가락 폄 ● 과도한 발목관절 발등굽힘 ● 무릎 젖힘(정강뼈 전진의 부족)
과도한 안쪽번짐(Iv)	입각기와 유각기	1차 원인 ● 뼈대 변형(안굽이뒷발 변형; 비보상성 안굽이앞발) ● 손상된 운동조절(AT/PT), 또는 가자미근 활동 ● 안쪽휜발 구축/저가동성 2차 원인 ● 안굽이무릎 ● 엉덩관절 돌림 변형
	유각기	1차 원인 ● 위의 모든 것 ● 정강뼈 앞쪽 근육(AT, EHL, EDL)의 이완성 마비
과도한 가쪽번짐(Ev)	입각기	1차 원인 ● 뼈대 변형(안굽이뒷발 변형; 비보상성 안굽이앞발) ● 부하시 약한 안쪽번짐근(AT과 PT) 2차 원인 ● 보상성 안굽이앞발 ● 밖굽이무릎 ● 엉덩관절 돌림 변형 보상 ● 앞쪽 전진을 유지하는 제한된 발목 발등굽힘 가동범위를 위해(압력중심이 발의 안쪽면으로 진행하여 안쪽세로 발활을 하강시킨다)

(계속)

표 6-2(계속). 발목, 발 및 발가락의 편위와 손상		
편위: 발목	**보행단계**	**원인**
발가락 끌기	초기유각기	1차 원인 ● 부적절한 무릎 굽힘 참고 ● 무릎 굽힘을 감소시키는 손상된 운동조절 (비정상 넙다리곧은근/무릎 폄근 활동) 2차 원인 ● 과도한 반대쪽 무릎 굽힘
	중간유각기	1차 원인 ● 부적절한 발등굽힘, 약한 발등굽힘근 (MMT 〈 3/5) 2차 원인 ● 부적절한 엉덩관절 굽힘(표 6-8 참고) ● 과도한 반대쪽 무릎 굽힘
반대쪽 발 도약 (발바닥굽힘)	유각기	보상 입각기 다리를 길게 늘이고 유각기 다리가 토우 클리어런스를 하기 위한 수의적 반대쪽 발의 도약 (발꿈치들기나 발가락 보행) ● 더 긴 유각기 다리 ● 초기유각기때의 부적절한 무릎 굽힘 ● 중간유각기때의 부적절한 발등굽힘
MTP/발가락		
과도한 IP 굽힘 "갈고리발가락"	유각기	1차 원인 ● 뼈대 변형 ● 발가락 구축 ● 손상된 운동조절(비정상 FHL과 FDL 근육 활동) ● 약한 발내재근 보상 ● 정강뼈 전진을 조절하는 발바닥굽힘근의 힘을 증가시키기 위해 가자미근과 장딴지근을 보상한다.
부적절한 MTP 폄	종말입각기와 전유각기	1차 원인 ● 뼈대 변형: 엄지강직증 ● 손상된 운동조절(비정상 FHL과 FDL 근육 활동) 2차 원인 ● 앞발 통증을 피하기 위해(앞발과 발가락 로커를 피하기 위해) ● 발꿈치 들기 없음

MMT:도수근력검사, AT:앞정강근, PT:뒤정강근, EHL:긴엄지폄근, EDL:긴발가락폄근, FDL:발가락굽힘근, FHL:긴엄지굽힘근

6.8 큰 편위와 손상: 무릎

JAKC OGA 양식

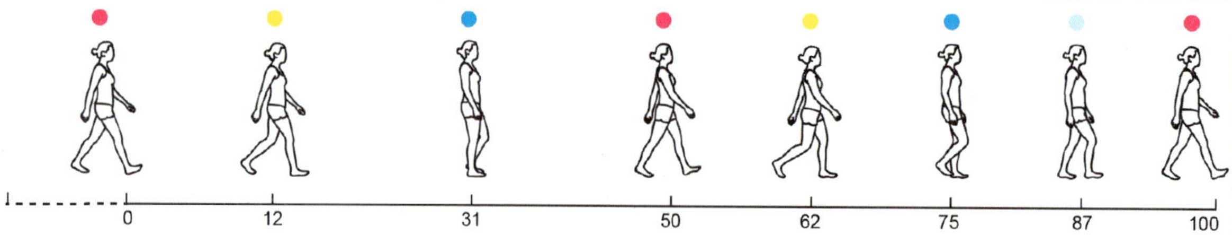

	입 각 기 (Stance)				유 각 기 (Swing)	
과제	체중 수용		한발지지		유각기 다리 전진	
단계	IC	LR	MSt	TSt	PSw / ISw	MSw / TSw
무릎	○부적절한 폄	○ 부적절한 굽힘	○ 부적절한 폄		○부적절한 굽힘 ○과도한 굽힘	○ 부적절한 폄
		○ 젖힘				○ 폄근 밀기
		○ 폄근 밀기			○ 과도한 반대쪽 무릎 굽힘	
		○ 흔들림				
		○ 안굽이	○ 밀기	○ 밖굽이		

그림 6-4. JAKC OGA 양식: 무릎의 편위

각 필수 과제에서의 큰 편위

체중수용:

한발지지:

유각기 다리의 전진:

표 6-3. 보행편위의 정의(무릎)

편위 "구식용어"	정의
부적절한 폄(과도한 굽힘) *입각기 시:* *"무릎을 구부리고 걷는 보행"*	정상 폄보다 적은 경우
부적절한 굽힘 *유각기 시:"경직 다리 보행"*	정상 굽힘보다 적은 경우
젖힘 *"젖힌무릎"*	중립위를 초과해서 폄된 경우
폄근 밀기	폄 쪽으로 빠르게 움직이는 것
흔들림	굽힘과 폄을 반복적으로 움직이는 것
안굽이 *"O자 다리"*	넙다리뼈를 기준으로 먼쪽의 정강뼈가 모음된 것
밖굽이 *"잠긴무릎"*	넙다리뼈를 기준으로 먼쪽의 정강뼈가 벌림된 것
안굽이/밖굽이 밀기	안굽이나 밖굽이로 빠르게 움직이는 것
과도한 반대쪽 굽힘	기준 다리인 유각기 다리가 전진하는 동안 반대쪽 다리의 굽힘

표 6-4. 무릎의 편위와 손상

편위: 무릎	보행단계	원인
부적절한 폄	입각기	1차 원인 ● 무릎 굽힘 구축/저가동성 ● 손상된 운동조절(비정상 무릎 굽힘근 활동) ● 무릎 통증 ● 관절 삼출물 2차 원인 ● 과도한 발등굽힘 자세 ● 과도한 엉덩관절 굽힘 자세
	유각기	1차 원인 ● 약한 넙다리네갈래근 ● 무릎 굽힘 구축/저가동성 ● 손상된 운동조절(비정상 무릎 굽힘근 활동) ● 무릎 통증 ● 관절 삼출물 보상 ● 발앞쪽 닿기나 발바닥 전체 닿기를 허용하기 위해

(계속)

표 6-4(계속). 무릎의 편위와 손상		
편위: 무릎	**보행단계**	**원인**
부적절한 굽힘	부하기	1차 원인 • 약한 넙다리네갈래근 • 손상된 운동조절(비정상 넙다리네갈래근 활동) • 손상된 고유수용성 감각 • 정강넙다리관절과 무릎넙다리관절의 통증 • 뼈대 변형 2차 원인 • 발바닥굽힘 자세 • 비정상 발바닥굽힘 근육 활동 • 발앞쪽 닿기나 발바닥전체 닿기 보상 • 앞십자인대 결손을 위해
	유각기	1차 원인 • 손상된 운동조절(비정상 넙다리네갈래근 활동) • 정강넙다리관절과 무릎넙다리관절의 통증 • 뼈대 변형 2차 원인 • 부적절한 엉덩관절 굽힘 • 전유각기때의 부적절한 무릎 굽힘 • 종말입각기때의 부적절한 엉덩관절 폄 • 종말입각기때의 발꿈치 들기 없음
과도한 굽힘	유각기	1차 원인 • 손상된 운동조절(비정상 엉덩관절과 무릎관절 굽힘근 활동) 보상 • 토우 클리어런스를 확보하기 위해 (계속)

표 6-4(계속). 무릎의 편위와 손상		
편위: 무릎	**보행단계**	**원인**
젖힘	입각기	1차 원인 ● 약한 넙다리네갈래근 ● 손상된 운동조절(비정상 무릎 폄근 활동) ● 손상된 고유수용성 감각 2차 원인 ● 발바닥굽힘 자세 보상 ● 약한 넙다리네갈래근과 발바닥굽힘근을 강화시켜 다리의 안정성을 증가시키기 위해
폄근 밀기	입각기	1차 원인 ● 약한 넙다리네갈래근 ● 손상된 운동조절(비정상 무릎 폄근 활동, 비정상 발바닥굽힘근 활동) ● 손상된 고유수용성 감각 2차 원인 ● 발바닥굽힘 자세, 초기접지기 때 발앞쪽 닿기함. 보상 ● 약한 넙다리네갈래근으로 다리 안정성을 증가하기 위해
	유각기	보상 ● 초기접지기를 위한 종말유각기 때 무릎 폄을 확보하기 위해(넙다리네갈래근이 약할 때)
흔들림	입각기	1차 원인 ● 손상된 고유수용성 감각 ● 손상된 운동조절(비정상 무릎 폄근 활동, 비정상 발바닥굽힘근 활동)

(계속)

표 6-4(계속). 무릎의 편위와 손상		
편위: 무릎	**보행단계**	**원인**
안굽이	입각기	1차 원인 ● 뼈대 변형 ● 인대 느슨함/관절불안정 ● 퇴행성 관절 변화(골관절염) 2차 원인 ● 비보상성 안굽이뒷발 변형 ● 보상성 밖굽이앞발 변형
밖굽이	입각기	1차 원인 ● 뼈대 변형 ● 인대 느슨함/관절불안정 ● 퇴행성 관절 변화(류마티스 관절염) 2차 원인 ● 비보상성 밖굽이뒷발 변형 ● 보상성 안굽이앞발 변형 ● 동측 몸통 기울임
안굽이/밖굽이 밀기	입각기	1차 원인 ● 뼈대 변형 ● 인대 느슨함/관절불안정
과도한 반대쪽 굽힘	유각기	1차 원인 ● 입각기 다리의 무릎 굽힘을 일으키는 요소 2차 원인 ● 초기접지기를 위해 짧은 유각기 다리를 의도적으로 내림하기 위해
RF: 넙다리곧은근		

6.9 큰 편위와 손상: 허벅지

JAKC OGA 양식

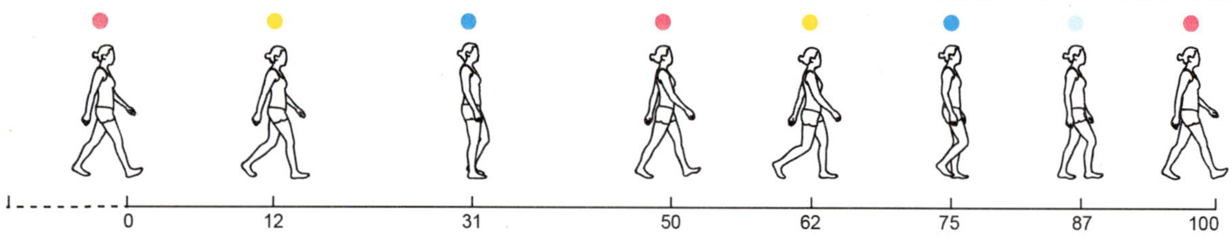

	입각기 (Stance)				유각기 (Swing)	
과제	체중 수용		한발지지		유각기 다리 전진	
단계	IC	LR	MSt	TSt	PSw / ISw	MSw / TSw
허벅지	○ 부적절한 굽힘		○ 부적절한 폄		○ 부적절한 굽힘	○ 과도한 굽힘
	○ 과도한 굽힘		○ 안쪽돌림	○ 가쪽돌림	○ 안쪽돌림	○ 가쪽돌림
			○ 벌림	○ 모음	○ 모음	
					○ 벌림	

그림 6-5. JAKC OGA 양식: 허벅지의 편위

각 필수 과제에서의 큰 편위

체중수용:

한발지지:

유각기 다리의 전진:

표 6-5. 보행편위의 정의 (허벅지)	
편위 "구식용어"	**정의**
부적절한 폄 *"무릎을 구부리고 걷는 보행"*	입각기 단계에서의 부적절한 폄
부적절한 굽힘	정상 굽힘보다 적은 경우
과도한 굽힘 *"계상보행"*	유각기 동안 정상 굽힘보다 큰 경우
안쪽돌림	안쪽으로 향하는 넙다리뼈융기를 가진 넙다리뼈의 자세
가쪽돌림	가쪽으로 향하는 넙다리뼈융기를 가진 넙다리뼈의 자세
벌림	중립위를 넘어서는 넙다리뼈의 벌림
모음 *"가위보행"*	중립위를 넘어서는 넙다리뼈의 모음
휘돌림	유각기 다리가 전진할 때 허벅지가 굽힘과 벌림한 후, 모음하는 경우

표 6-6. 허벅지의 편위와 손상		
편위: 허벅지	**보행단계**	**원인**
부적절한 폄	입각기	1차 원인 ● 엉덩관절 굽힘 구축/저가동성 ● 관절증 ● 손상된 운동조절(비정상 엉덩관절 굽힘근 활동) ● 엉덩관절 통증 ● 엉덩관절 삼출물 2차 원인 ● 과도한 무릎 굽힘 ● 종말입각기 때 "발꿈치 들기 없음"
부적절한 굽힘	초기접지기 와 부하반응기	1차 원인 ● 손상된 운동조절 ● 뼈대 변형 2차 원인 ● 종말유각기 때의 부적절한 엉덩관절 굽힘 보상 ● 부하반응기 때의 약한 엉덩관절 폄근에 대한 요구 감소를 위해
	유각기	1차 원인 ● 약한 엉덩관절 굽힘근 ● 손상된 운동조절(약한 굽힘근 협력작용, 비정상 뒤넙다리근 활동) 2차 원인 ● 발가락 끌기 보상 ● 초기접지기와 부하반응기 준비시 엉덩관절 폄근에 대한 요구 감소를 위해
과도한 굽힘	유각기	보상 ● 토우 클리어런스를 위한 초기유각기 때의 부적절한 무릎 굽힘을 위해 ● 토우 클리어런스를 위한 중간유각기 때의 부적절한 발등굽힘을 위해 ● 더 긴 유각기 다리를 위해 ● CL 무릎 굽힘을 위해(기능적으로 입각기 다리를 짧게 만듦) (계속)

표 6-6(계속). 허벅지의 편위와 손상		
편위: 허벅지	**보행단계**	**원인**
안쪽돌림	입각기와 유각기	1차 원인 ● 뼈대 변형: 넙다리뼈 앞쪽방향경사 ● 손상된 운동조절(비정상 안쪽돌림근 활동; 긴모음근과 짧은모음근, 안쪽뒤넙다리근) ● 안쪽돌림 구축/저가동성 보상 ● 입각기 시, 넙다리네갈래근이 약할 때 무릎 안정성을 증가시키기 위해
가쪽돌림	입각기	1차 원인 ● 뼈대 변형: 넙다리뼈 뒤쪽방향경사 ● 가쪽돌림 구축/저가동성 보상 ● DF 가동범위가 부적절할 때 앞쪽방향으로 질량중심을 전진시키기 위해
	유각기	보상 ● DF가 부적절할 때 토우 클리어런스를 위해 ● 엉덩관절 굽힘근이 약할 때, 엉덩관절 모음근을 이용하여 다리를 전진시키기 위해
벌림	입각기	1차 원인 ● 뼈대 변형 2차 원인 ● 골반 경사 ● 반대쪽 골반 하이킹 ● 척추 변형(측만증) ● 안정성을 위한 기저면의 증가 ● 엉덩관절 굽힘근이 약할 때, 다리를 전진시키기 위해(휘돌림) 보상 ● 더 긴 기준 다리를 위해(LL 차이)
	유각기	보상 ● 더 긴 기준 다리의 토우 클리어런스를 위해(실제 LL 차이) ● 기능적으로 더 긴 유각기 다리의 토우 클리어런스를 위해(부적절한 엉덩관절 굽힘이나 무릎관절 굽힘, 부적절한 발등굽힘)

(계속)

표 6-6(계속). 허벅지의 편위와 손상		
편위: 허벅지	**보행단계**	**원인**
모음	입각기와 유각기	1차 원인 ● 뼈대 변형 ● 모음 구축/저가동성 ● 손상된 운동조절(비정상 모음근 활동) 2차 원인 ● 골반 경사 ● CL 골반 떨어짐 ● 척추 변형
휘돌림	유각기	보상 ● 엉덩관절 굽힘, 무릎관절 굽힘, 발등굽힘이 부적절할 때, 다리를 전진하고, 발을 들어올리기 위해
CL: 반대쪽 다리, LL: 다리 길이		

6.10 큰 편위와 손상: 골반과 몸통

각 필수 과제에서의 큰 편위

체중수용:

한발지지:

유각기 다리의 전진:

JAKC OGA 양식

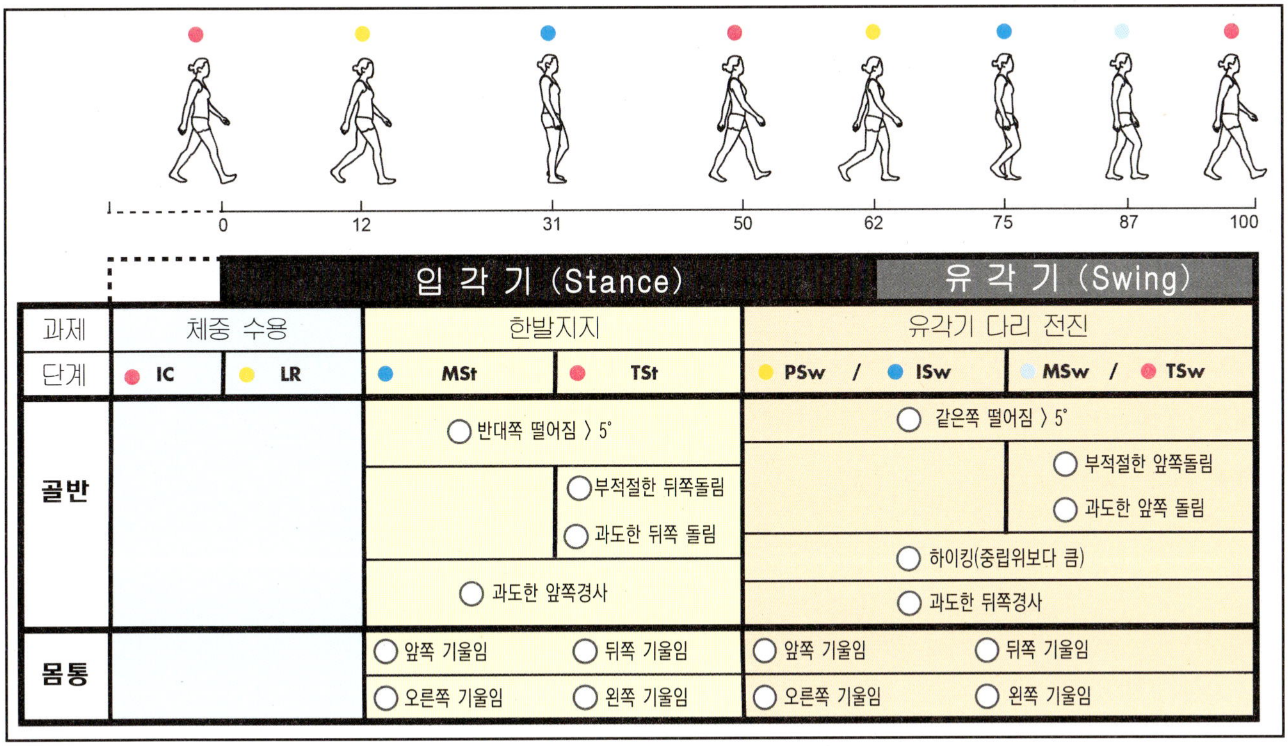

그림 6-6. JAKC OGA 양식: 골반과 몸통의 편위

표 6-7. 보행편위의 정의 (골반)	
편위 "구식용어"	**정의**
반대쪽 떨어짐 ***"Trendelenburg 보행"***	기준 다리가 입각기에 있을 때, 유각기 다리의 엉덩뼈능선이 5° 이상 떨어짐
동측 떨어짐	반대쪽 다리가 입각기에 있을 때, 유각기에 있는 기준 다리의 엉덩뼈능선이 5° 이상 떨어짐
하이킹	유각기 다리의 전진 동안 기준 다리의 엉덩뼈능선이 중립위보다 높이 올라가는 경우
과도한 뒤쪽돌림 ***"뒷당김된 골반"***	종말입각기 동안 5° 이상 뒤쪽 돌림하는 경우. 이것은 전유각기와 초기유각기까지 계속될 수 있다.
부적절한 뒤쪽돌림	종말입각기 동안 뒤쪽돌림이 적은 경우(5° 미만)
부적절한 앞쪽돌림	중간유각기와 종말유각기 동안 앞쪽돌림이 적은 경우(5° 미만)
과도한 앞쪽돌림	중간유각기와 종말유각기 동안 앞쪽돌림이 5° 이상되는 경우
과도한 앞쪽경사	골반의 정상 앞쪽경사보다 더 큰 경우
과도한 뒤쪽경사	정상 앞쪽경사 자세보다 골반이 더 많이 뒤쪽으로 경사된 경우

표 6-8. 골반의 편위와 손상

편위: 골반	보행단계	원인
반대쪽 골반 떨어짐 *(> 5°)*	입각기	1차 원인 ● 기준 다리의 약한 벌림근 ● 기준 다리의 손상된 운동조절(비정상 모음근 활동) ● 기준 다리의 모음 구축 2차 원인 ● 뼈대 변형 ● 골반 경사 보상 ● 짧은 CL 다리를 위해(LL 차이)
동측 골반 떨어짐 *(> 5°)*	유각기	1차 원인 ● 약한 반대쪽 엉덩관절 벌림근 ● 손상된 운동조절(비정상 모음근 활동) ● CL 모음 구축 2차 원인 ● 뼈대 변형 ● 골반 경사 보상 ● 짧은 기준 다리를 위해(LL 차이)
하이킹	유각기	보상 ● 전유각기나 초기유각기 때 부적절한 무릎 굽힘이 있을 때 또는 중간유각기 시 부적절한 엉덩관절 굽힘과 발등굽힘이 있을 때의 토우 클리어런스를 위해
부적절한 앞쪽돌림	유각기	1차 원인 ● 손상된 운동조절(몸통, 골반 및 엉덩관절 근육의 비정상 활동) 2차 원인 ● 반대쪽 골반의 부적절한 뒤쪽돌림 보상 ● 부하반응기 동안 약한 엉덩관절 굽힘근과 무릎관절 굽힘근에 대한 요구 감소를 위해
과도한 앞쪽돌림	유각기	2차 원인 ● 반대쪽 골반의 과도한 뒤쪽돌림 보상 ● 엉덩관절 굽힘근이 약할 때 다리의 전진을 위해 (계속)

표 6-8(계속). 골반의 편위와 손상		
편위: 골반	**보행단계**	**원인**
과도한 뒤쪽돌림	종말입각기	1차 원인 ● 손상된 운동조절(몸통, 골반 및 엉덩관절, 발바닥굽힘근의 선택적 활동을 수행할 수 없음) 2차 원인 ● 과도한 반대쪽 앞쪽돌림 보상 ● 발바닥굽힘된 발 위로 진전하기 위해 ● 종말입각기 때 제한된 허벅지 폄을 가진 체 후속 다리에 도달하기 위해(엉덩관절 굽힘 구축) ● 종말입각기 때 발꿈치들기 없음이 있을 때, 후속 다리에 도달하기 위해(약한 발바닥굽힘근)
부적절한 뒤쪽돌림	종말입각기	1차 원인 ● 손상된 운동조절(몸통, 골반 및 엉덩관절, 발바닥굽힘근의 선택적 활동을 수행할 수 없음) 2차 원인 ● 반대쪽 부적절한 앞쪽돌림 ● 부적절한 허벅지의 폄
과도한 앞쪽경사	입각기	1차 원인 ● 엉덩관절 굽힘 구축/저가동성 ● 손상된 운동조절(엉덩관절 근육의 비정상 활동) ● 약한 엉덩관절 폄근이나 배근육 2차 원인 ● 앞쪽 몸통 기울임
과도한 뒤쪽경사	입각기	1차 원인 ● 뒤넙다리근 타이트니스/구축 ● 손상된 운동조절(비정상 뒤넙다리근 활동) 2차 원인 ● 뒤쪽 몸통 기울임
	유각기	2차 원인 ● 엉덩관절 굽힘근이 약할 때, 다리의 전진을 위해
LL: 다리길이		

JAKC OGA 양식

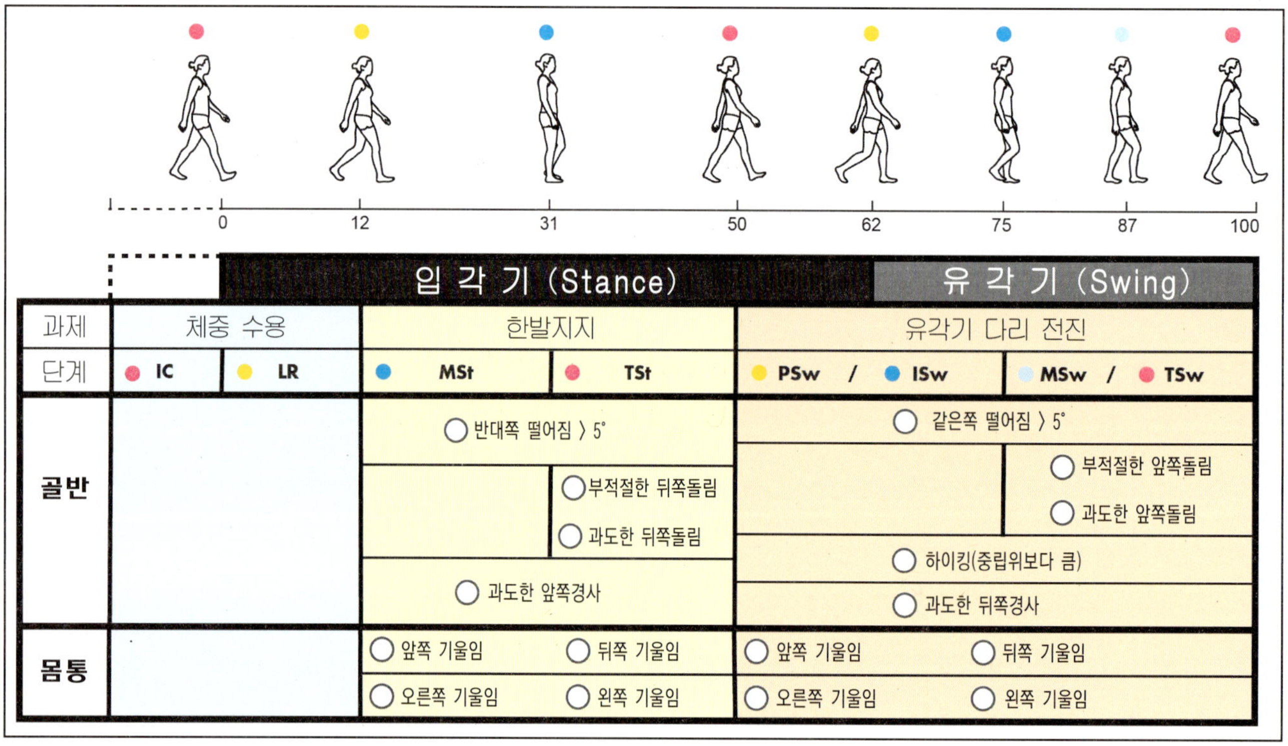

그림 6-6. JAKC OGA 양식: 골반과 몸통의 편위

표 6-9. 보행편위의 정의 (몸통)

편위 "구식용어"	정의
앞쪽 기울임	수직선을 넘어가는 몸통의 앞쪽 기울임
뒤쪽 기울임 ***"큰볼기근 보행"***	수직선을 넘어가는 몸통의 뒤쪽 기울임
오른쪽 기울임 ***"중간볼기근 보행"*** ***양쪽인 경우:"오리걸음"***	수직선을 넘어가는 몸통의 오른쪽 기울임
왼쪽 기울임 ***"중간볼기근 보행"*** ***양쪽인 경우:"오리걸음"***	수직선을 넘어가는 몸통의 왼쪽 기울임

표 6-10. 몸통의 편위와 손상		
편위: 몸통	**보행단계**	**원인**
앞쪽 기울임	입각기	1차 원인 ● 뼈대 변형 ● 손상된 운동조절(부적절한 엉덩관절과 척추의 폄근 활동) 2차 원인 ● 골반 앞쪽경사 자세 ● 보조장비를 이용하여 ● 과도한 엉덩관절 굽힘 보상 ● 발바닥굽힘된 발 위로 진전하기 위해 ● 다리 안정성을 향상시키기 위해 무릎 폄근이 약할 때, 무릎 앞쪽으로 GRFV를 이동시키기 위해. ● 감각이 손상되었을 때, 시각 입력의 향상을 위해
뒤쪽 기울임	입각기	보상 ● 약한 엉덩관절 폄근에 대한 요구를 감소시키는 엉덩관절 폄 모멘트를 증가시키기 위해
	유각기	1차 원인 ● 엉덩관절 굽힘근이 약할 때, 다리의 전진을 위해
오른쪽 기울임	입각기	1차 원인 ● 뼈대 변형(측만증, 골반 경사) ● 손상된 자세조절 2차 원인 ● 오른쪽 팔로 보조장비를 사용하기 위해 보상 ● 약한 엉덩관절 벌림근에 대한 요구를 감소시키는 엉덩관절 모음 모멘트를 증가시키기 위해 ● 오른쪽 엉덩관절 통증을 감소시키기 위해
	유각기	보상 ● 부적절한 엉덩관절/무릎관절의 굽힘이나 부적절한 발등굽힘이 있을 때 왼쪽 유각기 다리의 토우 클리어런스를 위해 ● LL 차이가 있는 왼쪽 유각기 다리의 토우 클리어런스를 위해 ● 반대쪽(왼쪽) 골반 떨어짐을 줄이기 위해 (계속)

표 6-10(계속). 몸통의 편위와 손상		
편위: 몸통	**보행단계**	**원인**
왼쪽 기울임	입각기	1차 원인 ● 뼈대 변형(측만증, 골반 경사) ● 손상된 자세조절 2차 원인 ● 왼쪽 팔로 보조장비를 사용하기 위해 보상 ● 엉덩관절 모음 모멘트(약한 왼쪽 엉덩관절 벌림근에 대한 요구를 감소시키는)를 감소시키기 위해 ● 왼쪽 엉덩관절 통증을 감소시키기 위해
	유각기	보상 ● 부적절한 엉덩관절과 무릎관절의 굽힘이나 부적절한 발등굽힘이 있을 때, 오른쪽 유각기 다리의 토우 클리어런스를 위해 ● LL 차이(오른쪽 다리가 더 긴)를 가진 오른쪽 유각기 다리의 토우 클리어런스를 위해 ● 반대쪽(오른쪽) 골반 떨어짐을 감소시키기 위해
GRFV: 지면반응력 벡터, UE: 팔		

6.11 참고문헌

1. Pathokinesiology Laboratory and Department of Physical Therapy. *Observational Gait Analysis*. 4th ed. Rancho Los Amigos National Rehabilitation Center, Downey, CA: Los Amigos Research and Educational Institute Inc; 2001.
2. Fritz S, Lusardi M. White paper: "walking speed: the sixth vital sign." *J Geriatr Phys Ther*. 2009;32(2):46-49.
3. Middleton A, Fritz SL, Lusardi M. Walking speed: the functional vital sign. *J Aging Phys Act*. 2015;23(2):314-322.
4. Waters RL, Lunsford BR, Perry J, Byrd R. Energy-speed relationship of walking: standard tables. *J Orthop Res*. 1988;6(2):215-222.
5. World Health Organization. *World Health Organization International Classification of Functioning, Disability and Health: ICF*. Geneva. 2001.
6. Perry J, Burnfield JM. *Gait Analysis: Normal & Pathological Gait*. 2nd ed. Thorofare, NJ: SLACK Incorporated; 2010.

II

사례 연구

Case Studies

사례 연구를 위한 지시사항

Instructions for Case Studies

1. 학생들은 각 사례연구의 이력과 평가를 리뷰해야 한다.
2. 학생들은 부록 A에 있는 JAKC OGA 양식과 책에 동봉된 웹사이트에 접근해야 한다. 학생들은 최상의 능력으로 이 양식을 채워야 한다; “필수 과제” 밑에 있는 보행 편위를 요약하고, “온걸음 특성” 아래에 있는 속도, 분속수 및 온걸음길이를 계산했다(이력과 평가 결과의 10MWT 결과를 기준으로). 그리고 부록 B와 부록 C 안에 연령과 성별에 따라 제시된 정상인과 그 결과를 비교해야 한다.
3. JAKC OGA 양식을 완성해야 한다.
4. 6장을 이용하여, 학생들은 확인된 각 편위의 원인을 고려해야 하고, 또 진단, 이력 및 평가 결과를 고려하여 어느 것이 원인인지를 결정해야 한다. 그런 다음, 학생들은 책에 있는 보행분석 보고서를 작성해야 한다. 그리고 보행 편위를 확인함으로써 문제 해결에 그 원인을 반영해야 한다.
5. 학생들은 진단과 평가결과를 토대로 목표를 만들 수 있다. 비록 목표가 OGA 과정에 포함되지 않지만, 이것은 중재를 이끌어내는 세부 단계이고, 학생들이 수행해야 하는 과제일 수 있다.
6. 학생들은 5장을 이용하여 평가 과정 안에 기능적 검사의 권장을 고려할 수 있다.
7. (**지도사항을 위해**) 학생들의 보행 평가 정확성을 결정하기 위해, 지도 선생님은 아래와 같은 사항을 해야 한다:
   a. efaculty 라운지에 있는 3명의 전문 보행분석 검사자가 작성한 JAKC OGA 양식을 이용해야 하고, 학생의 결과와 전문 검사자의 결과를 비교해야 한다.
   b. efaculty 라운지에 있는 전문 검사자가 작성한 최종 보고서를 이용해야 한다.
   c. 만약 바람직하다면, 학생들의 보고서에 점수를 매기기 위해 부록 D의 보행분석 보고 기준표를 이용해야 한다.

사례 연구 001

이력과 평가

환자/클라이언트의 이름: CS 001 **성별:** 여성 DOB: 01/12/1949 **연령:** 67
보행 평가 날짜: 3/14/2016
의학적 진단: 오른쪽 편마비를 가진 왼쪽 뇌졸중
발병 날짜: 9/10/2010

PT 직무 패턴에 대한 가이드:

5D: 손상된 운동 기능과 감각 통합. 청소년 또는 성인 때 발생하는 비진행성 중추신경계 질환이다.

이력:

클라이언트 001은 67세의 여성으로 2010년 9월 10일 발병된 왼쪽 뇌졸중으로 우측 편마비와 표현성 실어증을 가지고 있다. 현재 그녀는 보조장비나 보장구 없이 독립 보행을 하고 있다. 그녀는 남편과 함께 2층 집에서 살고 있고, 1층과 2층 사이에는 7개의 계단이 있다. 그녀는 대부분의 ADL 활동을 독립적으로 할 수 있다. 그녀는 난간을 잡고 계단 보행을 할 수 있어, 혼자 힘으로 집 안으로 들어오고 나갈 수 있다. 그녀는 오른손이 우세 손이고, 최소 수의적 움직임과 함께 오른쪽 팔의 ROM과 근력에 제한이 있다. 클라이언트 001은 지퍼 올리기, 신발끈 묶기 및 핸드 스플린트 착용 등과 같은, 양손 활동을 할 때 도움을 요구한다. 그녀는 남편과 함께 야외활동과 여행을 즐겼다. 그들 모두는 직장에서 은퇴를 했다. 그녀는 더 이상 낙상의 위험이 없지만(TUG-R 10.83초), 과거에 낙상한 경험이 있다. 뇌졸중 이전에, 그녀는 보행과 모든 ADL에서 독립 활동을 했다. 그녀는 1주일에 4번 정도의 패들 보드와 1주일에 6회 정도 요가를 즐겼고, 자전거 타기와 수영을 했다. 그녀의 목표는 보행 속도와 오른손의 기능을 향상시켜서, 뇌졸중 이전의 활동을 다시 하는 것이다. 그녀는 California State University에 있는 Long Beach's pro-clinic(Long Beach, California)에서 현재 언어치료와 물리치료를 받고 있다.

과거 병력:

2번의 심근경색(1995년과 1998년 7월 20일), 유두체 이식으로 인한 관상동맥우회술(CABG, 1998년 8월 6일), GERD(2001년 9월에 지단됨), 유리체 박리(2008년 11월 23일), 심방세동(2005년 1월에 진단됨), 심한 편두통과 백내장(2013년에 수술).

보행 편위에 대한 요약

기준 다리: 우측 다리
조건: 맨발

필수 과제

체중 수용(초기접지기와 부하반응기):

한발 지지기(중간입각기와 종말입각기):

유각기 다리의 전진(전유각기, 초기유각기, 중간유각기, 종말유각기):

팔(상호 팔 스윙):

발/바닥 접촉 패턴(맨발):

평가 결과

ICF 영역: 활동

1. 10 미터 보행검사(10MWT)
   결과: 6미터를 걷는데 8.6초가 걸렸고, 12걸음을 걸었다.

온걸음 특성: 맨발로 수행된 자유속도 보행		
보행속도		% N*
분속수		% N*
온걸음길이(R)		% N*
*Waters; 60-80세 여성 노인에 대한 정상 수치		

Perry 기능보행 범주:

ICF 영역: 신체 기능(손상 측정)

1. 직립 운동조절검사(UMCT)

움직임	오른쪽 다리(협력작용)
분속수	
엉덩관절 굽힘	2(중등도)
무릎관절 굽힘	1(약함)
발목관절 발등굽힘	1(약함)
UMCT 폄	
엉덩관절 폄	2(중등도)
무릎관절 폄	1(약함)
발바닥굽힘	2(중등도)
key: 1 = 약함, 2 = 중등도, 3 = 강함	

2. Fugl-Meyer Lower Extremity Assessment(FMA-LE)

움직임	오른쪽 다리(협력작용)
누운 자세: 굽힘 협력작용	
엉덩관절 굽힘	2(완전 움직임)
무릎관절 굽힘	2(완전 움직임)
발목관절 발등굽힘	2(완전 움직임)
옆으로 누운 자세: 폄 협력작용	
엉덩관절 폄	2(완전 움직임)
엉덩관절 모음	2(완전 움직임)
무릎관절 폄	2(완전 움직임)
발바닥굽힘	2(완전 움직임)
앉은 자세: 협력작용을 결합한 움직임	
무릎관절 굽힘	2(90° 이상)
발등굽힘	1(불완전한 능동 움직임)
선 자세: 협력작용 없는 움직임	
무릎관절 굽힘	1(90° 미만)
발바닥굽힘	1(부분 움직임)

결과: Fugl-Meyer Assessment-Lower Extremity 점수 19/22

- 협력작용에서 완전 움직임을 보임(누운 자세와 옆으로 누운 자세)
- 협력작용을 결합한 부분 움직임(앉은 자세)
- 협력작용 없는 부분 움직임(선 자세)

3. 경직(Ashworth 척도 수정판)

뒤넙다리근	1+
넙다리곧은근	0
무릎관절 폄근	0
발바닥굽힘근(무릎을 편한 상태에서)	2
안쪽번짐근	0

오른쪽 엄지발가락 : 엄지발가락의 과도한 발등굽힘
무릎이나 발목에 고유수용성 감각 소실이 없음

4. 수동가동범위(PROM)

오른쪽 엉덩관절과 오른쪽 무릎관절: WNL

오른쪽 발목관절:
무릎을 폄하고 누운 자세에서의 발등굽힘: −12°
무릎을 굽힘하고 누운 자세에서의 발등굽힘: 0−4°
체중부하시의 발등굽힘: 0−12°

ICF 영역: 활동

1. Timed Up and Go(TUG−R): 10.83초(더 이상 낙상 위험 없음)
2. mDGI: 49/64
3. Wolf Motor Function Test(WMFT): 39/85
4. Fugl−Meyer(UE): 31/66

ICF 영역: 참여

1. Stroke Impact Scale(SIS)

- 근력: 68.75%
- 기억과 사고: 92.8%
- 정서: 100%
- 의사소통: 90%
- ADL/IADL: 77.5%
- 가동성: 97.2%
- 손 기능: 30%
- 참여 역할 기능: 100%
- 전반적인 뇌졸중 회복: 80%

부가적인 권장사항

1. Mini-Mental State Examination(MMSE): 27/30

검사자:

이름: Janet M. Adams, PT 날짜: 2016년 4월 12일 면허: CA PT 11023
서명: Janet M. Adams, PT

검사자:

이름: Kay Cerny, PT 날짜: 2016년 4월 12일 면허: CA PT 558
서명: Kay Cerny, PT

사례 연구 002

이력과 평가

환자/클라이언트의 이름: CS 002 **성별:** 여성 **DOB:** 07/11/1960 **연령:** 55
보행 평가 날짜: 3/28/2016
의학적 진단: 양성 뇌종양 절제술을 받은 1주일 후에 오른쪽 편마비
발병 날짜: 2/16/2010

PT 직무 패턴에 대한 가이드:

5D: 청소년 또는 성인 때 발생하는 비진행성 중추신경계 질환과 관련된 운동 기능과 감각 통합의 손상

이력:

클라이언트 002는 55세의 여성으로 1주일 전 양성 뇌종양 절제술을 받았고, 2010년 2월 16일에 뇌출혈을 경험했다. 그녀는 오른쪽 편부전마비이고, 보조장비나 보장구 없이 독립적으로 보행할 수 있다. 그녀는 1층 건물의 집에서 강아지 3마리와 살고 있고, 대부분의 ADL 활동을 독립적으로 할 수 있다. 그녀는 오른손잡이고, 제한된 오른쪽 팔 근력, ROM 및 최소 수의적 움직임을 가지고 있다. 그녀는 정원가꾸기와 요리를 즐기고, 왼손으로 이들 활동을 수행한다. 그녀는 최소로 제한된 지역사회 보행자 수준이고, 사람이 많은 곳에서는 누군가에 의한 "떠밀림"에 대한 두려움을 가지고 있다. 현재는 그녀는 낙상 회복에 어려움이 없고, 가장 마지막 낙상은 2010년에 있었다. 뇌출혈이 있기 전에, 클라이언트 002는 소프트웨어 엔지니어였고, 모든 ADL에 독립적이었다. 그리고 친구들과 함께 매우 적극적으로 여행, 하이킹 및 사이클링을 취미생활로 했다. 그녀의 목표는 보행속도와 오른손의 기능을 향상시키는 것이다. 그녀는 머리감기와 병뚜껑 열기 등과 같은 활동을 오른손으로 하고 싶어 한다. 현재 그녀는 California State University에 있는 Long Beach's pro-clinic(Long Beach, California)에 참여하고 있고, 동기부여가 높아서 계속 물리치료를 받고 있다.

과거 병력:

2010년 2월 9일에 양성 뇌종양 절제술을 받았고, 1주일 후에 뇌출혈이 발생했다.

보행 편위에 대한 요약

기준 다리: 우측 다리
조건: 맨발

필수 과제

체중 수용(초기접지기와 부하반응기):

한발 지지기(중간입각기와 종말입각기):

유각기 다리의 전진(전유각기, 초기유각기, 중간유각기, 종말유각기):

팔(상호 팔 스윙):

발/바닥 접촉 패턴(맨발):

평가 결과

ICF 영역: 활동

1. 10 미터 보행검사(10MWT)
   결과: 4 미터를 걷는데 8 초가 걸렸고, 12 걸음을 걸었다.

온걸음 특성: 맨발로 수행된 자유속도 보행		
보행속도		% N*
분속수		% N*
온걸음길이(R)		% N*
*Waters; 20–59세 여성 노인에 대한 정상 수치		

Perry 기능보행 범주:

ICF 영역: 신체 기능(손상 측정)

1. 직립 운동조절검사(UMCT)

움직임	오른쪽 다리(협력작용)
분속수	
엉덩관절 굽힘	3(강함)
무릎관절 굽힘	2(중등도)
발목관절 발등굽힘	1(약함)
UMCT 폄	
엉덩관절 폄	2(중등도)
무릎관절 폄	3(강함)
발바닥굽힘	2(중등도)
key: 1 = 약함, 2 = 중등도, 3 = 강함	

2. Fugl-Meyer Lower Extremity Assessment(FMA-LE)

움직임	오른쪽 다리(협력작용)
누운 자세: 굽힘 협력작용	
엉덩관절 굽힘	2(완전 움직임)
무릎관절 굽힘	1(부분 움직임)
발목관절 발등굽힘	2(완전 움직임)
옆으로 누운 자세: 폄 협력작용	
엉덩관절 폄	2(완전 움직임)
엉덩관절 모음	2(완전 움직임)
무릎관절 폄	2(완전 움직임)
발바닥굽힘	2(완전 움직임)
앉은 자세: 협력작용을 결합한 움직임	
무릎관절 굽힘	2(90° 이상)
발등굽힘	2(정상)
선 자세: 협력작용 없는 움직임	
무릎관절 굽힘	1(90° 미만)
발바닥굽힘	1(부분 움직임)

결과: Fugl-Meyer Assessment-Lower Extremity 점수 19/22

- 협력작용에서 완전 움직임을 보임(누운 자세와 옆으로 누운 자세)
- 협력작용을 결합한 부분 움직임(앉은 자세)
- 협력작용 없는 부분 움직임(선 자세)

3. 근력(도수근력검사)

근육군	오른쪽 다리
엉덩관절 폄금	3/5
엉덩관절 벌림근	2+/5
무릎 폄근	5/5
발바닥굽힘근	2+/5
엉덩관절 굽힘근	2+/5
무릎 굽힘근	2+/5
발등굽힘근	4+/5

4. 가동범위(근육/관절 뻣뻣함) 구축

- 다리에 구축이 없음

5. 경직(Ashworth 척도 수정판)

오른쪽 팔꿈치 굽힘근	1+
오른쪽 손목 굽힘근	1+
오른쪽 발바닥굽힘근	1
오른쪽 무릎 폄근	1+

6. 감각테스트

- 무릎이나 발목에 고유감각 손실 없음

ICF 영역: 활동

1. Mini-BESTest 총점수: 23/28

예상성 자세조절	4/6(오른쪽 다리로 서 있을 수 없다)
반응성 자세조절	6/6
동적 보행	7/10(속도를 바꾸고, 다리를 축으로 회전하기, 장애물 피하기 등에 문제가 있음)

2. Wolf Motor Function Test(WMFT): 39/85

ICF 영역: 참여

1. Stroke Impact Scale(SIS)
   - 근력: 81%
   - 기억과 사고: 100%
   - 정서: 67%
   - 의사소통: 100%
   - ADL/IADL: 78%
   - 가동성: 89%

2. Activities-Specific Balance Confidence Scale(ABC, 활동-특이적 균형 자신감 척도): 79%

검사자:

이름: Janet M. Adams, PT 날짜: 2016년 4월 12일 면허: CA PT 11023
서명: Janet M. Adams, PT

검사자:

이름: Kay Cerny, PT 날짜: 2016년 4월 12일 면허: CA PT 558
서명: Kay Cerny, PT

사례 연구 003

이력과 평가

환자/클라이언트의 이름: CS 003 **성별:** 남성 **DOB:** 03/26/1951 **연령:** 65

보행 평가 날짜: 3/28/2016

의학적 진단: 골관절염(OA), 2012년 7월에 오른쪽 무릎관절성형술(TKR)을 받았고, 2016년 3월 21일에 왼쪽 무릎관절성형술(TKR)을 받을 예정이다.

발병 날짜: OA 1990년대

PT 직무 패턴에 대한 가이드:

4H: 관절성형술과 관련되어 관절 가동성, 운동 기능, 근수행력, ROM 등에 손상이 있음.

4I: 뼈 수술

이력:

클라이언트 003은 65세의 남성으로 2012년 7월에 오른쪽 무릎관절성형술을 받았고, 2016년 3월 21일에 왼쪽 무릎관절성형술을 받을 예정이다. 그는 보조장비나 보장구 없이 독립 보행을 했다. 현재 그는 풀-타임 해양생물학자로 일하고 있고, 또 상담 사업을 하고 있다. 이들 두 직업 모두는 장시간 앉는 자세를 필요로 한다. 그는 장시간 현미경 앞에 앉아서 일하고, 1년에 6회 정도 바다로 가서 샘플을 채취한다. 그는 현재 다른 사람과 함께 1층으로된 집에서 살고 있다. 그는 대부분의 ADL(KOOS-ADL 86.7%)을 독립적으로 수행하고 있고, 여행, 정원 가꾸기, 하이킹, 골프 및 조류 관찰 등을 즐기고 있다. 비록 그의 KOOS Rec/Sports 점수가 낮지만(20%), 그는 1주일에 3번 정도 피트니스 클럽에서 운동하고, 다양한 속도와 경사각도로 30분간 트레드밀에서 운동하고 있다. 그리고, 높은 속도와 높은 경사각도로 운동할 때 통증이 발생한다고 하지만, 휴식을 취하면 통증이 사라진다고 한다. 그는 한 계단을 한 발짝씩 올라갈 때는 2/10(VAS)의 통증이 발생하고, 내려올 때는 4/10(VAS)의 통증이 발생한다고 했다. 또 언덕을 내려올 때와 골프 18홀을 돌 때도 통증이 발생한다고 했다. 그의 목표는 통증 없이 여행, 하이킹, 사이클링, 골프 등을 하는 것이다. 현재 그는 좋은 건강상태와 동기부여를 가지고 있다.

과거 병력:

클라이언트에 따르면 2012년 7월에 받은 오른쪽 무릎관절성형술의 결과는 매우 좋았다. 오른쪽 다리 수술 이후, 다리길이 차이가 2.2㎝ 이었다(R 〉 L). 그는 고혈압, 당뇨, 수면 무호흡, 간질 등의 이력을 가지 않았다.

보행 편위에 대한 요약

기준 다리: 좌측 다리
조건: 맨발

필수 과제

체중 수용(초기접지기와 부하반응기):

한발 지지기(중간입각기와 종말입각기):

유각기 다리의 전진(전유각기, 초기유각기, 중간유각기, 종말유각기):

팔(상호 팔 스윙):

발/바닥 접촉 패턴(맨발):

평가 결과

ICF 영역: 활동

1. 10 미터 보행검사(10MWT)

자유보행속도: 맨발, 기준 다리는 왼쪽 다리다.

결과: 4미터를 걷는데 3.15초가 걸렸고, 6 걸음을 걸었다.

온걸음 특성: 맨발로 수행된 자유속도 보행		
보행속도		% N*
분속수		% N*
온걸음길이(R)		% N*
*Waters; 60-80세 여성 노인에 대한 정상 수치		

Perry 기능보행 범주:

ICF 영역: 신체 기능(손상 측정)

1. 근력(도수근력검사, MMT)

근육군	왼쪽	오른쪽
엉덩관절 굽힘근/폄근/벌림근/모음근	5/5	5/5
넙다리네갈래근	4/5	5/5
뒤넙다리근	4/5	4/5
발등굽힘근	5/5	5/5
발바닥굽힘근	4/5	5/5

2. 수동가동범위(PROM)

왼쪽 무릎 굽힘 0-120° : 약 5° 의 안굽이 정렬을 가지고 있고, 가동범위의 끝지점에서 통증이 발생함.

3. 능동가동범위(AROM)

왼쪽 무릎 굽힘 0-100°

4. 부가적 손상 측정

- 약간 무릎관절 삼출물
- 감각 결손 없음
- 체중부하 상태일 때 왼쪽 다리에 약간의 안굽이 정렬이 있음(선 자세: 안굽이 5°)
- 실제 다리길이 차이가 있음: 오른쪽 다리가 왼쪽 다리보다 2.2cm 더 길다(2012년 7월 오른쪽 무릎관절성형술 이후부터).
- 왼쪽 다리 안굽이 스트레스 검사: + (가쪽곁인대가 느슨해져 있음)
- 앞서랍검사(anterior drawer test): + (앞십자인대가 느슨해져 있음)
- 뒤서랍검사(posterior drawer test): + (뒤십자인대가 느슨해져 있음)
- step down 검사: + (중등도 통증이 발생함: VAS 4/10)
- 앞쪽 런지 검사: + (심한 통증이 발생함: VAS 9/10)
- Squat 검사: 완전한 쭈그려 앉기 자세를 취할 수 없는데, 그 이유는 심한 통증과 가동범위 제한 때문임.

ICF 영역: 신체 기능과 활동 측정

1. Knee Injury and Osteoarthritis Outcome Score(KOOS):

- 증상: 57.25%
- 통증: 69.5%
- ADL: 86.7%
- 스포츠/레저: 20%
- QOL: 37.5%

ICF 영역: 신체 기능, 활동 및 참여 측정

1. Oxford Knee Score: 39/60

해석: 중등도 골관절염과 심한 골관절염의 경계 지점

2. 방사선 검사 결과

왼쪽 무릎관절성형술 이전: 2016년 3월

방사선 사진: 양발로 선 자세에서 앞뒤로 촬영한 결과, 왼쪽 무릎의 모두 3 구획에서 뼈가시와 경화증을 가진 심한 골관절염이 있음. 연골 소실과 뼈가시 형성으로 인해 관절공간이 좁아지고 관절의 온전성이 나쁨.

2016년 3월: 오른쪽 무릎관절성형술 이후와 왼쪽 무릎관절성형술 이전

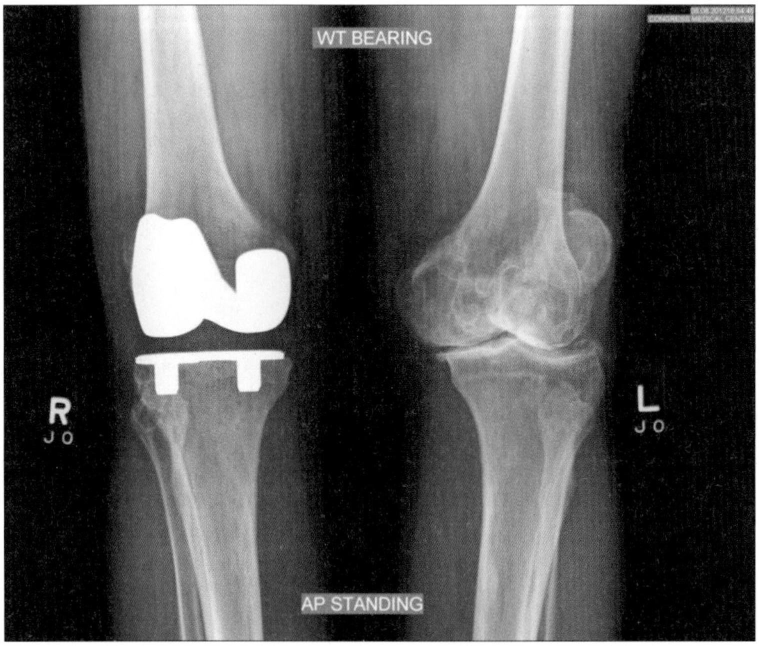

사례 그림 3-1. 앞쪽 방사선 사진

검사자:

이름: Janet M. Adams, PT　　날짜: 2016년 4월 12일　　면허: CA PT 11023
서명: Janet M. Adams, PT

검사자:

이름: Kay Cerny, PT　　날짜: 2016년 4월 12일　　면허: CA PT 558
서명: Kay Cerny, PT

사례 연구 004

이력과 평가

환자/클라이언트의 이름: CS 004 **성별:** 남성 **DOB:** 4/3/1991 **연령:** 25
보행 평가 날짜: 4/12/2016 **신장:** 1.71 m **체중:** 229 lb
의학적 진단: 2013년 11월에 양측 앞쪽구획증후군을 가진 횡문근 융해증이라는 진단을 받았고, 2013년 12월에 양측 근막절개술을 받았다.
발병 날짜: 장거리 달리기를 포함한 강력한 활동 이후인 2013년 11월에 발병했다.

PT 직무 패턴에 대한 가이드:

4I: 뼈 수술이나 물렁조직 수술과 관련된 관절가동성, 운동기능, 근수행력 및 ROM 등의 손상.

이력:

클라이언트 004는 25세의 남성으로서 강렬한 활동을 한 날로부터 23일 후에 횡문근 융해증이라는 진단을 받았고, 양측 앞쪽구획증후군 때문에 2103년 12월에 근막절개술을 받았다. 그는 보조장비나 보장구 없이 독립적으로 보행한다. 그에 따르면 ADL에 제한이 없고, 현재 손상 이전에 경험했던 모든 활동을 즐기고 있으며, 달리기와 드라이빙을 하고 있다고 한다. 그는 진단과 관련된 심폐계 문제, 신경근육계 문제, 또는 피부계 문제 등을 가지고 있지 않다. 그는 California 주, Northridg시 에 있는 California 주립대학에서 Kinesiology 학사학위를 취득할 예정이다.

과거 병력:

2013년 11월, 클라이언트는 강력한 활동 이후 양측 다리의 "작열감과 부종"을 경험했다. 몇 시간의 심한 통증과 부종 이후, 그는 응급실로 갔고, 횡문근 융해증이라는 진단을 받았다. 23일간 입원하는 도중에, 앞쪽구획증후군이 발생했고, 2013년 12월에 양측 앞쪽 근막절개술을 받았다.

의학적 진단 정의:

횡문근 융해증은 뼈대근 손상으로 발생하는 증후군이고, 그 후 많은 양의 독성 세포내 물질이 혈장 안으로 들어간다. 이 질환의 일반적인 최종 경로는 근육세포 칼슘 항상성을 방해하는 것이다. 마이오글로빈은 중요한 근육세포 구성요소로서 혈장 안으로 유리된다. 근육 손상 이후, 혈장 마이오글로빈 수준이 단백질 결합(haptoglobin)을 초과하고 토리 여과(glomerular filtrate)를 침전시킬 수 있다. 그래서 과도한 마이오글로빈이 콩팥내의 관을 막을 수 있고, 콩팥독성(허혈과 콩팥관손상), 콩팥내 혈관수축, 그리고 급성 콩팥 손상을 초래할 수 있다.

보행 편위에 대한 요약

기준 다리: 우측 다리
조건: 맨발

필수 과제

체중 수용(초기접지기와 부하반응기):

한발 지지기(중간입각기와 종말입각기):

유각기 다리의 전진(전유각기, 초기유각기, 중간유각기, 종말유각기):

팔(상호 팔 스윙):

발/바닥 접촉 패턴(맨발):

팔: 정상적인 상호 팔 스윙

자유보행속도와 빠른 보행속도의 비교:

평가 결과

ICF 영역: 활동

1. 10 미터 보행검사(10MWT)
   결과: 4미터를 걷는데 4.15초가 걸렸고, 7 걸음을 걸었다.

온걸음 특성: 맨발로 수행된 자유속도 보행		
보행속도		% N*
분속수		% N*
온걸음길이(R)		% N*
*Waters; 20-59세 여성 노인에 대한 정상 수치		

Perry 기능보행 범주:

GAITRITE*: 자유 보행속도		
변수	**오른쪽**	**왼쪽**
보행속도(m/초)(m/분)	0.888(m/초) 53.28(m/분)	
분속수(걸음/분)	102 걸음/분	
온걸음길이(m)	1.05m	1.04m
사이클 시간(초)	1.19	1.18
유각기 % GC	39.2%	41.8%
입각기 % GC	60.8%	58.2%
이중지지기 % GC	19.2%	19.3%
한발지지기 % GC	41.6%	39.4%
걸음/다리 비율	0.64	0.59
안짱걸음(−) 팔자걸음(+)	−1	−3
*GAITRITE는 CIR System 사에서 만든 보행분석 시스템이다.		

GAITRITE*: 빠른 보행속도		
변수	**오른쪽**	**왼쪽**
보행속도(m/초)(m/분)	1.22(m/초) 73.2(m/분)	
분속수(걸음/분)	114 걸음/분	
온걸음길이(m)	1.28m	1.30m
사이클 시간(초)	1.05	1.06
유각기 % GC	39.7%	41.0%
입각기 % GC	60.4%	59.1%
이중지지기 % GC	19.8%	19.6%
한발지지기 % GC	41.4%	39.4%
걸음/다리 비율	0.76	0.76
안짱걸음(−) 팔자걸음(+)	−2	−5

ICF 영역: 신체 기능(손상 측정)

1. 수동가동범위(PROM)

	오른쪽	왼쪽
무릎을 폄한 상태에서 발등굽힘	−18	−20
무릎을 굽힘한 상태에서 발등굽힘	−5	−5
발바닥굽힘	36	35
무릎과 엉덩관절	WNL	WNL

2. 근력(도수근력검사)

	오른쪽	왼쪽
앞정강근	0/5	0/5
긴엄지폄근	4/5	4/5
긴발가락폄근	3−/5	3−/5
가자미근과 장딴지근	18회의 발꿈치들기 4/5	19회의 발꿈치들기 4/5
긴종아리근	4/5	4/5
짧은종아리근	4/5	4/5
넙다리네갈래근	5/5	5/5
뒤넙다리근	5/5	5/5
엉덩관절 (F/E, MR/LR, Abd/Add)	5/5	5/5

3. 감각 검사

클라이언트는 가끔 엄지발가락과 2번째 발가락 사이(깊은종아리신경이 지배하는) 근처의 발등 부분에 저림 감각이 있다고 보고한다. 클라이언트의 나머지 모든 부위의 감각은 정상이었고, 그는 얕은종아리신경과 깊은종아리신경, 온종아리신경, 안쪽장딴지신경, 장딴지신경 및 정강신경의 피부 분포에서 가벼운 촉각을 정확하게 감지할 수 있었다.

4. 추가 측정: 둘레와 피부 온전성

클라이언트는 양측 장딴지 비대와 함께, 앞쪽구획의 뚜렷한 위축을 가진다. 양쪽 종아리의 가쪽/앞쪽면에 7인치의 커다란 흉터가 있다. 피부의 색깔은 정상이고, 혈액순환도 정상이다.

부가적인 권장사항

1. 앞정강근의 신경지배/탈신경 상태를 알기 위해, 신경전도속도검사, 근전도 검사
2. 보장구 평가

ICF 영역: 활동

1. 6분 걷기 검사 (6MWT)
2. 기능적 보행 평가 (FGA)
3. 다리의 기능적 척도 (LEFS)

ICF 영역: 참여

1. 36개 항목 축소 양식 조사(SF-36)

검사자:

이름: Janet M. Adams, PT 날짜: 2016년 4월 12일 면허: CA PT 11023
서명: Janet M. Adams, PT

검사자:

이름: Kay Cerny, PT 날짜: 2016년 4월 12일 면허: CA PT 558
서명: Kay Cerny, PT

참고문헌

1. Muscal E. Rhabdomyolysis. *Medscape*. http://emedicine.medscape.com/article/1007814-overview. Published November 4, 2016. Accessed June 21, 2017

사례 연구 005

이력과 평가

환자/클라이언트의 이름: CS 005 **성별:** 여성 **DOB:** 07/23/1997 **연령:** 18
보행 평가 날짜: 4/22/2016
의학적 진단: 횡단척수염, 염증성 다신경병리
발병 날짜: 4/20/2014

PT 직무 패턴에 대한 가이드:

5H: 비진행성 척수질환과 관련된 운동 기능, 말초신경 온전성 및 감각 온전성의 손상.

이력:

클라이언트 005는 18세의 여성으로 2014년 3월 20일에 횡단척수염으로 진단을 받았다. 초기에는 뚜렷한 약증, 위축, 감각 결손, 지구력 제한 등을 가졌다(오른쪽 보다 왼쪽이 더 심하게 침범됨). 그녀에 따르면, 2년이 지난 지금에는 많은 향상이 있었다고 한다. 현재 그녀는 집, 캠퍼스 및 지역사회에서 독립적으로 생활한다. 그녀는 가동성을 위해 가벼운 수동 휠체어를 사용하고 있고, 이동을 수행하며, 독립적으로 앉기에서 서기로 움직일 수 있다. 그녀는 오른손에 설치된 SPC로 2점 보행 패턴을 이용해 짧은 거리(50–100 피트)를 보행한다. 그녀는 유각기 때 풋 클리어런스를 돕기 위해, 발가락 부분이 제거된 AFO를 왼발에 착용한다. 현재 그녀는 룸메이트와 기숙사 1층에 거주한다. 그녀는 몸통과 양쪽 팔, 그리고 오른쪽 다리보다 왼쪽 다리에 더 큰 약증을 가지고 있다. 그녀는 내재근 근력 소실과 뚜렷한 약증 때문에 왼손으로 물체를 조작하는데 어려움을 갖고 있다. 그녀는 지난 9개월 동안 1주일에 3번씩 California 주립대학 물리치료실(Long Beach, California)에 물리치료를 받고 있고, 높은 동기부여를 가지고 운동에 임하고 있다. 클라이언트 005는 낙상 위험(TUG 약 26초)이 있지만, 지난 1년 동안 낙상을 당한 적은 없었다. 2014년 진단을 받기 전에, 그녀는 매우 활동적으로 하이킹과 댄싱을 즐겼고, 일반 10대와 똑같이 활동했다. 그녀의 목표는 보행 지구력, 근력 및 왼쪽 팔 기능의 향상이다. 그녀의 대학 전공은 스페인어이고, 졸업 이후 통역사가 되기 위해 더 많은 언어를 배우고 싶어한다.

과거 병력:

뚜렷하지 않음

보행 편위에 대한 요약

조건 1: 오른손으로 SPC을 잡고 맨발, 왼쪽 다리
조건 2: 오른손으로 SPC을 잡고 AFO 착용, 왼쪽 다리

필수 과제

체중 수용(초기접지기와 부하반응기):
맨발

AFO 착용

한발 지지기(중간입각기와 종말입각기):
맨발

AFO 착용

유각기 다리의 전진(전유각기, 초기유각기, 중간유각기, 종말유각기):
맨발

AFO 착용

팔(상호 팔 스윙):

발/바닥 접촉 패턴(맨발):
맨발

AFO 착용

평가 결과

ICF 영역: 활동

1. 10 미터 보행검사(10MWT)

결과: 맨발의 경우에는 4미터를 걷는데 12초가 걸렸고, 14 걸음을 걸었다.

온걸음 특성: 맨발로 수행된 자유속도 보행		
보행속도		% N*
분속수		% N*
온걸음길이(R)		% N*
*Waters; 60–80세 여성 노인에 대한 정상 수치		

Perry 기능보행 범주:

2. 10 미터 보행검사(10MWT)

결과: AFO 착용한 경우에는 4미터를 걷는데 15초가 걸렸고, 13 걸음을 걸었다.

온걸음 특성: 맨발로 수행된 자유속도 보행		
보행속도		% N*
분속수		% N*
온걸음길이(R)		% N*
*Waters; 60–80세 여성 노인에 대한 정상 수치		

Perry 기능보행 범주:

ICF 영역: 신체 기능(손상 측정)

1. 근력검사(도수근력검사: 3/2/2016) 클리닉 노트

근육군	왼쪽(기준 다리)	오른쪽
엉덩관절		
엉덩관절 굽힘근	2–/5	3+/5
엉덩관절 폄근	3–/5	4/5
엉덩관절 벌림근	2–/5	4/5
무릎관절		
무릎관절 폄근	3–/5	4–/5
발목		
앞정강근	0/5	3/5
긴엄지폄근	0/5	2/5
긴발가락폄근	0/5	2/5
발바닥굽힘근	1/5	2/5
발목 안쪽번짐근	0/5	3/5
발목 가쪽번짐근	0/5	3/5

2. 경직: + 왼쪽 종아리 간대성 경련

3. 감각 검사
    - 고유수용성 감각: 무릎과 발목에서 손상됨
    - 진동, 온도, 날카로운 감각/둔한 감각은 T4 레벨 이하에서 부재

  주의사항: 기립성 저혈압

ICF 영역: 활동(클리닉 평가 3/2.2016)

1. Timed Up and Go(TUG-R): 20초(낙상 위험)
2. 6분 걷기 검사 (6MWT; SPC와 AFO 착용): 101 m(15%N)
3. 다리의 기능적 척도 (LEFS): 52.5/80 = 65.6%

검사자:

이름: Janet M. Adams, PT 날짜: 2016년 4월 12일 면허: CA PT 11023
서명: Janet M. Adams, PT

검사자:

이름: Kay Cerny, PT 날짜: 2016년 4월 12일 면허: CA PT 558
서명: Kay Cerny, PT

사례 연구 006

이력과 평가

환자/클라이언트의 이름: CS 006 **성별:** 남성 DOB: 07/23/1952 **연령:** 63
보행 평가 날짜: 4/26/2016 **신장:** 1.73 m **체중:** 218 lb
의학적 진단: 액포, 집합체 및 미토콘드리아 병리를 가진 염증성 근육병리(IM-VAMP)
발병 날짜: 2015년 봄

PT 직무 패턴에 대한 가이드:

4C: 후천성 면역결핍질환과 관련된 근수행력 손상

이력:

클라이언트 006은 63세의 남성으로 약 1년전에 시작된 팔과 다리의 진행성 약증과 위축을 가지고 있다. 그는 여러 번 의사와 상담을 했고, IM-VAMP와 일치하는 만성 탈신경을 의미하는 가장 최근 보고서(North California 대학[Los Angeles, California] Keck 병원-1/25/2016에 기록된)에 따르면 생검을 받았다. 그는 세발 지팡이를 이용해 피로하기 전까지 약 100 야드를 독립적으로 걸을 수 있다. 그는 뚜렷한 팔과 다리의 약증과 위축을 가지고 있다. 그는 18개 계단이 있는 2층 아파트에 혼자 살고 있고, 난간을 잡고 옆으로 걸으면서 계단을 오르내릴 수 있다. 그는 풀 타임 보험 에이전트로 일하고 있고, 클라이언트와 상담하기 위해 하루에 보통 50-100 마일을 운전한다. 그는 모든 ADL을 독립적으로 수행하고 있다. 그는 왼손으로 물체를 조작하는데 어려움을 느끼고 있고, 내재근 근력 약화와 뚜렷한 위축을 가지고 있다. 그의 목표는 일과 여행을 지속할 수 있도록 보행 지구력, 근력 및 왼쪽 팔 기능의 향상을 원한다.

과거 병력:

고혈압과 수면 무호흡

보행 편위에 대한 요약

기준 다리: **좌측 다리**
조건: **오른손으로 세발 지팡이를 잡고 맨발로 걷는다.**

필수 과제

체중 수용(초기접지기와 부하반응기):

한발 지지기(중간입각기와 종말입각기):

유각기 다리의 전진(전유각기, 초기유각기, 중간유각기, 종말유각기):

팔(상호 팔 스윙):

발/바닥 접촉 패턴(맨발):

평가 결과

ICF 영역: 활동

1. 10 미터 보행검사(10MWT)

오른손으로 세발지팡이를 잡고 맨발로 걷는다.

결과: 4 미터를 걷는데 7.5 초가 걸렸고, 9 걸음을 걸었다.

온걸음 특성: 맨발로 수행된 자유속도 보행		
보행속도		% N*
분속수		% N*
온걸음길이(R)		% N*
*Waters; 60-80세 여성 노인에 대한 정상 수치		

Perry 기능보행 범주:

ICF 영역: 신체 기능(손상 측정)

1. 근력검사(도수근력검사: 3/2/2016) 클리닉 노트

근육군	왼쪽(더 많이 침범된)	오른쪽
엉덩관절 굽힘근	2+/5	3+/5
엉덩관절 폄근	2/5	2+/5
엉덩관절 벌림근	2+/5	4−/5
무릎관절 폄근	2+/5	3−/5
앞정강근	1/5	2−/5
긴엄지폄근	1/5	3+/5
긴발가락폄근	2−/5	4/5
가자미근과 장딴지근	1/5	2+/5
긴종아리근과 짧은종아리근	3/5	4/5
뒤정강근	4/5	4/5
긴엄지굽힘근	3+/5	4/5
긴발가락굽힘근	4/5	4/5

왼쪽 다리의 뚜렷한 위축(왼쪽 〉 오른쪽)

2. 수동가동범위(PROM)

관절/움직임	왼쪽	오른쪽
엉덩관절 굽힘	25/125°	30/125°
엉덩관절 폄	−25°	−30°
엉덩관절 벌림	WNL	WNL
무릎관절 폄	0/10°	0/15°
무릎관절 굽힘	10/0/140°	15/0/140°
발등굽힘	−10° (무릎 폄과 비부하 상태)	−10° (무릎 폄과 비부하 상태)
발바닥굽힘	WNL	WNL

3. 감각 검사

- 말초신경 피부 분포에 가벼운 촉각은 온전함
- 고유수용성 감각이 양측에서 온전함

4. 둘레와 피부 온전성
    - 발목에 함몰부종이 있음(왼쪽 〉 오른쪽)
    - 양측 앞쪽 정강이에 뚜렷한 타박상이 있음

부가적인 권장사항

ICF 영역: 활동

1. **6분 걷기 검사 (6MWT)**
2. **기능적 보행 평가 (FGA)**
3. **다리의 기능적 척도 (LEFS)**

ICF 영역: 참여

1. **36개 항목 축소 양식 조사(SF-36)**

검사자:

이름: Janet M. Adams, PT   날짜: 2016년 4월 12일   면허: CA PT 11023
서명: Janet M. Adams, PT

검사자:

이름: Kay Cerny, PT   날짜: 2016년 4월 12일   면허: CA PT 558
서명: Kay Cerny, PT

사례 연구 007

이력과 평가

환자/클라이언트의 이름: CS 007 **성별:** 여성 DOB: 02/27/1954 **연령:** 62
보행 평가 날짜: 7/8/2016
의학적 진단: 다리이음뼈 근이영양증(LGMD)
발병 날짜: 6살 때 증상이 발생한 유전성 질환

PT 직무 패턴에 대한 가이드:

4C: 근이영양증과 관련된 근수행력 감소(다리 이음뼈)

이력:

클라이언트 007은 62세의 여성으로 6살 때 LGMD의 진단을 받았다. 그녀에 따르면, 할머니, 이모, 삼촌뿐만 아니라, 어머니와 오빠도 이 질환을 가지고 있었다고 한다. 현재 그녀는 밀접한 보호를 받으면서 걷는다. 이때 균형을 잡기 위해 오른손으로 SPC(한발 지팡이)를 사용한다. 그녀는 거의 모든 ADL에 도움을 주는 파트너와 1층 집에서 살고 있다. 그녀는 집과 지역사회에서의 가동성을 위해 전동 스쿠터를 타고 있다(2008년). 그녀는 약 100 피트만 보행을 하면 피로해진다고 했다. 그녀는 양쪽 팔, 몸통 및 다리에 뚜렷한 진행성 약증을 가지고 있다. 그녀는 앉은 자세에서 일어설 때 허벅지에 양쪽을 짚고 힘들게 일어서고, 그 다음 스쿠터에 타기 위해 스쿠터 팔걸이를 밀면서 일어선다. 그녀는 옷입기, 목욕하기 및 대부분의 ADL을 하는데 최대 도움을 필요로 한다. 그녀에 따르면 왼쪽이 오른쪽보다 더 약하고, 다리 앞쪽 부분에 통증 (오른쪽 〉 왼쪽)을 호소한다(오른쪽 다리는 VAS 9/10이고, 왼쪽 다리는 VAS 2/10이다). 그녀는 30분 정도 선 자세를 취하면 양쪽 다리에 뚜렷한 부종이 발생한다고 했다. 그러나 다리 보장구를 사용하지 않고 있다.

과거 병력:

50세 이후에 모든 수의성 근육이 진행성 약증을 보임. 그녀는 심장 문제나 호흡 문제를 말하지 않음.

보행 편위에 대한 요약

기준 다리: **우측 다리**
조건: **맨발, 오른손으로 SPC를 잡음**

필수 과제

체중 수용(초기접지기와 부하반응기):

한발 지지기(중간입각기와 종말입각기):

스윙 다리의 전진(전유각기, 초기유각기, 중간유각기, 종말유각기):

팔(상호 팔 스윙):

발/바닥 접촉 패턴(맨발):

평가 결과

ICF 영역: 활동

1. 10 미터 보행검사(10MWT)
   결과: 6미터를 걷는데 13초가 걸렸고, 18 걸음을 걸었다.

온걸음 특성: 맨발로 수행된 자유속도 보행		
보행속도		% N*
분속수		% N*
온걸음길이(R)		% N*
*Waters; 60-80세 여성 노인에 대한 정상 수치		

Perry 기능보행 범주:

ICF 영역: 신체 기능(손상 측정)

1. 다리 근력검사(도수근력검사)

근육군	왼쪽(기준 다리)	오른쪽
엉덩관절		
엉덩관절 굽힘근	3−/5	3−/5
엉덩관절 폄근	2/5	2/5
엉덩관절 벌림근	3/5	3−/5
엉덩관절 모음근	2/5	2/5
엉덩관절 안쪽돌림근	3+/5	3/5
엉덩관절 가쪽돌림근	3/5	3/5
무릎관절		
무릎관절 폄근	3−/5	3−/5
무릎관절 굽힘근	3+/5	3/5
발목		
앞정강근	3+/5	4+/5
긴엄지폄근	5/5	4/5
긴발가락폄근	4/5	4/5
긴종아리근	3/5	4/5
짧은종아리근	3/5	4/5
뒤정강근	4+/5	4+/5
FHL	5/5	4/5
FDL	5/5	4/5
가자미근과 장딴지근(무릎을 편한 상태에서)	2+/5	2+/5

2. 수동가동범위(PROM)

관절/움직임	오른쪽(기준 다리)	왼쪽
엉덩관절 굽힘	25/125°	25/125°
엉덩관절 폄	−25°	−25°
엉덩관절 벌림	WNL	WNL
무릎관절 폄	−15°	−20°
무릎관절 굽힘	15/140°	20/140°
발등굽힘	−10° (비체중부하)	−5° (비체중부하)
발바닥굽힘	WNL	WNL

3. 몸통/척추 근력

관절/움직임	도수근력 등급
목 굽힘	3−/5
목 폄	3+/5
몸통 굽힘	1/5
몸통 폄	1/5

4. 팔 근력(도수근력검사)

근력(MMT)	오른쪽(더 많이 침범됨)	왼쪽
뚜렷한 어깨뼈 근육 약증	〈 3/5	〈 3/5
어깨관절		
굽힘/폄/벌림/모음/IR/ER	〈 3/5	〈 3/5
팔꿉관절		
팔꿈치 폄: 위팔세갈래근	3−/5	3−/5
팔꿈치 굽힘: 위팔두갈래근	4−/5	3/5
손목		
손목 폄	4/5	3+/5
손목 굽힘	3+/5	4/5
손가락 폄근	3+/5	3+/5
얕은손가락굽힘근	3/5	3/5
깊은손가락굽힘근	4/5	4/5
엄지		
긴엄지벌림근	3/5	3/5
짧은엄지폄근	4/5	3/5
긴엄지폄근	4/5	3/5
긴엄지굽힘근	4+/5	4+/5
내재근		
짧은엄지벌림근	4/5	4/5
엄지모음근	4/5	4/5
엄지맞섬근	4/5	3+/5
짧은엄지굽힘근	4+/5	4+/5
1번째 등쪽뼈사이근	1번째 4/5, 4번째 3/5	1번째 5/5, 4번째 4/5
4번째 등쪽뼈사이근	3/5	3/5
바닥쪽뼈사이근	3/5	3/5

5. 감각 검사

- 감각 손상 없음

6. 둘레와 피부 온전성

- 30분 체중부하 활동 이후에 뚜렷한 부종이 발목에서 발생함

ICF 영역: 활동

1. 6분 Walk Test(6MWT)

ICF 영역: 참여

1. 36개 항목 축소 양식 조사(SF-36)

검사자:

이름: Janet M. Adams, PT 날짜: 2016년 4월 12일 면허: CA PT 11023
서명: Janet M. Adams, PT

검사자:

이름: Kay Cerny, PT 날짜: 2016년 4월 12일 면허: CA PT 558
서명: Kay Cerny, PT

III

부록

Appendices

JAKC 관찰적 보행분석

JAKC Observational Gait Analysis Form

JAKC 관찰적 보행분석

환자 이름:	성별: □ 남 □ 여	DOB:	날짜:
의학적 진단:	발병일자:	검사자:	
보장구/의수족/보조장비:	기준 다리: □ 오른쪽 □ 왼쪽		

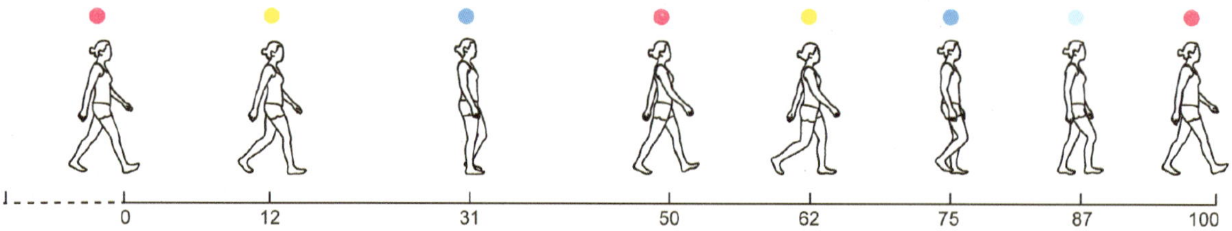

	입각기 (Stance)				유각기 (Swing)	
과제	체중 수용		한발지지		유각기 다리 전진	
단계	● IC	● LR	● MSt	● TSt	● PSw / ● ISw	● MSw / ● TSw
발목	○ 발앞쪽 닿기 ○ 발바닥 전체 닿기 ○ 감소된 발꿈치닿기 ○ 부적절한 발등굽힘	○ 풋 슬랩 ○ 부적절한 발바닥굽힘	○ 빠른 발꿈치들기 ○ 부적절한 발등굽힘	○ 발꿈치 들기 없음	/ ○ 발가락 끌기 ○ 부적절한 발등굽힘 ○ 반대쪽 발 발바닥굽힘(도약)	○ 발가락 끌기 /
발꿈치	○ 과도한 안쪽번짐 ○ 과도한 가쪽번짐	○ 과도한 안쪽번짐 ○ 과도한 가쪽번짐	○ 과도한 안쪽번짐 ○ 과도한 가쪽번짐		○ 과도한 안쪽번짐	
발가락			○ 과도한 IP 관절 굽힘(갈고리발가락)	○ 부적절한 MTP 폄힘		
무릎	○ 부적절한 폄	○ 부적절한 굽힘 ○ 안굽이	○ 부적절한 폄 ○ 젖힘 ○ 폄근 밀기 ○ 흔들림 ○ 밀기 ○ 밖굽이		○ 부적절한 굽힘 ○ 과도한 굽힘 ○ 과도한 반대쪽 무릎 굽힘	○ 부적절한 폄 ○ 폄근 밀기
허벅지	○ 부적절한 굽힘 ○ 과도한 굽힘		○ 부적절한 폄 ○ 안쪽돌림 ○ 가쪽돌림 ○ 벌림 ○ 모음		○ 부적절한 굽힘 ○ 과도한 굽힘 ○ 안쪽돌림 ○ 가쪽돌림 ○ 모음 ○ 휘돌림	
골반			○ 반대쪽 떨어짐 > 5° ○ 과도한 앞쪽경사	○ 부적절한 뒤쪽돌림 ○ 과도한 뒤쪽 돌림	○ 같은쪽 떨어짐 > 5° ○ 하이킹(중립위보다 큼) ○ 과도한 뒤쪽경사	○ 부적절한 앞쪽돌림 ○ 과도한 앞쪽 돌림
몸통			○ 앞쪽 기울임 ○ 오른쪽 기울임	○ 뒤쪽 기울임 ○ 왼쪽 기울임	○ 앞쪽 기울임 ○ 오른쪽 기울임	○ 뒤쪽 기울임 ○ 왼쪽 기울임

Developed by Jan Adams & Kay Cerny (JAKC) CSUN & CSULB
Illustrated by Daniel Sanchez PT

필수 과제의 편위 요약

체중수용:

한발지지:

유각기 다리의 전진:

팔: 상호 팔 스윙 ☐ 예 ☐ 아니오

온걸음 특성 계산하기

자유보행 속도

보행 거리 측정 ______(미터) 보행시간 ______(초) 걸음수______

계산:

- 속도(미터/분 또는 미터/초) = 거리 ______ (미터) / 시간(초) = ______ 미터/초 ______ %N
  (×60 초/분)= ______ 미터/분
- 분속수(걸음수/분) = 걸음 횟수 ______ /시간(초)×(60 초/분) ______ 걸음수/분 ______ %N
- 온걸음길이(미터) = 속도 ______ (미터/분)/1/2걸음수/분 ______ = 미터/온걸음 ______ %N

노트: 2개 걸음수 = 1 온걸음, 그러므로 온걸음에 2를 곱하면, 분당 걸음 횟수가 된다.

Developed by Jan Adams & Kay Cerny (JAKC) CSUN & CSULB
Illustrated by Daniel Sanchez PT

20-59세 성인의 온걸음 특성

Stride Characteristics for Adults Ages 20 to 59 Years

성인 (20–59세)	속도 (m/min, m/sec)			분속수 (steps/min)			온걸음길이 (m)		
	정상 (self–selected)	느린	빠른	정상 (self–selected)	느린	빠른	정상 (self–selected)	느린	빠른
여성	77.67 m/min	37.01 m/min	99.36 m/min	117.59	67.61	137.03	1.319	0.891	1.237
	1.30 m/sec	0.62 m/sec	1.66 m/sec						
남성	82 m/min	47.65 m/min	110.44 m/min	108.15	76.30	125.43	1.511	1.033	1.673
	1.37 m/sec	0.79 m/sec	1.84 m/sec						
전체	80 m/min	42.76 m/min	105.57 m/min	112.55	72.31	130.53	1.422	0.967	1.470
	1.33 m/sec	0.71 m/sec	1.76 m/sec						

출처: Waters RL, Lunsford BR, Perry J, Byrd R. Energy–speed relationship of walking: standard tables. Journal of Orthopaedic Research. 1988;6(2):215–222.

60-80세 성인의 온걸음 특성

Stride Characteristics for Adults Ages 20 to 59 Years

성인 (20–59세)	속도 (m/min, m/sec)			분속수 (steps/min)			온걸음길이 (m)		
	정상 (self–selected)	느린	빠른	정상 (self–selected)	느린	빠른	정상 (self–selected)	느린	빠른
여성	71.83 m/min 1.20 m/sec	48.28 m/min 0.80 m/sec	85.37 m/min 1.42 m/sec	112.85	84.93	124.04	1.272	1.085	1.318
남성	76.64 m/min 1.28 m/sec	49.64 m/min 0.83 m/sec	96.71 m/min 1.61 m/sec	105.85	78.92	118.69	1.450	1.159	1.630
전체	73.55 m/min 1.23 m/sec	48.91 m/min 0.82 m/sec	89.52 m/min 1.49 m/sec	110.36	82.84	122.08	1.335	1.112	1.430

출처: Waters RL, Lunsford BR, Perry J, Byrd R. Energy–speed relationship of walking: standard tables. Journal of Orthopaedic Research. 1988;6(2):215–222.

보행분석 보고 기준표

Gait Analysis Report Rubric

이름: ______________________________ 점수: __________/100

보행분석 프로젝트 등급 기준표

Items With Points	Points Awarded				Comments
					Or (-) to subtract pts
A. Format, Completion, Organization, Signatures, Grammar and Language (8 points)	**1**	**2**	**3**	**4**	
A.1 Arial 12 font, double spaced answers, organized clearly (according to template) with proper signatures (date and license) and any releases					
A.2 Uses grammatically correct, appropriate, culturally sensitive language throughout report					
B. Summary paragraph (4 points)	**1**	**2**	**3**	**4**	
B.1 Summary paragraph on current status (history with dates, dx, current and past level of function, etc) and gait deviation summary using appropriate, culturally sensitive language					
C. Discussion of Velocity, SL and Cadence in different Conditions Gait rite if available	**2**	**4**	**6**	**8**	
C.1 Table with Velocity, Cadence, Stride Length, SLS time (L/R), DLS time, FPA, SL/LL ratio, with % normal for each. Identifies Perry's Functional Walking Category (8 pts)					
C.2 Discusses which determinants (SL or Cadence) affects speed and compare conditions (ie, brace vs barefoot for Self-Selected Velocity [SS]) (4 pts)	1	2	3	4	
D. Video Analysis (JAKC Form) Accuracy with identified deviations checked or (lack of deviations-unchecked) (12 points total-2 pts each) For Barefoot/SS Condition	**.5**	**1**	**1.5**	**2**	
D.1 Trunk					
D.2 Pelvis					
D.3 Thigh					
D.4 Knee					
D.5 Ankle and STJ (Iv/Ev)					
D.7 Toes					
E. Gait Analysis with <u>probable cause</u> within each essential accomplishment (36 points) (Include trunk, pelvis, thigh, knee, ankle, ST, toes as needed) **For all conditions (BF/Brace/Shoe)**	4	6	**8**	**12**	
E.1 Weight Acceptance (WA) (12 pts)					
E.2 Single Limb Support (SLS) (Mid- and Terminal Stance) (12 pts)					
E.3 Swing Limb Advancement (SLA) (Pre-Swing, Initial, Mid- and Terminal Swing) (12 pts)					
F. Foot Floor Contact Pattern (4 pts)	**1**	**2**	**3**	**4**	
F.1 Accurately identifies foot floor contact pattern (and sequence) for each condition					
G. Tests to be performed (4 pts each) Using WHO language (Bullet List OK)	1	**2**	**3**	**4**	
G.1 Identifies tests to be performed to assess "impairments" in body function based on probable cause of the gait deviations and patient's medical diagnosis					
G. 2 Identifies tests to be performed to assess activity limitations and participation restrictions based on psychometric properties (justify based on MDIC, reliability, validity, etc) and patient diagnosis					
H. Goal and Treatment Ideas (4 goals with treatment ideas – 4pts each) 16 pts total	**1**	**2**	**3**	**4**	
H.1 Goal 1: Identifies Impairment, quantifies goal, links goal to functional improvement, time.					
H.2 Goal 2: Identifies Impairment, quantifies goal, links goal to functional improvement, time.					
H.3 Goal 3: Identifies Impairment, quantifies goal, links goal to functional improvement, time.					
H.4 Goal 4: Identifies Impairment, quantifies goal, links goal to functional improvement, time.					

코멘트 최종 점수 __________

재무 공개

Financial Disclosures

Dr. Janet M. Admas는 여기에 제시된 내용에 재산적 관심이나 권리 행사에 대한 관심을 가지고 있지 않다.

Dr. Kay Cerny는 여기에 제시된 내용에 재산적 관심이나 권리 행사에 대한 관심을 가지고 있지 않다.

Dr. Olfat Mohamed는 여기에 제시된 내용에 재산적 관심이나 권리 행사에 대한 관심을 가지고 있지 않다.

인덱스
INDEX